U0196444

老 年 护 理

（供护理专业用）

主　编　董翠红　吕　颖

副主编　张乳霞　周丽平　杜　婵　郑春贵

编　者　（以姓氏笔画为序）

王　照（长沙卫生职业学院）

邓璐璐（漯河医学高等专科学校）

吕　颖（江苏医药职业学院）

杜　婵（山东中医药高等专科学校）

张乳霞（山东医学高等专科学校）

周丽平（长沙卫生职业学院）

郑春贵（邢台医学高等专科学校）

贾斯晗（江苏医药职业学院）

董翠红（山东中医药高等专科学校）

中国健康传媒集团

中国医药科技出版社

内容提要

本教材是"全国高职高专院校护理类专业核心教材"之一。教材分为9个模块，按照从老年人健康保健到健康评估、从生活护理到心理护理、从常见疾病护理到临终关怀的全程护理过程进行编写。附有见习指导，以便教学内容与实际应用相结合，提高学生主动参与、乐于探究的精神。本教材为书网融合教材，即纸质教材有机融合电子教材、教学配套资源（PPT、微课、视频、图片等）、题库系统、数字化教学服务（在线教学、在线作业、在线考试），使教学资源更加多样化、立体化。

本教材供高职高专院校护理专业使用。

图书在版编目（CIP）数据

老年护理/董翠红，吕颖主编．—北京：中国医药科技出版社，2021.12
全国高职高专院校护理类专业核心教材
ISBN 978 - 7 - 5214 - 2929 - 9

Ⅰ.①老…　Ⅱ.①董…　②吕…　Ⅲ.①老年医学－护理学－高等职业教育－教材　Ⅳ.①R473.59

中国版本图书馆 CIP 数据核字（2021）第 260375 号

美术编辑　陈君杞
版式设计　友全图文

出版　**中国健康传媒集团**｜中国医药科技出版社
地址　北京市海淀区文慧园北路甲 22 号
邮编　100082
电话　发行：010 - 62227427　邮购：010 - 62236938
网址　www.cmstp.com
规格　889mm×1194mm $\frac{1}{16}$
印张　14 $\frac{1}{4}$
字数　414 千字
版次　2021 年 12 月第 1 版
印次　2021 年 12 月第 1 次印刷
印刷　三河市万龙印装有限公司
经销　全国各地新华书店
书号　ISBN 978 - 7 - 5214 - 2929 - 9
定价　**39.00 元**

版权所有　盗版必究
举报电话：010 - 62228771
本社图书如存在印装质量问题请与本社联系调换

获取新书信息、投稿、为图书纠错，请扫码联系我们。

出版说明

为了贯彻党的十九大精神，落实国务院《国家职业教育改革实施方案》文件精神，将"落实立德树人根本任务，发展素质教育"的战略部署要求贯穿教材编写全过程，充分体现教材育人功能，深入推动教学教材改革，中国医药科技出版社在院校调研的基础上，于2020年启动"全国高职高专院校护理类、药学类专业核心教材"的编写工作。在教育部、国家药品监督管理局的领导和指导下，在本套教材建设指导委员会和评审委员会等专家的指导和顶层设计下，根据教育部《职业教育专业目录（2021年）》要求，中国医药科技出版社组织全国高职高专院校及其附属机构历时1年精心编撰，现该套教材即将付梓出版。

本套教材包括护理类专业教材共计32门，主要供全国高职高专院校护理、助产专业教学使用；药学类专业教材33门，主要供药学类、中药学类、药品与医疗器械类专业师生教学使用。其中，为适应教学改革需要，部分教材建设为活页式教材。本套教材定位清晰、特色鲜明，主要体现在以下几个方面。

1. 体现职业核心能力培养，落实立德树人

教材应将价值塑造、知识传授和能力培养三者融为一体，融入思想道德教育、文化知识教育、社会实践教育，落实思想政治工作贯穿教育教学全过程。通过优化模块，精选内容，着力培养学生职业核心能力，同时融入企业忠诚度、责任心、执行力、积极适应、主动学习、创新能力、沟通交流、团队合作能力等方面的理念，培养具有职业核心能力的高素质技能型人才。

2. 体现高职教育核心特点，明确教材定位

坚持"以就业为导向，以全面素质为基础，以能力为本位"的现代职业教育教学改革方向，体现高职教育的核心特点，根据《高等职业学校专业教学标准》要求，培养满足岗位需求、教学需求和社会需求的高素质技术技能型人才，同时做到有序衔接中职、高职、高职本科，对接产业体系，服务产业基础高级化、产业链现代化。

3. 体现核心课程核心内容，突出必需够用

教材编写应能促进职业教育教学的科学化、标准化、规范化，以满足经济社会发展、产业升级对职业人才培养的需求，做到科学规划教材标准体系、准确定位教材核心内容，精炼基础理论知识，内容适度；突出技术应用能力，体现岗位需求；紧密结合各类职业资格认证要求。

4. 体现数字资源核心价值，丰富教学资源

提倡校企"双元"合作开发教材，积极吸纳企业、行业人员加入编写团队，引入一些岗位微课或者视频，实现岗位情景再现；提升知识性内容数字资源的含金量，激发学生学习兴趣。免费配套的"医药大学堂"数字平台，可展现数字教材、教学课件、视频、动画及习题库等丰富多样、立体化的教学资源，帮助老师提升教学手段，促进师生互动，满足教学管理需要，为提高教育教学水平和质量提供支撑。

编写出版本套高质量教材，得到了全国知名专家的精心指导和各有关院校领导与编者的大力支持，在此一并表示衷心感谢。出版发行本套教材，希望得到广大师生的欢迎，对促进我国高等职业教育护理类和药学类相关专业教学改革和人才培养做出积极贡献。希望广大师生在教学中积极使用本套教材并提出宝贵意见，以便修订完善，共同打造精品教材。

全国高职高专院校护理类专业核心教材

建设指导委员会

主 任 委 员　史瑞芬　南方医科大学

常务副主任委员（以姓氏笔画为序）

龙敏南　福建生物工程职业技术学院

冯连贵　重庆医药高等专科学校

任文霞　浙江药科职业大学

刘运福　辽宁医药职业学院

李松涛　山东医药技师学院

李榆梅　天津生物工程职业技术学院

张震云　山西药科职业学院

陈地龙　重庆三峡医药高等专科学校

陈国忠　江苏医药职业学院

周志宏　益阳医学高等专科学校

周建军　重庆三峡医药高等专科学校

战文翔　山东中医药高等专科学校

袁兆新　长春医学高等专科学校

虢剑波　湖南食品药品职业学院

副 主 任 委 员（以姓氏笔画为序）

朱庆丰　安庆医药高等专科学校

朱照静　重庆医药高等专科学校

刘国珍　赣南卫生健康职业学院

孙　莹　长春医学高等专科学校

李群力　金华职业技术学院

汪小根　广东食品药品职业学院

沈　力　重庆三峡医药高等专科学校

张　建　天津生物工程职业技术学院

张雪昀　湖南食品药品职业学院

林雪霞　邢台医学高等专科学校

周　博　杨凌职业技术学院

昝雪峰　楚雄医药高等专科学校

姚腊初　益阳医学高等专科学校
贾　强　山东药品食品职业学院
高璀乡　江苏医药职业学院
葛淑兰　山东医学高等专科学校
韩忠培　浙江药科职业大学
覃晓龙　遵义医药高等专科学校

委　　　员（以姓氏笔画为序）

王庭之　江苏医药职业学院
兰作平　重庆医药高等专科学校
司　毅　山东医学高等专科学校
朱扶蓉　福建卫生职业技术学院
刘　亮　遵义医药高等专科学校
刘林凤　山西药科职业学院
李　明　济南护理职业学院
李　媛　江苏食品药品职业技术学院
孙　萍　重庆三峡医药高等专科学校
何　雄　浙江药科职业大学
何文胜　福建生物工程职业技术学院
沈　伟　山东中医药高等专科学校
沈必成　楚雄医药高等专科学校
张　虹　长春医学高等专科学校
张奎升　山东药品食品职业学院
张钱友　长沙卫生职业学院
张雷红　广东食品药品职业学院
陈　亚　邢台医学高等专科学校
陈　刚　赣南卫生健康职业学院
罗　翀　湖南食品药品职业学院
郝晶晶　北京卫生职业学院
胡莉娟　杨凌职业技术学院
徐贤淑　辽宁医药职业学院
高立霞　山东医药技师学院
康　伟　天津生物工程职业技术学院
傅学红　益阳医学高等专科学校

全国高职高专院校护理类专业核心教材

评审委员会

主 任 委 员　单伟颖　承德护理职业学院

副主任委员　（以姓氏笔画为序）

龙敏南　福建生物工程职业技术学院

孙　莹　长春医学高等专科学校

郑翠红　福建卫生职业技术学院

昝雪峰　楚雄医药高等专科学校

夏立平　江苏护理职业学院

委　　　员　（以姓氏笔画为序）

杨朝晖　江苏医药职业学院

李丽娟　漳州卫生职业学院

易淑明　益阳医学高等专科学校

罗仕荣　遵义医药高等专科学校

侯继丹　江苏护理职业学院

数字化教材编委会

主　编　董翠红　吕　颖
副主编　张乳霞　周丽平　杜　婵　郑春贵
编　者　(以姓氏笔画为序)
　　　　王　照（长沙卫生职业学院）
　　　　邓璐璐（漯河医学高等专科学校）
　　　　吕　颖（江苏医药职业学院）
　　　　杜　婵（山东中医药高等专科学校）
　　　　张乳霞（山东医学高等专科学校）
　　　　周丽平（长沙卫生职业学院）
　　　　郑春贵（邢台医学高等专科学校）
　　　　贾斯晗（江苏医药职业学院）
　　　　董翠红（山东中医药高等专科学校）

前　言

随着社会的进步和经济的发展，人口老龄化已成为全球普遍关注的重大问题。人口老龄化给社会及家庭带来了巨大的压力，也对我国老年护理事业的发展提出了严峻的挑战。因此，加强老年护理教育，加快老年护理专业人才的培养迫在眉睫。

《老年护理》根据《高等职业学校专业教学标准（试行）》，紧密结合《职业教育专业目录（2021年）》人才培养一体化要求，以专业人才培养目标为依据，以岗位需求为导向，以职业能力培养为根本，编写内容上满足培养"岗位需求、教学需求和社会需求"的高素质技能型人才的要求，紧密联系行业发展、对接岗位需求，将价值塑造、知识传授和能力培养三者融为一体，充分体现立德树人。本教材数字化资源丰富，融入老年护理岗位场景，注重职业素养的培养，增加学生的学习兴趣。

在编写过程中，以护理程序为理论框架，以满足老年群体健康需求为重点，突出老年人的生理和心理特点，充分体现护理专业特色。教材内容注意与相关专业课程内容的衔接，突出老年护理的特点，对与基础护理、临床专科护理等教材中交叉重叠的内容做了相应的调整、删减，避免重复，加强对老年人健康评估、健康保健与照护、健康管理等内容的阐述，充实了精神和心理护理、科学养生等内容。各模块分别列有"学习目标""导学情景""看一看""练一练""想一想""目标检测"等，旨在启发和指导学生明确学习重点，增加知识广度和深度，强化记忆。

教材主线分明、重点突出，共分为绪论、老年人健康保健与照护、老年人健康评估、老年人生活护理、老年人心理健康护理、老年人安全用药护理、老年人康复与急救护理、老年人机体各系统的变化及护理、老年人临终关怀与护理9个模块。附录列4个典型见习指导，以便教学内容与实际应用相结合，提高学生主动参与、乐于探究的精神。

本教材主要供高职高专院校护理教学使用，也可作为临床护理人员继续教育、老年护理岗位培训及老年护理机构工作人员的参考书。

本教材的编写分工如下：董翠红编写模块一、模块二和模块三；吕颖编写模块四和模块六；王照编写模块五和模块八的项目八；贾斯晗编写模块七；杜婵编写模块八的项目一；张乳霞编写模块八的项目二和项目三；郑春贵编写模块八的项目四和项目五；邓璐璐编写模块八的项目六；周丽平编写模块八的项目七和模块九。在整个教材的编写过程中，我们得到了所有编者所在单位相关领导和同事的大力支持，也得到了医学界同仁的帮助，在此一并表示诚挚的谢意！

我们在本教材的编写过程中付出了积极的努力，但由于能力所限，书中难免有不足之处。恳请使用本教材的教师、学生以及临床老年护理人员及时提出宝贵意见，以便再版时修订提高。

编　者
2021 年 9 月

目 录

模块一　绪　论

学习目标

知识目标：
1. **掌握** 人口老龄化的概念；我国人口老龄化的现状、带来的问题及对策。
2. **熟悉** 老龄化社会的划分标准；老化的特点；我国老龄化社会的特点。
3. **了解** 老年护理学概念、老年护理人员的执业要求。

技能目标：
能演示不同类型老年人的护理重点。

素质目标：
具有严谨求实的科学态度和救死扶伤的人道主义精神，具备良好的团队协作精神，养成关爱老年人、热爱老年护理的良好职业道德风尚。

📖 **导学情景**

情景描述：张某，42岁，某企业中层领导；妻子孙某，40岁，工人。两人有一女，10岁。张某父亲72岁，患有冠心病；孙某母亲，患有类风湿关节炎、骨质疏松症，活动严重受限。半月前，张某母亲体检时发现患肺癌。近半月来，张某一直请假陪母亲就医诊治。作为独生子女的张某和孙某虽然身心疲惫，但毅然承担起照顾老人们的责任。

情景分析：老年人体弱多病，随着家庭规模的缩小，目前我国人口代际结构模式呈现"4-2-1"（即4个老人、1对夫妇、1个孩子）或家庭少子化。家庭养老功能不断弱化，家庭养老负担越来越重。

讨论：（1）这个典型的4-2-1家庭的现状，体现了我国老龄化社会的哪些特点？

（2）采取哪些措施可有效减轻目前核心家庭的养老负担？

学前导语：我国是目前世界上老年人口数量最多且增长最快的国家。人口老龄化给社会及家庭带来了巨大的压力，也为老年护理事业的发展提供了更大、更广阔的空间。应采取哪些对策，应对我国老龄化日趋严重的现状？老年护理人员应具备哪些职业素养？

随着科学和经济的高速发展，人口老龄化已成为全球面临的重大社会问题。21世纪人口发展的特点是发达国家高龄人口比例明显增加，且发展中国家的老年人口增长速度最快。人口老龄化对老年人的社会保障、医疗服务的需求等不仅使发达国家面临着挑战，更使许多发展中国家承受着巨大的压力，同时对护理专业提出了许多新课题，但同时也为老年护理的发展提供了更大、更广阔的空间。

项目一　概　述

人的生命历程是生物、心理、社会等多方面的动态发展过程。个体老化是指人体到成熟期后，随着年龄的增长，机体对内外环境适应能力减退，在形态、功能和代谢等方面发生进行性、衰退性变化。

一、老化的概念和特点

（一）老化的概念

老化即衰老，是所有生物体在生命发展过程中随时间推移发生的进行性、衰退性变化。老化是自然、客观的生命现象，是正常但不可逆的持续性过程。分为生理性老化和病理性老化。

1. 生理性老化　生物体随年龄增长在形态、功能和代谢方面产生的退行性变化称为生理性老化，也称正常老化。是符合自然规律的、生物体固有的老化现象，其中遗传因素起决定性作用。

2. 病理性老化　在生理性老化的基础上，由于生理、心理、社会和环境等因素引起的老化称为病理性老化，也称异常老化。

生理性老化与病理性老化往往相互作用，从而加速老化进程。老化速度有较大个体差异，且同一个体的不同系统各器官的老化程度也不同步，如脑老化速度较快，心脏、肾脏等老化速度较慢，某些环境因素如社会支持、经济水平、生活方式、文化程度、精神心理状态等均可能影响人体的健康和老化的进程。

人一般于 20～25 岁发育成熟，有的器官（如脑）的发育至 30 岁左右成熟。老化是从生殖成熟后才开始或逐渐加速的过程。在自然情况（未发生疾病和意外伤害等）下，一个人通过实现健康老龄化和积极老龄化，就可能活到大自然赋予的寿限——112～150 岁，实现真正意义的无疾而终。

（二）老化的特点　🔲 微课1

1. 普遍性　所有生物都经历老化过程，同种生物体在大致相同的时间范围内都可表现出来。

2. 渐进性　老化是一个循序渐进的演变过程，老化征象往往在不知不觉中出现，同种生物所表现出来的征象大致相同。

3. 内生性　老化是生物体固有的特性。某些环境因素的影响只能加速或延缓老化进程，但不能阻止其进展。

4. 累积性　老化是机体结构和功能发生的微小变化长期积累的结果。一旦发生，便不可逆转。

5. 有害性　老化的过程是机体的结构和功能的衰退过程，使机体适应内外环境的能力逐渐减退，容易感染疾病，最终走向死亡。

（三）老化的原因与机制

1. 老化原因　老化是多种因素导致的机体内各脏器功能下降的生物现象。凡直接或间接引起生物老化的因素均是老化的原因。目前对于引起老化的因素尚不十分清楚，大致分为遗传因素和非遗传因素。

（1）遗传因素：人类通过对谱系、人群、孪生子女等方面的研究证明，人的寿命与遗传相关，部分遗传基因是决定人的寿命和衰老的主要物质。线粒体上的 DNA 基因与生物的寿命有关。染色体 DNA 基因主管生命遗传信息的调控和表达，从而影响生物的生殖、发育和衰老等过程。

（2）非遗传因素：遗传基因对人的最高寿命起决定作用，但人的寿命还受到非遗传因素的影响，包括生理及精神心理、社会发展、环境、饮食与营养等因素。

世界卫生组织报告指出，影响健康与长寿的因素中，自我保健占 60%，遗传因素占 15%，社会因素占 10%，医疗条件占 8%，气候与自然因素占 7%。可见，除遗传因素和自然因素外，其他因素都可以通过我们的自身努力而改善，以促进人类健康与长寿。

2. 老化机制　人体老化机制的认识过程一直在不断探索和发展中，但至今未完全清楚。基因是决定机体衰老的始动因素，是衰老的内因。除了内因外，环境污染、营养不均衡、运动量过少、精神与心理压力加大等构成了衰老的外因。这就是衰老的内外双因论。

目前关于老化的机制分为 3 大类。一是遗传致衰老学说如基因调控障碍学说；二是损伤因子致衰老学说，其基本观点是人类生活在特定的环境中，经常受到外环境多种有害因子（如紫外线、电离辐射、农药等）和精神心理因素的损伤，同时也受到机体内环境产生的有害因子（如自由基、自身免疫抗体、免疫复合物等）的损伤，从而导致机体老化；三是心理因素致衰老学说，不良的心理因素能够导致老化的观点日益受到重视。

二、老年人的年龄划分标准

个体老化的进度不同，且同一个人各脏器的老化也不完全一致。因此，很难界定个体进入老年的时间。目前，国际上对老年人的年龄界限无统一的标准，多数是根据各国具体情况而规定的。

1. 世界卫生组织标准 WHO 对老年人年龄的划分采用两个标准：发达国家将 65 岁以上的人群定义为老年人；发展中国家（特别是亚太地区）则将 60 岁以上的人群定义为老年人。

近年来，世界卫生组织根据现代人生理心理结构上的变化，又将人的年龄又作了新的划分：44 岁以下为青年人，45～59 岁为中年人，60～74 岁为年轻老年人或准老年人，75～89 岁为老年人，90 岁以上为长寿老年人。

2. 我国标准 我国地处亚太地区，1982 年中华医学会老年医学分会决定我国划分老年人的标准为 60 岁以上。现阶段，我国划分老年期的标准，见表 1－1。

表 1－1 我国现阶段划分老年人的标准

年龄分期（岁）	分期名称	中文称呼
45～	老年前期（初老期）	中年人
60（或 65）～	老年期	老年人
80～	高龄期	高龄老人
90～	长寿期	长寿老人
100 及以上	长寿期	百岁老人

还有一些国家如日本，以 75 岁为界将老年人分为前期老人和后期老人，而大于 90 岁以上者称为长寿老人。

三、人口老龄化 微课2

（一）人口老龄化概念

人口老龄化简称人口老化，是指老年人口占总人口的比例随时间推移而不断上升的动态过程。老年人口数占总人口数的比例，称为老年人口比例（即老年人口系数），是衡量和评价一个国家（或地区）人口老龄化的重要指标。

出生率和死亡率对人口年龄结构的变化影响较大。人口从过去的高出生率、高死亡率转变为现在的低出生率、低死亡率，人口平均预期寿命逐渐延长，人口年龄结构必然趋于老化，这已成为世界性的变化趋势。

（二）老龄化社会划分标准

世界卫生组织针对发达国家和发展中国家的不同状况，制定了 2 种不同的人口老龄化标准，见表 1－2。

表1-2 老龄化社会的划分标准

	发达国家	发展中国家
老年人年龄界定	65 岁	60 岁
青年型（老年人口系数）	<4%	<8%
成年型（老年人口系数）	4%~7%	8%~10%
老年型（老年人口系数）	>7%	>10%

1. 发达国家的标准 65 岁以上人口占总人口数的 7% 以上定义为老龄化社会（老龄化国家或地区）。

2. 发展中国家的标准 60 岁以上人口占总人口数的 10% 以上定义为老龄化社会（老龄化国家或地区）。

达到以上界定标准的国家（或地区）则称为老龄化社会。

（三）人口老龄化的现状及趋势

目前，老年人数量的快速增长是世界各国的共同现象，只是老龄化进展的程度和速度存在差异。

1. 世界人口老龄化的现状及趋势 世界人口老龄化的现状及趋势有以下 5 个特点。

（1）人口老龄化速度加快：世界总人口以每年 1.2% 的速度增长，而老年人口增长率在 2010~2015 年增至 3.1%。1950 年全世界大约有 2 亿老年人，2011 年上升至 7.43 亿，2015 年约 9.01 亿，占世界人口 12.3%，预计到 2030 年这一比例将达到 16.5%。预计到 2025 年，全世界 60 岁以上的老年人可达 19.64 亿，老年人口将占总人口数的 21%，平均每年增长 9000 万。

（2）发展中国家人口增长速度最快：从 20 世纪 60 年代开始持续到现在，发展中国家老年人口的增长率是发达国家的 2 倍，也是世界人口增长率的 2 倍。预计 2050 年，世界老年人口约有 82% 的老年人即超过 16 亿人将生活在发展中地区，4 亿老年人将生活在发达地区。

（3）人口平均寿命预期延长：人口平均预期寿命是指通过不同的统计学方法，计算出一定年龄组的人群能生存的平均年数。19 世纪许多国家的平均寿命只有 40 岁左右，20 世纪末则达到 60~70 岁。世界卫生组织 2016 年最新发布的报告表示，全球人口平均寿命在 2000 年至 2015 年间增加了 5 岁，达到 71.4 岁。日本妇女及瑞士男性最长寿，日本女性平均寿命为 86.8 岁，瑞士男性为 81.3 岁。中国男女寿命分别为 71 岁及 74 岁。

（4）人口老龄化区域分布不均衡：几十年来，欧洲一直是老年人口比例最高的地区。目前世界上老龄化问题最严重的国家是日本和意大利，其次是德国、保加利亚、芬兰等国家，见表 1-3。

表1-3 部分区域的人口老龄化分布

地区	60 岁以上人口占总人口比例（%）	65 岁以上占总人口比例（%）
日本	32.79%	26.02%
意大利	28.59%	22.36%
德国	27.35%	21.12%
保加利亚	27.08%	20.08%
芬兰	27.07%	20.26%
葡萄牙	27.00%	20.74%
克罗地亚	25.84%	18.88%

（5）高龄和女性老年人增长速度快：高龄老人是老年人口中增长最快的群体，1950~2050 年间，平均每年以 3.8% 的速度增长，大大超过 60 岁以上人口的平均速度（2.6%）。2015 年全球高龄老年人

口超过 1.24 亿，预计至 2050 年高龄老年人约 3.8 亿，占老年人总数的 1/5，且女性平均年龄高于男性。2018 年《世界卫生统计》报告，目前全球人口平均寿命为 72 岁，其中女性 74.2 岁、男性 69.8 岁。

2. 我国人口老龄化的现状及趋势　《中国人口老龄化发展趋势预测研究报告》指出，中国的人口老龄化可以分为三个阶段：①2001～2020 年是快速老龄化阶段，此期老年人口最终将达到 2.48 亿。②2021～2050 年是加速老龄化阶段，此期老年人口最终将超过 4 亿。③2051～2100 年是稳定的重度老龄化阶段，老年人口规模将稳定在 3 亿～4 亿。也就是说，中国人口老龄化将伴随 21 世纪始终，且 2030～2050 年是最严峻的时期。我国人口老龄化的发展趋势主要呈现以下 5 大特征。

（1）老年人口绝对数居世界之首：中国于 1999 年进入了老龄化社会。至 2017 年底，我国 60 岁及以上人口为 2.4 亿人，占总人口的 17.3%。至 2025 年将达到 24%，达 3 亿～4 亿，是世界上老年人口最多的国家，占亚洲老年人口总数的 1/2，占世界老年人口总数的 1/5。

（2）人口老龄化进展迅速：据 1998 年联合国卫生组织人口资料统计，65 岁及以上老年人口比重从 7% 上升到 14%，发达国家大多用了 45 年以上的时间，其中，法国 130 年、瑞典 85 年、澳大利亚和美国 79 年左右，而中国只用了 27 年的时间并长期保持递增。根据全国老龄委预测，2015～2035 年将是我国老龄化急速发展阶段，老年人口年均增长一千万左右，到 2035 年我国老年人口比例将占总人口 28.7%。

（3）老龄化发展不平衡：表现为"东部比西部先老""农村比城市先老""老龄化进程出现阶段不均衡"等现象。我国东部地区人口老龄化的发展明显快于西部经济欠发达地区，1979 年上海最早进入人口老龄化行列，与 2012 年最迟进入人口老龄化的宁夏比较，时间跨度长达 33 年。2020 年农村老龄化率将到 20%，比城市高 5%；到 2030 年达到 29%，比城市高 7%，并将持续到 2040 年。

（4）经济发展落后于人口老化速度：发达国家属于"先富后老"或富老同步，而中国则属于"未富先老"，面临人口老龄化和人口总量过多的双重压力。

（5）与高龄化、空巢化、贫困化、少子化等问题伴随：高龄老年人从 2012 年的 0.22 亿人上升到 2015 年的 0.25 亿人，年均增长 100 万人的态势将持续到 2025 年。民政部的数据显示，目前中国城乡空巢家庭超过 50%，部分大中城市达到 70%，其中农村留守老年人口约 4000 万人，占农村老年人口的 37%，贫困老人 2300 万。此外，由于家庭小型化使家庭养老功能明显弱化，导致部分老年人经济生活状况较差，心理问题突出。

（6）女性老年人口数量多于男性：性别间的死亡差异使女性老年人成为老年人口中的绝大多数。目前，老年人口中女性比男性多出 464 万人，2049 年将达到峰值达 2645 万人。且这些女性老年人口中 50%～70% 都是高龄老人。

✎ **练一练**

哪项不属于我国人口老龄化的现状和趋势？

A. 我国老龄人口绝对值为世界之冠　　　　B. 人口老龄化发展速度快

C. 我国人口环境是未老先富　　　　　　　D. 区域分布不均衡

E. 高龄化趋势十分明显

答案解析

（四）人口老龄化带来的问题

人口老龄化，特别是高龄化程度的不断加深，给政治、经济、文化和社会发展各个领域带来了一系列问题。

1. 社会经济负担加重 老龄人口的增加使被抚养的老年人比重增高，加重了劳动人口的赡养负担。据联合国统计预测，老年人口负担系数（60 岁以上人口/15～59 岁人口的比例）2000 年为 1∶6，至 2030 年为 1∶2.2，即每 2 个劳动人口就要赡养 1 个 60 岁以上的老年人。据我国老龄办最新统计，截止到 2017 年年底，我国人口负担系数为 1∶4。

2. 社会保障费用增加 据 2000 年《中国统计年鉴》数据显示，至 1999 年，我国离退休、退职人员数已达 3726 万人，离退休、退职费 2420.9 亿元。预计到 2030 年，我国离退休人员将增加到 1.5 亿多人，届时离退休人员将相当于在职人员的 40% 以上。人口老龄化导致国家用于老年人社会保障的财政投资逐年增加，政府负担大大加重，无法满足老年人日益增长的需求。

3. 家庭式养老功能减弱 随着家庭规模的缩小，城市家庭的人口代际结构模式呈现 "4－2－1"（即 4 个老人、1 对夫妇、1 个孩子）或家庭少子化，从而使家庭养老功能不断弱化，家庭养老负担越来越重。

4. 卫生服务需求量增加 伴随衰老，老年人生理、心理等各种健康问题相继增多。老年人患慢性疾病者占 60%～70%，且有不少老年人生活不能自理。如中国目前老年痴呆患者已经超过了 900 万人，而 65 岁以上人群的发病率为 5% 左右，85 岁以上的人群发病率甚至高达 30%。因此，用于老年人的医疗、保健、护理和康复等服务方面的卫生资源需要量将大大超过其他人群。

老年人除了健康需求外，还有某些特殊需求如养老问题、再婚问题、合法权益问题以及适合于老年人的居住环境、老年人所需要的社会服务业等问题。因此，能否解决好老年人的问题，不仅影响到老年人的生活质量，且很大程度上关系到社会的稳定与发展。

（五）人口老龄化问题的对策

1. 促进国际老龄事业发展 为解决人口老龄化带来的一系列问题，1982 年第一次专门研究老龄问题的世界大会在奥地利维也纳召开，大会通过了《老龄化问题国际行动计划》。2002 年 4 月，联合国第二届世界老龄大会在西班牙马德里召开，制定了面向 21 世纪的《国际老龄行动计划 2002》，为解决老龄化问题提供了行动纲领，同时强调家庭成员有责任和义务赡养老年人等。

2. 探索我国老龄化问题的对策 在充分借鉴国外经验的同时，根据我国实际情况，逐步研究和实践具有中国特色的老龄化问题的解决对策。

（1）加快经济发展：根据人口年龄结构发展预测，2025 年之前我国抚养系数低，老年人口占总人口的比例开始上升，但年龄结构相对年轻，劳动力资源充足。因此，必须加快经济发展速度，为人口老龄化高峰期的到来奠定坚实的物质基础。

（2）建立并完善社会保障制度：完善退休制度；加快和完善以 "家庭养老为基础、社区养老为依托、机构养老为补充" 的养老体系；完善养老保险制度和医疗保险体系，加强老年人口的医疗保健与生活照料等。

（3）发展老年人福利服务：进一步建立和完善社区养老福利设施，扩大养老范围，加强社区为老年人服务的功能，创造舒适、安全、经济、方便的社会服务环境。

（4）积极营造 "健康老龄化" "积极老龄化" 环境：所谓 "健康老龄化"，一方面是指在老龄化社会中，多数老年人处于生理、心理和社会功能的健康状态，同时社会和经济发展不受过度人口老龄化的影响；另一方面，是指老年人在晚年能够保持躯体、心理和社会生活的完好状态，将疾病或生活不能自理推迟到生命的最后阶段。

在 "健康老龄化" 的基础上，倡导 "积极老龄化" 的新观念。强调老年人应持续地参与社会、经济、文化、宗教与公众事务。与成功老化比较，积极老化代表了一种更注重主动参与的老年生活，其层次较成功老化更高。

实现健康老龄化和积极老龄化目标,需要个体、家庭、社会和国家等多方面的共同努力,如老年人个体应加强身体锻炼、增强自我保健意识、充分发挥各自的余热;家庭应主动承担养老责任,在生活、精神和经济上给予支持;社会应大力营造养老、孝老、敬老的风气,提高老年人服务功能;国家要完善各项政策,加快社会养老服务的法制化进程,建设各项社会保障制度。

👁 看一看

中国健康老年人标准(2013)

1. 重要脏器的增龄性改变未导致功能异常;无重大疾病;相关高危因素控制在与其年龄相适应的达标范围内;具有一定的抗病能力。

2. 认知功能基本正常;能适应环境;处事乐观积极;自我满意或自我评价好。

3. 能恰当处理家庭和社会人际关系;积极参与家庭和社会活动。

4. 日常生活活动正常,生活自理或基本自理。

5. 营养状况良好,体重适中,保持良好生活方式。

注:1. 本标准适用于≥60岁人群,老年人指60~79岁人群,高龄老年人指≥80岁人群。

2. 相关高危因素指心脑血管疾病的相关危险因素,主要有高血压、糖尿病、血脂紊乱。

项目二 老年护理学概论

老年护理学既是老年学的分支学科,又是临床护理学中的一门专科护理,是跨学科、多领域同时又具有独特性的综合性学科,与老年学、老年医学、老年康复医学等关系密切。

一、老年护理学与相关学科简介

1. 老年学 老年学是研究老化过程和老年问题的科学,是对老龄问题进行综合研究包括自然科学和社会科学的新兴综合性学科,主要包括老年医学、老年生物学、老年心理学、老年社会学和老年护理学等。

2. 老年医学 老年医学是一门研究人类衰老的机制、人体老年性变化及老年人的疾病和健康问题,从而有效预防、诊断和治疗老年期疾病,促进功能康复,提高老年人生命质量的学科。包括老年基础医学、老年临床医学、老年康复医学、老年预防保健医学、老年流行病学等。

3. 老年心理学 老年心理学是研究老年期个体心理特征及其变化规律的科学,是社会心理学的一个分支,又是老年学、心理学和老年社会学的交叉学科。其内容涉及老年人的心理特点、心理变化和心理疾病,以及老年人的心理保健和心理卫生。

4. 老年护理学 老年护理学是研究、诊断和处理老年人对自身现存的或潜在的健康问题反应的学科,是临床护理学的一个分支,与自然科学、社会科学相互渗透。

二、老年护理学的发展

老年护理学源于老年医学,是相对年轻的学科领域。1900年,老年护理就作为一个独立的专业被确定下来。随着老年医学的发展,老年护理学逐步走向成熟,其发展大致经历了4个阶段:①理论前期(1900~1955年)。本阶段,无专业理论指导执行老年护理实践。②理论基础初期(1955~1965年)。随着护理专业理论和科学研究的发展,老年护理的理论开始发展和研究,出版了第一本老年护理教材,成为护理工作者学习老年护理知识和从事老年护理活动的指南。③推行老年人医疗保险福利制度时期（1965~1981年）。此阶段，老年护理的专业活动开始与社会活动相结合。④完善和发展阶段（1985年至今）。老年护理学全面发展，形成了比较系统的老年护理学理论，指导老年护理实践。

（一）国外老年护理学的发展

1. 美国老年护理学的发展 1900年，老年护理作为一个独立的专业被确定下来。1961年，美国护理协会率先设立老年护理专科小组，标志着老年护理向成为一门独立的学科跨进了一步。1966年，美国护理协会（American Nurses Association，ANA）成立"老年病护理分会"，确立了老年护理专科委员会，使老年护理真正成为护理学中一个独立的分支，形成了较为成熟的老年护理专业。1975年，开始颁发老年护理专科证书，同时创刊《老年护理杂志》，"老年病护理分会"更名为"老年护理分会"，服务范围也由老年患者扩展至全体老年人。1976年，美国护理协会提出发展老年护理学，关注老年人对现存的或潜在的健康问题的反应，从护理的角度和范畴执行实践活动。至此，老年护理显现出其完整的专业化发展历程。1987年，美国护士协会提出用"老年护理学（gerontological nursing）"概念代替"老年病护理（geriatric nursing）"概念。

20世纪70年代以来，美国开始培养从事老年护理的高级执业护士（Advanced Practice Nurses，APNs），具有熟练的专业知识技能和研究生学历，能够以整体护理模式处理老年人复杂的健康照护问题。APNs包括老年病开业护士（Geriatric Nurse Practitioners，GNPs）和老年病学临床护理专家（Clinical Nurses Specialists，CNSs）。

2. 各国相继设立老年护理教育 在美国老年护理发展的影响下，许多国家的护理院校设置了老年护理课程，并设有老年护理学硕士和博士教育。

3. 各国老年护理模式

（1）美国：老年护理模式有社区诊所、附属于某机构的社区护理中心，如附属于医院、健康维持机构和教育机构等，由护士企业家管理。

（2）瑞典：1990年，建立了健康护理管理委员会（简称HCB），主要负责家庭护理、老人护理院及其他老年护理机构的事务，其中包括精神和智力残障老人的护理。

（3）日本：近30年来，对高龄化社会进行摸索并建立了医疗、保健、照护、教育等一系列福利措施，提供"医院－社区护理机构－家庭护理机构"的一条龙服务，建立了"疾病护理－预防保健－生活照顾"一体化的网络系统。

（4）澳大利亚：老年卫生保健的服务方式包括社区服务、医院服务、护理之家和老年公寓。

（二）我国老年护理学的发展

中国的老年医疗、强身、养生活动，迄今已有3000多年的历史。中国老年学和老年医学研究始于20世纪50年代中期。中国老年护理体系的雏形是医院老年患者的护理，如综合医院设立老年护理中心。20世纪80年代中期，在北京、上海等大城市设立了老年病门诊与专科医院，为老年人进行健康咨询和不定期义务体检，根据病情分阶段划分管理。其原则是对急性期患者首先加强治疗护理为主，对慢性期病患者主要进行生活护理，对恢复期患者注重康复护理，对终末期患者实施临终关怀。同时，一些城市还建立了老年护理中心、老年护理院，对社区内的孤寡老年人、高龄病残提供家庭护理和上门医疗护理服务；对重症老年患者建立健康档案，定期巡回医疗护理，老年人可以优先接受入院治疗、护理服务和临终关怀服务。

20世纪90年代，我国高等护理教育迅速发展，老年护理学陆续被全国多所护理高等院校列为必修或选修课程，有关老年护理的专著、教材和科普读物相继出版，关于老年护理的论著、杂志、经验总结文章日益增多，老年护理的研究开始起步，护理研究生教育也设立了老年护理研究方向。

20世纪90年代以来，我国人口老龄化迅速发展。预计到2025年，老年人口总数将超过3亿，

2033 年超过 4 亿，平均每年增加 1000 万。我国老年人口绝对数居世界之首，而老年护理的发展远远不能满足老年人的需求。因此，我们必须借鉴国外的先进经验，大力推进我国老年护理事业的发展，具体措施：①继续扩大护理教育规模，开设老年护理专业，加强老年护理教育和老年护理专业人才的培养。②加强老年人常见病防治的研究，真正解决老年人的就医保健问题。③开拓老年人专业健康保健市场，发展老年服务产业。④逐步建立以"居家养老为基础、社区服务为依托、机构养老为补充"的养老服务体系。⑤开发老年护理设施，为社区护理和家庭护理提供良好的前提条件，真正满足老年群体在日常生活照护、心理护理、紧急救护、临终关怀等方面日益提高的需求。⑥突出中医特色。中医对许多老年慢性疾病的控制与康复有着独特的疗效，易为老年人所接受。

💜 护爱生命

应对人口老龄化进程加速和疾病谱的变化，急需全民在生命历程中转变理念，建立自立、互助、共助、公助的理念。应通过教育和多种保障举措，帮助国民重视健康预防，树立个人是健康第一责任人的观念，目标是建立一个积极的健康老龄社会。要实现这个目标，需要教育、法律、标准等多方支持，需要在提高质量、降低成本、降低收费、供需对接、融资支持、科技支撑、人才培养、培育企业方面做大量的工作。

三、老年护理的范畴

（一）老年护理的工作重点及目标 📱 微课3

1. 工作重点 老年护理的主要工作是评估老年人的健康及功能状态，维护和促进老年人的心理健康，预防及尽量减轻急慢性疾病造成残障，提高老人生命的尊严及舒适度，直到死亡。

2. 工作目标

（1）维护老年人的自我照顾能力：老年护理应强化个体自我照顾意识，以健康教育为主要干预手段，采取不同的措施，尽量维持老年人的自我照顾能力，鼓励并提高其自我护理能力。对生活不能自理者，尽量在保持其个人独立及自尊的情况下，酌情给予部分补偿、全补偿系统的护理服务。

（2）延缓老年人衰退及恶化：广泛开展健康教育，提高老年人的自我保护意识，改变不良的生活方式和行为，延缓衰退；通过三级防御战略，避免和减少危害健康老年人的危险因素，做到"早发现、早诊断、早治疗"，适时康复，对疾病进行干预，防止伤残及并发症的发生。

（3）提高老年人生活质量：通过护理干预延缓老年期的衰退性变化，减少各种危险因素带来的消极影响，最大限度地维持和促进老年人的最佳功能状态。

（4）做好老年人临终关怀：对待临终老人，护理工作者应从生理、心理和社会 3 个方面为他们提供服务，使他们在生命终末阶段有陪伴和照料，以确保其能够安然、舒适地度过生命的最后时光。

（二）老年护理场所

老年护理强调个案和其家庭的照顾，可以在各种场所展开服务。如老年护理中心、老人护理院、老年人社区和家庭、临终关怀中心、医院或门诊等，均是老年护理工作的场所。

（三）老年护理人员的角色

除了传统的照护职责外，老年护理人员还承担着咨询者、教育者、协调者、沟通者、个案管理者、研究者，以及医疗团队的成员或领导者、维护老年人健康和权利的代言人和保护者等角色。

四、不同类型老年人的护理重点

(一) 健康老年人的护理

1. 生理特点及护理 随着年龄增长，健康老年人的机体也会出现一系列衰退性的变化。如对内外界环境的适应能力降低；视觉、听力减退，操作能力和反应速度下降，手足协调功能降低，生活自理能力差；平衡功能减退，容易发生跌倒。因此，应注意保护老年人的安全，避免意外损伤，必要时使用日常生活辅助用品；做好健康教育，如进行适度运动、合理膳食及自我保健等方面的指导。

2. 心理特点及护理 主要表现为注意力不集中、记忆力下降、孤独、自卑、多疑、抑郁等负性情绪。护理人员要有充分的爱心、耐心和责任心护理老年人，加强情感沟通，帮助他们树立正确的人生观、死亡观。

3. 社会问题及护理 老年人由于离退休、经济收入减少、丧偶、疾病等原因，其家庭角色和社会角色均发生变化，由此产生诸多不适应的心理社会问题。应成立老年协会、休闲娱乐活动中心，鼓励老年人多参与社会活动，帮助其保持乐观的情绪和良好的心态。

(二) 患病老年人的护理

老年慢性病多发，其发生主要与慢性退行性病变有关。即使与青年人患同一种疾病，其临床症状和体征、疾病进展、康复与预后也不相同。因此，应针对不同老年疾病的特点护理患者。

1. 起病缓慢、临床表现隐匿 老年人机体反应性下降。据统计，有35%～80%的老年人发生心肌梗死时无典型疼痛症状，常呈无痛性急性心肌梗死；49%的老年人患腹膜炎时无明显疼痛反应，严重感染时也仅仅出现低热甚至不发热，容易被漏诊或误诊。因此，护理人员要善于观察老年人的病情变化，及时发现其非特异性的临床症状，为尽早确诊提供诊断依据。

2. 多种疾病同时存在 约有70%的老年人同时患有2种或2种以上疾病，且各种症状的出现及损伤的累积效应也随着年龄的增大而逐渐增加。所以，护理老年患者应提出其现存的和潜在的护理问题，制定全面的护理计划，满足他们的身心需要。

3. 病程长、迁延不愈、并发症多 老年患者机体免疫力下降，抗病与修复能力差，病程长、恢复慢，且容易出现意识障碍、运动障碍、水电解质紊乱、多器官功能衰竭等多种并发症。因此，护理老年人要特别注意病情观察，鼓励患者及家属树立战胜疾病的信心，让他们共同参与康复护理计划的制定和实施。

4. 老年精神障碍者 主要是痴呆老年患者，其发病率高，且随着病情的进行性加重逐渐失去生活自理能力。因此，护理人员必须提供多方面的医疗护理服务和生活照料，切实保障他们的安全。

(三) 养老机构中老年人的特殊心理需求及护理

1. 心理需求

(1) 渴望亲情：老年人入住养老机构后，环境发生改变，缺少家庭亲情。虽然他们年龄相仿，朝夕相处会有更多相同的兴趣爱好，但与原来的生活相比，沉闷有余。

(2) 自尊心强：老年人入住养老机构，生活环境与生活方式发生了巨大变化，特别是不情愿入住者，会使老年人对自己产生"无用感"。因此，他们会表现出自尊心极强、敏感。

(3) 苦闷、自卑：养老机构中的老年人与社会、家庭减少了联系，精神上容易产生压抑与苦闷，甚至自卑。

（4）好胜心强：养老机构中大都是同龄老年人，为了显示自己仍然有朝气、充满活力，在日常生活、身体锻炼，或平时的琴棋书画等许多方面，他们总喜欢相互较劲、竞争。

2. 心理护理

（1）充当"儿女角色"：护理人员要对老年人充满爱心、耐心、细心和责任心，特别是对平时缺少子女或无子女看望照顾的老年人，更要做到亲切平和，把他们当成自己的长辈来对待。

（2）尊重老人，一视同仁：护理人员要尊重每一位老年人，尊重其独立性和需要，无论他们有何背景，均应一视同仁，并以此表达对其个人内在价值的认同。

（3）个性化服务：老年人存在爱好兴趣和性格方面的差异。为满足每位老年人的不同需要，护理人员应因人而异、遵循"个性化"护理原则。如对性格外向、喜欢交谈的老年人，护理人员要充当耐心的倾听者；对性格内向、孤独感强的老年人，要给予合理的心理疏导，使他们增强生活信心，更好地适应养老机构的生活。

（4）鼓励参加适当的运动：护理人员要帮助老年人树立正确的健康观，鼓励老年人积极参加适当的文体活动，如太极拳等。

（5）提供多种展示机会：要为老年人提供表现自我的场所和机会，多组织有意义的活动如合唱会、种花植草等。让他们的日常生活丰富多彩，以获得愉悦的体验，安享晚年。

❓ 想一想

人口老龄化为老年护理的发展提供了更大、更广阔的空间，同时对护理专业提出了许多新课题。作为老年护理人员应具备哪些素质要求？

答案解析

五、老年护理工作人员的素质要求 📱微课4

随着社会的发展，老年人成为一个庞大的弱势群体，对老年护理人员的道德修养、职业素质提出了更严格的要求。奉献、尊重、平等、真诚、关爱是老年护理人员最基本的执业标准。

1. 自我牺牲，奉献精神 老年人由于生理功能减退、动作迟缓，更因疾病增加了对护理人员的依赖性，且老年人衰老与病残引起的心理反应，如沮丧、怨恨等，都会使老年护理工作更为艰辛。因此，崇高的自我牺牲和奉献精神是从事老年护理工作者首先应具备的素质。

2. 尊老爱老，真诚关爱 老年人一生操劳、奉献，应该受到社会的尊重。护士必须关心、理解、尊重老年人，努力为他们提供最佳的护理服务，也要为他们争取各种权利。

3. 热忱服务，一视同仁 在护理工作中，要始终本着诚心、爱心、细心、耐心的原则，尽量满足老年人的要求；对老年人要一视同仁，以诚相待，并为其提供个性化护理。

4. 理论扎实，技术求精 老年人机体反应力下降，不善于表达自己的感受，且病情发展迅速，很容易延误病情。要求护理人员具有较高的专科护理知识和娴熟的操作技能，最大限度地减轻或避免后遗症、并发症的发生。

5. 良好沟通，协作精神 老年护理需要各学科、各专业以及医护之间的密切合作，还需要亲属的理解与配合。护士是所有医务工作者之间的桥梁，必须具有良好的沟通技巧和团结协作精神，积极为老年人的身心健康创造和谐的人文环境。

目标检测

答案解析

一、选择题

A1 型题

1. 不属于我国人口老龄化现状和趋势的是
    A. 我国老龄人口绝对值为世界之冠
    B. 人口老龄化发展速度快
    C. 男性老年人口数量多于女性
    D. 区域分布不均衡
    E. 我国人口环境是未老先富

2. 我国人口老龄化程度与发达国家的不同点
    A. 人口老龄化程度农村比城市高，地区差异大
    B. 人口老龄化更严重
    C. 人口老龄化程度城市比农村高，地区差异大
    D. 东部沿海经济发达地区明显快于西部经济欠发达地区
    E. 社会保障制度更健全

3. 根据 WHO 的规定，老龄化国家（地区）的划分，发展中国家的标准
    A. 65 岁以上人口数量占该国家（地区）人口总数的 7%
    B. 60 岁以上人口数量占该国家（地区）人口总数的 10%
    C. 65 岁以上人口数量占该国家（地区）人口总数的 10%
    D. 60 岁以上人口数量占该国家（地区）人口总数的 7%
    E. 70 岁以上人口数量占该国家（地区）人口总数的 10%

4. 根据 WHO 的规定，老龄化国家（地区）的划分，发达国家的标准
    A. 65 岁以上人口数量占该国家（地区）人口总数的 7%
    B. 60 岁以上人口数量占该国家（地区）人口总数的 10%
    C. 65 岁以上人口数量占该国家（地区）人口总数的 10%
    D. 60 岁以上人口数量占该国家（地区）人口总数的 7%
    E. 70 岁以上人口数量占该国家（地区）人口总数的 10%

5. 我国城乡倒置的老龄化状况将持续到
    A. 2030 年　　　B. 2035 年　　　C. 2040 年　　　D. 2045 年　　　E. 2050 年

6. 下列哪项不属于老化的特征
    A. 累积性　　　B. 渐进性　　　C. 规律性　　　D. 普遍性　　　E. 有害性

7. 老年护理的工作目标不包括
    A. 维护老年人的自我照顾能力
    B. 满足需求，整体护理
    C. 延缓老年人衰退及恶化
    D. 提高老年人生活质量
    E. 做好临终老人关怀

8. 发达国家到达老龄化社会时，其中老年人人口的比例为多少
    A. 6%　　　B. 7%　　　C. 8%　　　D. 9%　　　E. 10%

9. 根据 WHO 对年龄的划分标准，美国多少岁以上的人群称为老年人
    A. 55　　　B. 60　　　C. 65　　　D. 70　　　E. 75

10. 我国于哪年年底进入老龄化社会

    A. 1998　　　　　B. 1999　　　　　C. 2000　　　　　D. 2001　　　　　E. 2002

二、综合问答题

1. 论述人口老龄化带来的问题。

2. 老年护理的工作目标有哪些?

书网融合……

  重点回顾　　　　微课1　　　　微课2　　　　微课3　　　　微课4　　　　习题

模块二　老年人健康保健与照护

学习目标

知识目标：

1. **掌握**　老年保健的基本原则；老年保健的重点人群；老年人自我保健的措施。
2. **熟悉**　老年健康管理的程序；老年社区护理的基本内容。
3. **了解**　中国特色的老年保健策略；居家养老、社区养老、机构养老、智慧养老等养老照护模式的优点和缺点。

技能目标：

能指导老年人做好自我保健；能制定老年人的健康管理档案。

素质目标：

培养认真求实、勤奋好学、勇于实践的优秀品质，具有良好的团队协作精神。

📖 **导学情景**

情景描述：李某，男，75岁，高血压病史25年。平时喜欢抽烟喝酒，3年前有轻度中风病史，但未造成严重后果。1年前，妻子病逝后，一直独自一人居住。有一独生女儿在同城居住，但因工作忙碌，不能定时来探望。

情景分析：李某独居，有高血压和轻度中风病史，外出购物及就医困难，生活孤单无助。对社区服务如医疗保健、购置生活必需品、提供健康咨询等的需求增加。

讨论：（1）李某是否为老年保健的重点对象？为什么？

　　　　（2）如何制定符合李某的自我保健措施？

　　　　（3）应如何选择李某的养老和照护方式？

学前导语：老年人特别是独居的老年人，对医疗、保健、护理等的需求增加，突发意外多。应定期巡诊、上门送医送药及生活必需品，积极开展社区医疗保健和护理，让他们实现老有所医、老有所养，具有重要的意义。

老年人为人类的进步、社会的发展做出了巨大的贡献，应受到全社会的尊重和爱戴。随着年龄的增长，老年人的健康状况日渐衰退，如何实现健康老龄化受到世界各国的普遍重视。因此，建立更加合理和完善的老年保健与照护体系，为老年人提供满意周到的医疗保健服务，不仅有利于老年人健康长寿，更有利于促进社会的稳定与发展。

项目一　老年保健概述

世界卫生组织（WHO）于1990年提出实现"健康老龄化"的目标，即让老年人健康长寿，达到生理、心理和社会功能的完美状态。但随着年龄的增长，人体功能开始下降，衰老不可避免，其患病率亦明显高于中青年，生活质量大受影响。因此，满足老年人的健康需求，为老年人提供周到满意的保健服务，维持其的自我照顾能力，既有利于健康长寿，又能促进社会的稳定与发展。

一、老年保健的概念与发展

（一）老年保健的概念

WHO 老年卫生规划项目认为，老年保健是在平等享用卫生资源的基础上，充分利用现有的人力、物力，以维持和促进老年人健康为目的，发展老年保健事业，使老年人得到基本的医疗、护理、康复、保健等服务。其目的是最大限度地延长老年期独立生活自理的时间、缩短功能丧失及在生活上依赖他人的时段，达到延长预期寿命、提高其生命质量的目的，实现健康老龄化。

（二）老年保健的发展

1. 国外老年保健的发展

（1）英国：老年保健起源于英国。当时在综合性医院内住院的部分高龄老年人，患有多器官系统疾病，常伴有精神障碍，同时还存在社会和经济问题。这些患者由于反复入院或不能出院，住院时间长，需要全方位的护理和特殊的治疗，致使国家或地区开始兴建专门的老年病医院，且对长期患病的老人实行"轮换住院制度"。为了有利于老年人的心理健康和对患者的管理，英国还最先建立了以社区为中心的老年保健服务机构，并且有老年病专科医生，有健全的老年人医疗保健网络。

（2）美国：早在 1915～1918 年，美国就认识到老年保健的重要性，并通过多年努力逐渐完善各项保障制度。如 1934 年，起草了保障老年人、失业者、盲人、鳏寡者及其子女最基本收入的社会保障法；20 世纪 30～40 年代，商业保险大幅度发展，促进了医疗保险制度的实施；20 世纪 60 年代，修订了社会保障法，老年健康保险作为第 18 条写进社会保障法。从 1966 年 7 月开始，美国老人开始享有老年健康保险，包括 2 类：①强制性住院保险。包括住院治疗费用和某些特定的院外护理费用，如家庭保健治疗费用和临终关怀医院的费用。②附加医疗保险。支付医师的服务费用和医院门诊服务费，包括急诊、门诊手术、诊断检查、实验室服务、门诊治疗、职业疗法、病理诊断，以及永久性医疗装备费。

美国老年保健事经历了长期的发展，长期照护方面比较完善，形成了政府资助、老年保健服务多样化、重在预防、社会服务延续等特点，服务机构有护理之家、日间护理院、家庭养护院等。

（3）日本：日本是世界第一长寿国。其老年保健制度是在 20 世纪 70 年代以后，逐步建立和完善起来的。目前已制定了一套比较完整的法律体系，有老年保健法、老年福利法、护理保险法，并逐步形成了涉及医疗、老年保健设施和老年人访问护理等一系列制度。

建立多元化的养老服务体系，是日本社区老年保健的主要特点。老年保健机构把老年人疾病的预防、治疗、护理、功能训练及健康教育等实践活动结合起来，对保持其身心健康起了很大作用。美国与日本两国的老年保健服务比较见表 2-1。

表 2-1　美国与日本两国的老年保健服务比较

老年人群	老年保健服务	
	日本	美国
健康老人	①以"自立、参与、自护、自我充实、尊严"为原则，建立推进中心，为老年人提供法律、退休金、医疗、心理社会等信息和咨询 ②建立"银色人才"中心，为老年人再就业提供机会 ③提供专用"银色交通工具"，鼓励老年人的社会参与等	①交通和陪伴服务。社区开发并提供 ②老年食堂。美国联邦营养工程，为符合美国老年人条例的 60 岁以上老年人提供饭菜 ③法律服务。提供老年人所需求的房屋出租、消费者权益保护、准备遗嘱等法律服务 ④就业服务。由非盈利志愿者就业机构为老人提供全日制和半日制工作

续表

老年人群	老年保健服务	
	日本	美国
独居/虚弱/高龄老人	①建立完善的急救情报系统 ②建立市镇村老人福利推进事业中心,以确保老年人的安全、解除老年人孤独、帮助老年人的日常生活、促进老年人健康为服务内容	①由经过训练的妇女提供家政服务 ②由全科医生、社区护士提供家庭保健服务 ③送餐上门 ④组织邻居团体等定期探望 ⑤定时电话确认服务,确保独居老人安然无恙,减轻老年人的焦虑和及时发现问题 ⑥应急响应系统。老年人通过报警系统寻求帮助
其他人群	①老人服务总站或家庭服务中心。提供长期卧床老年人的保健、医疗、康复等综合性服务;实施个体化的保健护理计划;有专门针对痴呆老年人的各种照顾形式 ②家庭护理支持中心。为长期照顾自理缺陷老人的照顾者提供咨询和指导 ③设置访问护理站。由保健护士或一般护士为老人提供照料、健康指导等 ④设置福利器械综合中心。免费提供或租借日常生活必需的用具和福利器械,并负责各种用具使用方法的咨询、指导、训练等	①老年人日托中心。主要接待不能独立在家、又不愿意去养老机构的老年人,提供日间照顾服务。 ②咨询服务。主要面向老年人的亲属提供咨询和指导等服务 ③保护服务。这一服务通常是由法律服务中心或公共机构来提供,用来保证老年人的合法权益

2. 国内老年保健的发展　随着人口老龄化的加剧,我国养老服务业得到了快速发展,以"居家为基础、社区为依托、机构为支撑"的养老服务体系初步建立,老年消费市场初步形成,老龄事业发展取得显著成就。我国老年保健的发展可分为 3 个阶段。

(1) 萌芽阶段 (1949~1981 年):我国的老年学和老年医学研究始于 20 世纪 50 年代,但这阶段还没有"老龄政策"这一概念。20 世纪 60 年代,实施了农村合作医疗制度及城市职工养老和公费医疗政策等,标志着国家和社会对老龄工作开始重视。

(2) 形成阶段 (1982~1999 年):自 1980 年以来,国家颁布和实施了一系列的法律法规和政策。1982 年,政府批准成立中国老龄问题全国委员会;1995 年,经国务院批准,更名为"中国老龄协会";1994 年 12 月,国家计划委员会、民政部等部门联合制定了《中国老龄工作七年发展纲要 (1994－2000年)》;之后,颁布实施了《中华人民共和国老年人权益保障法》,对老年人的赡养与抚养、社会保障、参与社会发展及法律责任等做出了明确的法律规定。各省、自治区、直辖市制定了维护老年人合法权益的地方性法规。随着老年医学与老年生物学开始复苏,老年保健观念也开始改变。

(3) 发展阶段 (1999 年至今):1999 年 10 月,党中央、国务院决定成立全国老龄工作委员会;2000 年 8 月,党中央、国务院又下发了《关于加强老龄工作的决定》,确定老龄工作和老龄事业发展的指导思想、基本原则、目标任务,切实保障老年人的合法权益,逐步建立国家、社会、家庭和个人相结合的养老保障机制。

自 2000 年开始,国务院先后制定了《中国老龄事业发展计划纲要》《中国老龄工作发展纲要》,把老龄事业纳入国民经济和社会发展计划,且每 5 年更新一次,充分体现国家对人口老龄化问题的高度重视和关注。近年来,各部门也陆续出台政策性的文件,有力地促进了我国老年保健事业的发展,加快了老年医疗、保健、康复、护理及健康教育等服务的开展。我国加快老龄事业发展的相关法律法规和政策,见表 2-2。

表 2 - 2　我国加快老龄事业发展的相关法律法规和政策一览表

日期	部门	相关文件或通知	主要内容
2001 年 7 月	国务院	《中国老龄事业发展"十五"计划纲要（2001 - 2005 年)》	加快老龄事业发展步伐，重点解决老龄事业发展中的突出问题，落实"老有所养、老有所医、老有所教、老有所学、老有所为、老有所乐"，把老龄事业推向全面发展的新阶段
2005 年 12 月	全国老龄办等 21 部委办	《关于加强老年人优待工作的意见》	从老年人的实际需求出发，落实老年人在养老、医疗保健、精神物质文化生活等方面的优待政策，积极营造尊重、关心和照顾老年人的社会氛围
2006 年 8 月	国务院	《中国老龄事业发展"十一五"规划》	逐步建立老年社会保障体系、老龄政策法规体系和老龄工作体制，积极推进老年人基础设施建设，建立健全适应家庭养老和社会养老相结合的为老年人服务网络和满足老年人特殊需求的老年用品市场等
2008 年 1 月	全国老龄办等 10 个部门	《关于全面推进居家养老服务工作的意见》	根据城市和农村不同情况，构建和完善中国特色养老服务体系
2011 年 9 月	国务院	《中国老龄事业发展"十二五"规划》	深刻认识发展老龄事业的重要性和紧迫性，着力解决老龄工作领域的突出矛盾和问题，从物质、精神、服务、政策、制度和体制机制等方面打好应对人口老龄化挑战的基础
2011 年 12 月	国务院	《社会养老服务体系建设规划（2011 - 2015 年)》	积极应对人口老龄化，建立与人口老龄化进程相适应、与经济社会发展水平相协调的社会养老服务体系
2013 年 9 月	国务院	《关于加快发展养老服务业的若干意见》	明确了我国养老服务业发展的基本定位、依靠力量、主要路径和最终目标
2014 年 5 月	全国老龄办	《关于进一步加强老年人优待工作的意见》	针对老年人的特殊需求，积极完善优待政策法规体系，逐步拓展优待项目和范围、创新优待工作方式、提升优待水平
2017 年 2 月	国务院	《"十三五"国家老龄事业发展和养老体系建设规划》	推动我国老龄事业全面协调可持续发展，健全养老体系
2019 年 3 月	国务院	《关于推进养老服务发展的意见》	健全市场机制，持续完善居家为基础、社区为依托、机构为补充、医养相结合的养老服务体系，建立健全高龄、失能老年人长期照护服务体系
2021 年 11 月	国务院	《关于加强新时代老龄工作的意见》	坚持以人民为中心，将老龄事业发展纳入统筹推进"五位一体"总体布局和协调推进"四个全面"战略布局，把积极老龄观、健康老龄化融入经济社会发展全过程

二、老年保健的基本原则

老年保健的基本原则是开展老年保健工作的行为准则，为更好地组织和开展为老服务工作提供指导。

1. 全面性原则　老年保健应是全方位、多层次的。全方位是指老年人的健康包括躯体、心理和社会生活 3 个方面，即老年保健不仅要重视躯体健康，还要重视老年人的心理卫生和精神健康，以及老年人在社会适应和生活质量等方面的问题。多层次，即包括疾病或障碍的治疗、预防、康复及健康促进。

2. 区域化原则　为了保持良好的社会和心理状态，老年人更愿意留在社区各自家庭中，而不是住进各种各样的老年保健机构。区域化原则是以社区为中心来组织实施老年保健服务，主要体现在通过家庭、邻居和社区建立医疗保健和生活照料服务，便于帮助老年人克服困难，更好地生活。

3. 功能分化原则　老年保健的功能分化是指在对健康多层次的认识基础上，设立以老年人保健为目的的各类组织机构，对老年保健的各个层面有足够的重视，具体体现在老年保健的计划、组织和实施及评价方面。

4. 费用分担原则　老年保健管理的关键环节是老年保健的费用筹集。解决这一问题的原则是"风险共担"，即政府、保险公司的保险金与个人分别承担一部分。

5. 个体化原则 老年保健实施的个体化体现在采用多学科的不同方法，对老年人的健康进行多方面、个体化的综合评估，并在此基础上提出适合个体的治疗和长期监护计划。

6. 联合国老年保健原则 1991年12月16日，联合国大会通过了《联合国老人原则》，包括老年人的独立、参与、照顾、自我充实、尊严原则。

（1）独立：①老年人应能通过提供收入、家庭和社会支助以及自助，享有足够的食物、水、住房、衣着和保健。②老年人应有工作机会或其他创造收入机会。③老年人应能参与决定退出劳动力队伍的时间和节奏。④老年人应能参加适当的教育和培训方案。⑤老年人应能生活在安全且适合个人选择和能力变化的环境。⑥老年人应能尽可能长期在家居住。

（2）参与：①老年人应始终融入社会，积极参与制定和执行直接影响其福祉的政策，并将其知识和技能传给子孙后辈。②老年人应能寻求和发展为社会服务的机会，并以志愿工作者身份担任与其兴趣和能力相称的职务。③老年人应能组织老年人运动或协会。

（3）照顾：①老年人应按照每个社会的文化价值体系，享有家庭和社区的照顾和保护。②老年人应享有保健服务，以帮助他们保持或恢复身体、智力和情绪的最佳水平并预防或延缓疾病的发生。③老年人应享有各种社会和法律服务，以提高其自主能力并使他们得到更好的保护和照顾。④老年人居住在任何住所、安养院或治疗所时，均应能享有人权和基本自由，包括充分尊重他们的尊严、信仰、需要和隐私，并尊重他们对自己的照顾和生活品质做抉择的权利。

（4）自我充实：①老年人应能追寻充分发挥自己潜力的机会。②老年人应能享用社会的教育、文化、精神和文娱资源。

（5）尊严：①老年人的生活应有尊严、有保障，且不受剥削和身心虐待。②老年人不论其年龄、性别、种族或族裔背景、残疾或其他状况，均应受到公平对待，而且不论其经济贡献大小均应受到尊重。

三、老年保健的重点人群 微课1

1. 高龄老年人 高龄老年人是指80岁以上的老年人。高龄老年人体质脆弱，常有多种疾病共存，病情重且复杂，自理能力严重受限，住院时间也较长，因而对医疗护理保健的需求量大。

2. 独居老年人 独居老年人生活孤单无助。尤其在农村，由于交通不便，独居老年人很难外出购物或就医，对社区服务如医疗保健、购置生活必需品、提供健康咨询等的需求增加。所以，定期巡诊、上门送医送药及生活必需品，积极开展社区保健具有重要的意义。

3. 丧偶老年人 伴随增龄，丧偶的老年人在增多，其中女性丧偶的概率高于男性。根据WHO的报告显示，丧偶老年人的心理问题，尤其是孤独感高于有配偶者，近期丧偶者还会导致疾病发生或使原有疾病复发。

4. 近期出院的老年人 老年人刚出院时由于疾病尚未完全康复，身体状况较差，常需要继续治疗或及时调整康复治疗及护理方案。因此，从事社区医疗护理保健的人员，应掌握本区域内每位近期出院老年人的情况，并做好定期随访。

练一练

独居老年人逐渐增多的原因不包括

A. 社会的发展和人口老龄化   B. 高龄化

C. 我国推行计划生育政策所带来的家庭结构变化   D. 子女数的减少

E. 死亡率的增加

答案解析

5. 老年精神障碍者 包括神经衰弱、焦虑症、抑郁症、老年痴呆等。主要表现为认知功能减退或丧失,自理能力减退。这些人群对医疗护理服务的需求明显高于其他老年人,应当引起全社会的高度重视。

项目二 老年保健策略与健康管理

老年保健目标的实现需要建立一个完善的医疗保健服务体系,实现老年人医院或老年病房、老年医疗服务机构、社区卫生服务中心与养老服务机构之间的无缝衔接,完成老年保健、健康管理等相关工作。

一、老年保健策略

(一)老年保健的任务

1. 医院的老年保健服务 各三级综合医院、专科医院和老年院等都可提供老年病急性期的医疗护理服务。医护人员应掌握老年患者的临床特征,运用老年医学和护理知识配合医师有针对性地做好住院老年患者的治疗、护理和健康教育工作。

2. 养老服务机构的老年保健服务 指介于医院和社区家庭中间的老年服务保健机构,如老年人护理院、老年人疗养院、日间老年护理间、养(敬)老院、老年公寓等。此类老年服务机构的老年保健护理,可以增进老年人对所面临健康问题的了解和调节能力,指导其每日按时服药、康复训练等,协助其满足生活需要。

3. 社区卫生服务中心的老年保健服务 社区家庭医疗保健服务是老年保健的重要工作内容之一,是方便老年人医疗服务的主要形式,既可以降低社会的医疗负担、满足老年人不脱离社区和家庭环境的心理需求,又能解决其基本的医疗、护理、健康保健、康复服务等需求。

(二)中国特色的老年保健策略

由于文化背景和社会经济发展程度不同,我国在现有的经济与法律基础上,针对老年人的特点和权益,制定出符合我国国情的老年保健策略,即"老有所医""老有所养""老有所乐""老有所学""老有所为""老有所教"。

1. 老有所医——医疗保健 随着增龄,大多数老年人所患疾病逐渐增多。我国目前医疗保障制度尚需完善,大部分老年人存在看病难的问题,主要是难以支付昂贵的医疗费用。因此,应尽快完善医疗保障制度。运用立法的手段,让老年人的医疗费用由国家、集体、个人分担,将大多数公民纳入该体系中,真正实现"老有所医"。

2. 老有所养——生活保障 目前家庭养老仍是我国老年人养老的主要方式。但是,由于家庭养老功能的逐渐弱化,养老必然由家庭转向社会,特别是社会福利保健机构。建立完善的社区老年服务设施和机构,增加养老资金投入,确保老年人的基本生活和服务保障,是老年人安度幸福晚年的重要举措。

3. 老有所乐——文化生活 国家、集体和社区都有责任为老年人的"所乐"提供条件,积极引导老年人正确、科学地参与社会文化活动,提高身心健康水平和文化修养。如社区内可建立老年活动站,开展琴棋书画、阅读欣赏、体育文娱活动,饲养鱼虫花草、组织观光旅游等。

4. 老有所学和老有所为——发展与成就 "老有所学"和"老有所为"是两个彼此相关的不同问题。老年人在精力和体力上逐年下降,但在智力方面无明显下降,他们有丰富的人生经历和广博的知识,仍然可以为社会做贡献。

（1）老有所学：全国各地相继开办老年大学，老年人可根据爱好学习不同的知识，如医疗保健、书法、绘画等。老年大学使老年人的生活变得充实而有意义，促进了身心健康。

（2）老有所为：分为2类。①直接参与社会发展。将自己的知识和经验直接用于社会活动中，如从事种技术咨询服务、医疗保健服务、人才培养等。②间接参与社会发展。如献计献策、参加社会公益活动、编史或写回忆录、支持子女工作等。老有所为缓解了劳动力的缺乏，也为老年人增加了个人收入，对提高老年人在社会和家庭中的地位及改善自身生活质量起到了积极的作用。

5. 老有所教——教育及精神生活　老年群体是相对脆弱的群体，经济脆弱、身体脆弱、心理脆弱。经济上分配不公、政治上忽视老年人、情感上淡漠老年人、观念上歧视老年人等都不利于代际关系的协调，不利于社会的稳定和发展。因此，社会有责任对老年人进行科学的教育，帮助老年人建立健康的、丰富的、高品位的精神文化生活。

（三）老年人自我保健

1. 自我保健的概念　WHO 认为自我保健是指个人、家庭、邻居、亲友和同事自发的卫生活动，侧重于提高个人、家庭的自我心理调适，提高心理素质和社会适应能力，建立身体、心理和社会的全面健康意识和健康行为；侧重于疾病发生之前的预防，以推动个人、家庭及社区消除不良个人卫生习惯和生活方式。

自我保健的重点是在医护人员的健康教育和指导下，个体能学会主动改善生活环境，树立正确的健康意识，培养积极向上的心理状态，改变不良的生活习惯和行为方式，消除危险因素，提高自我保健能力。每个老年人都应该学会一定的医疗保健常识和简单易行的养生保健方法，通过自我保健，以预防疾病、早期发现疾病并及时治疗疾病。

2. 自我保健的内容

（1）适应环境变化，增强自立意识：面对不断变化的生活环境，老年人应采取积极的生活态度，调整好心理状态，以自立为荣，提高自己的生活质量、尊严。

（2）重视健康保健知识学习：健康保健知识的学习是自我保健的重要环节，可通过社区组织的健康知识讲座、老年刊物有关卫生保健知识的宣传、电视传播，以及网络保健知识查询等途径，提高卫生知识水平。

（3）保持和增进健康行为习惯：老年人的健康行为主要表现在日常行为规范上，如生活规律、合理膳食、坚持适量运动、保持心理平衡、保证充足睡眠、培养良好兴趣、回归自然等。

（4）积极参加社区保健活动：老年人应该积极参加社区改善环境卫生、健康教育及健康体检等活动，不断增强自我保健能力。

3. 自我保健的措施　老年人自我保健的具体措施包括自我观察、自我治疗、自我护理、自我预防、自我急救等。 🅔微课2

（1）自我观察：老年人可通过"视、触、听、嗅"等方法观察自己的身体状况，以便及时发现异常或危险信号，及早诊治。其内容主要包括：①生命体征。②发生疼痛的部位、性质、特征。③机体各系统功能的变化情况等。

（2）自我治疗：包括自我治疗和自我康复2部分。①自我治疗。主要指轻微伤的自我诊治，包括服药、注射、灌肠与氧气吸入等必须在护理人员的指导下进行。②自我康复。主要针对慢性病或急性病的康复期，采用非药物疗法进行调理和功能性锻炼，以增强体质，促进机体早日康复。

要做好自我治疗和康复，首先应根据自己的健康或患病情况，家中备有一定量的药品或家庭保健常用器材。此外，还应备有介绍老年保健和老年病防治的科普读物，经常阅读、对照、分析、判断，逐步提高自我治疗和自我康复的能力和水平。

（3）自我护理：是增强生活自理能力、进行自我健康维护的一种方法，包括自我保护、自我照料、自我参与和自我调节等内容。

（4）自我预防：原则是"有病治病，无病防病，预防为主"。主要包括：①良好行为习惯的建立。②讲究心理卫生，保持最佳心理状态。③合理的膳食，均衡的营养。④适度运动与身体锻炼。⑤定期健康体检。老年人应懂得怎样预防疾病，尤其是对于存在高危因素的老年人（如肥胖症、高脂血症、高尿酸血症等），预防就更为重要。

（5）自我急救：①熟知急救电话和指定医院。②外出时随身携带急救卡（写明姓名、家属或朋友的联系电话、血型、定点医院、病历号、主要疾病等）。③患有心绞痛的老年人，应随身携带急救药盒。④患有心肺疾病的老年人，家中应常备氧气装置。

二、老年人健康管理

老年人健康管理作为对个人健康危险因素进行全面干预的措施，其目标是调动老年人的自觉性和主动性，有效地利用现有的有限资源，通过改善环境、养成良好的生活方式等手段，延缓疾病发展，以维护和促进老年人健康。

（一）基本概念

老年人健康管理面向所有老年人，是指通过对老年个体和群体的健康状况进行全面检测、分析和评估，以提供老年健康咨询和指导，制订老年健康危险因素干预计划，进行老年慢性病防治、疾病诊治、康复护理、长期照护与临终关怀的全过程。

（二）意义

1. 有利于建立老年人的个人健康档案，以便其随时掌握身体的状况。

2. 能尽早预防和治疗疾病，降低疾病的发生率、致残率和死亡率。

3. 健康管理是完善、周密的健康关怀服务。其目的在于恢复健康、拥有健康、促进健康，降低医疗费用开支，提高老年人的生活质量。

4. 针对老年人的健康状态，实施有效的控制和管理，可减少疾病的风险，提高健康水平。

（三）基本程序

老年人健康管理包括收集资料、健康评估、健康报告、健康干预与指导等步骤。

1. 收集资料　这是健康管理的基础，是关键的一步。收集资料的准确性、全面性直接影响健康评估、健康报告和健康指导的准确性，影响计划的实施及护理效果。收集资料的具体内容包括以下5个方面。

（1）基本资料：姓名、性别、年龄、职业、民族、文化程度、住址等。

（2）病史：现病史、既往史、家族史等。

（3）心理状况：健康认知及态度，对疾病康复的信心，病后精神、行为和情绪的变化，老年人格类型及应对能力等。

（4）社会状况：职业及工作情况、生活应激事件、经济状况、社会支持系统等。

（5）日常生活状况：包括日常活动功能、个人生活自理能力等。

2. 健康评估　根据收集到的个人资料进行分析整理，有针对性地对管理对象进行必要的体格检查，以便准确、详尽地了解老年人身体状况；选择合适的心理评估方法或心理测量量表，对管理对象进行心理评估或心理测量，以了解老年人的心理状况；最后，根据医学及流行病学的相关标准做出判断，确定现存和潜在的各种健康问题。

3. 健康报告 针对管理对象存在或潜在的各种健康问题，制定合适的干预或解决问题的具体计划或措施，做出健康报告。健康报告一般要包括管理对象的健康现状、疾病状况、存在或潜在的健康危险因素、解决问题的具体办法和措施、通过干预或处理应该或可能达到的标准。

4. 健康干预与指导 针对管理对象存在或潜在的各种健康问题，以健康报告为依据，以具体计划为指导，实施各种干预或解决问题的措施，如从生活习惯、营养膳食、运动、心理生活状况、中医养生等方面进行指导，并予以督促和帮助其实施，使老年人达到身心健康的状态。健康干预过程是个性化的，即应根据个体的健康危险因素，由健康管理师进行个体指导，设定个体目标，并动态追踪效果。

👁 **看一看**

智能健康管理

目前，国内外智能健康管理主要以智能手机应用程序、门户网站等为应用平台，实现以患者为中心、个体化、互联式的健康管理。

智能健康管理以监测、评估、反馈、干预、追踪为循环路径，具体包括：①通过远程实时监测，针对性的量表、问卷等对人体各项生理参数、心理指标、生活习惯等进行动态采集和评估，形成个体健康管理档案。②通过各种方式进行评估结果的反馈和沟通，制定个体化健康目标和健康计划。③针对个体现存或潜在的健康问题进行健康教育，实施健康干预。④以个体健康管理档案为基础，实施持续追踪管理。

（四）老年人健康管理实施方案

1. 老年人的自我健康管理 WHO 在 21 世纪的健康箴言中提醒人们，最好的医师是自己。要想健康长寿，就要进行自我健康管理。

（1）树立自我健康管理的责任和信心：老年人要主动承担起个人对自身健康的责任，尽可能地延长没有病痛、健康幸福的生命时光。

（2）学习健康保健知识：老年人可以通过多种途径学习健康保健知识，并在护理人员的帮助下实施有效的自我监护，及时发现疾病，早期诊治，以减少痛苦，降低死亡率，节约医疗费用和医疗资源。

（3）主动制订并实施健康计划：老年人根据个人体质、习惯和能力制定健康目标，设计健康维护和康复计划，如饮食和运动计划、改变不良生活行为习惯、创建和谐家庭和社会关系的计划。

（4）及时就医：患慢性病的老年人可以遵医嘱在家庭和社区进行自我用药或常规治疗以及康复训练。在定期复查的基础上，如有疾病加重或新患病，应及时就医。

（5）健康投资：健康投资是指老年人为了获得良好的健康水平而消费的食品、衣物、健身时间、医疗服务和生活环境等。

2. 老年人的家庭健康管理

（1）老年人家庭评估：收集家庭及其成员的基本材料，分析家庭结构和功能，同时评估老年人居家环境。

（2）家庭健康风险评估：通过对评估资料的分析，确定对居家老年人健康有影响的生理、心理、家庭、社会、环境等因素，包括是否需要调整家居环境等。

（3）老年人家庭护理健康干预：以家庭护理诊断和预测为依据，结合家庭实际情况，充分发挥家庭资源优势，制定切实可行的健康维护计划。必要时，医务人员给予照顾者帮助。

3. 老年人的社区健康管理 社区卫生服务中心应定期开展社区常住老年人的健康管理服务，对老年人的生活及身心健康各方面进行调查与指导，维护老年人的健康水平。

（1）老年人健康信息管理：通过生活方式调查和健康状况评估，收集老年人基本健康状况、生活自理能力、生活方式，以及既往所患疾病、目前慢性疾病的常见症状与治疗情况等相关信息。

（2）健康档案建立与管理：老年人健康管理是建立在健康档案基础上的连续、综合、可追踪的健康管理服务。通过对辖区内老年人的调查、登记，建立社区常住老年人的健康档案，并不断更新，是一个动态连续且全面的记录过程。

（3）健康体检：随着社会发展，健康体检尤其是免费健康体检已成为老年人健康管理服务中的一项重要内容。目的是了解老年人的身体状况，预防疾病的发生，发现是否有潜在的疾病，以便做到"早发现、早诊断、早治疗"。

（4）慢性病患者健康管理：告知本人或其家属健康体检结果并进行针对性健康指导，对确诊的原发性高血压和 2 型糖尿病等患者纳入相应的慢性病患者健康管理。

（5）健康指导：医务人员要结合体检结果及生活方式对老年人进行健康状况评估，并根据评估结果进行个性化的健康指导。如对患有慢性病的老年人进行饮食、运动、合理用药等指导；对于高危老年人，除进行健康指导外，还要针对行为危险因素进行干预。

（6）家庭访视：健康管理师和护理人员要进入老年人所在的家庭，对居家养老的老年人提供疾病监测、健康教育、康复指导、心理和社会护理、舒缓治疗服务等，对照顾者进行评估及宣教指导。同时，组织社区健康维护与促进活动。

❤护爱生命

老年人健康管理服务规范

1. 服务对象 辖区内 65 岁及以上常住居民。

2. 服务内容 每年为老年人提供 1 次健康管理服务。

（1）生活方式和健康状况评估：通过问诊及老年人健康状态自评价了解其基本健康状况、体育锻炼、饮食、饮酒、慢性疾病常见症状、既往所患疾病、治疗及目前用药和生活自理能力等情况。

（2）体格检查：包括体温、脉搏、呼吸、血压、身高、体重、腰围、皮肤、浅表淋巴结、心脏、肺部、腹部等常规体格检查，并对口腔、视力、听力和运动功能等进行粗测判断。

（3）辅助检查：包括血常规、尿常规、肝功能、肾功能、空腹血糖、血脂、心电图和腹部 B 超检查。

（4）健康指导：告知评价结果并进行相应健康指导。①对发现已确诊的原发性高血压和Ⅱ型糖尿病等患者纳入相应慢性病患者健康管理。②对患有其他疾病的（非高血压或糖尿病），应及时治疗或转诊。③对发现有异常的老年人建议定期复查或向上级医疗机构转诊。④对健康生活方式、疫苗接种、骨质疏松预防、防跌倒措施、意外伤害预防和自救、认知和情感等健康指导。⑤预约下一次健康管理服务的时间。

作为老年护理人员，应该掌握"老年人健康管理服务规范"的内容，更好地为老年人提供相应的服务，保障老年人享受国家基本公共卫生服务惠民政策的权利。

项目三 养老与老年人照护

"养老"是指老年人随着年龄的增长，躯体功能逐渐衰退，退出生产领域，日常生活自理能力减弱，需要外界提供经济、生活和心理情感等方面的支持。"老年人照护"，是为高龄、疾病等身心存在或可能存在障碍的老年人提供的医疗、保健、护理、康复、心理、营养及生活服务等全面的照顾。

21 世纪初,联合国郑重向全世界宣告,21 世纪人类的主题是"健康与长寿"。国际老龄联合会提出了21 世纪世界养老的新理念:①养老由满足物质需求向满足精神需求方向发展。②养老原则由经验养生向科学养生发展。③养老目标是动态的,由长寿到目前的健康,再到21 世纪老龄化社会的尊严。总之,由追求生活质量向追求生命质量转化。④养老将彻底摆脱功利色彩,养老的意义由安身立命之本向情感心理依托转变。

一、养老照护模式

《"十三五"国家老龄事业发展和养老体系建设规划》中指出,随着我国老年人权益保障和养老服务业发展等方面的法规政策不断完善,基本养老、基本医疗保障覆盖面不断扩大,保障水平逐年提高。

目前,我国养老推行"9073"养老模式:90%的老年人通过自我照料和社会化服务实现居家养老,7%的老年人通过社区组织提供的各种专业化服务实现社区照料养老,3%的老年人通过入住养老机构实现集中养老。无论哪一种养老模式都应着眼于老年人的实际需求,优先保障孤老优抚对象及低收入的高龄、独居、失能等困难老年人的服务需求,兼顾全体老年人对改善和提高养老服务条件的要求。📱微课3

(一)居家养老照护模式

居家养老是老年人及其家属最愿意接受的养老方式,是我国养老模式的主流。但居家养老模式的有效运转有赖于城市社区对养老服务体系的支撑。世界上大多数国家的养老都是以家庭为主,即使发达国家机构养老的比例也只有5% ~7%。

1. 概念 居家养老不同于机构养老,也有别于传统的家庭自然养老。其基本含义包括以下 2 个方面。

(1) 养老的方式:它区别于机构养老,老年人是在自己的家里养老,而不是在福利院、老年公寓等养老机构养老。

(2) 养老资源提供的主体:它区别于传统的家庭自然养老。居家养老除了需要家庭照料外,还需要来自社会(主要指社区)的帮助和照顾,并强调社区照顾在养老中的作用。

2. 居家养老服务的内容

(1) 综合评估老年人健康与功能状态,确定老年人所需的服务项目。

(2) 提供治疗、康复及生活上的护理等。

(3) 对老年人及其亲属进行保健及护理指导。

(4) 根据老年人的自理状况调整家居环境,使之适合生活起居;提供进行日常生活自理的辅助性工具,如助行器、沐浴椅等以提高其日常生活自理能力。

(5) 检查和改进家居环境,安装烟火探测装置、配备急诊呼救系统等。

(6) 协调安排购物、供餐及实施家居清洁等服务。

(7) 对需长期照顾生活不能自理的老年人的亲属给予心理、技术、经济上的支持,必要时安排老年人短期入住养护机构,以使其主要照顾者得到一定的休息。

3. 居家养老的优点

(1) 居家养老满足老年人的意愿和情感需要,符合我国的传统文化习俗。与西方文化不同,我国老年人在希望获得服务的同时,更看重家庭带给自己的安全感、亲情感和归属感。这种超越服务层次的需求,往往只有在家里才能满足,居家养老正是符合老年人这种情感需要的最好方式。

(2) 居家养老符合我国"未富先老"的社会特点。与机构养老服务相比,居家养老服务具有成本较低、覆盖面广、服务方式灵活等优点，可促进家庭、社区和代际等多方面的和谐。

（3）居家养老在一定程度上有效地预防了老年人丧失原有的日常生活自理能力。因高龄或认知能力受损的老年人对陌生环境的适应能力减退，易造成意外事故发生，日常生活自理能力不可逆下降。而居家养老可避免不必要的搬迁，达到有效预防的效果。

4. 居家养老服务的现状和前景　目前由于政府支持力度不够，致使居家养老仍处于自发的、无序的发展状态。居家养老社会化程度不够，投资主体单一，资金投入不足。一些社区医疗卫生、文化教育、体育健身、生活照料、家政服务等养老服务资源分属不同部门，资源缺少整合。再加上居家养老服务体系及从业人员专业化水平不够，很难满足老年人日益增长的多元化养老需求，影响了服务质量的提高。

（二）社区养老模式

社区养老将居家养老的以家庭为核心、机构养老的以专业医疗机构为核心有机结合起来，将老年人的居所集中打造成养老社区，老年人居住在自己的家中，周边是熟悉的环境，同时养老社区还将医疗护理机构纳入其中。

1. 社区养老模式的优势

（1）提供温馨的居住环境。

（2）社区医院、护理机构、家庭子女在养老社区中相互配合，提高老年人晚年生活质量。

（3）具有先进的护理理念，明确老年人的主体地位。

（4）充分发挥社区功能，打造自然、舒适的养老环境。

2. 社区养老模式存在的问题

（1）缺乏专业的医护人才。

（2）建设养老社区和维持社区养老的功能需要大量的资金。

（3）社区医院规模小，只能提供局限性的医疗护理服务。

3. 老年社区护理的基本内容　主要包括以下4个方面。 微课4

（1）建立健康档案：与社区医生一起，评估老年人的身心功能情况及老年人的生活质量，建立健康档案，对定期开展有针对性的护理工作提供依据。

（2）健康教育：注重老年人自我保健，大力开展各种形式的老年人健康教育、咨询活动，提高其自我保健意识及健康知识普及率，使其改变不良的生活方式，积极预防危险因素，保持和增进健康，减少疾病，防止老化带来的自理缺陷。

（3）提供多种服务：对患慢性病的老年人，提供所需的治疗、护理和康复服务，以改善预后，预防合并症，提高生活质量。对社区不能解决的、疾病治疗较复杂的老年人，提供转诊服务，将其转诊至上一级医院或专科医院，以便得到及时有效的救治。

（4）培训照顾：老年护理工作任务重，要充分调动社区的各种力量为老年人的健康服务，积极开发家庭内外的人力资源，对老年人的家庭成员、邻居、社区的义工等进行培训是一条有效的途径。社区护士有责任和能力提供相关的培训。

（三）机构养老照护模式

1. 基本概念　机构养老是指老年人离开自己熟悉的家庭居住环境，入住各种养老机构中接受照顾的一种养老模式。

养老机构指的是老年公寓、养老院、敬老院、日间护理院、托老所、临终关怀机构等。目前我国机构养老服务，一是结构不合理，从业人员多以女性为主，男性护理人员较少，导致对男性老人的照顾不足；二是数量不足，临时和外聘人员占比较大；三是专业教育背景和训练不足，缺少护理经验。这些因素直接制约对老年人的照顾，从而制约了养老机构的发展。因此，机构养老与社区养老、居家养老相比，费用高且缺乏人文关怀。应借鉴和吸收居家养老和社区养老的优势，扬长避短，这样才能获得长足的发展。

2. 养老机构的种类 养老机构拥有适宜老年人生活的设施条件，并配备相关专业人员，为不同类型、不同需求的老年人提供专业化的生活照料和医疗护理服务。它在满足养老的连续性、专业性、即时性，特别是对那些不能完全自理、完全不能自理的高龄老人的照顾方面，具有不可替代的地位。

（1）老年公寓：老年公寓指具有齐全的公共服务功能，为老年人提供建筑和装修都符合老年人身心特征的家庭居室的养老机构。老年公寓主要是为生活能够自理的老人提供自助式养老，适合于能自己安排自身事务的老年人。根据老年人的健康状态，机构提供外出的交通工具、代为购物、营养保健、生活起居照料等服务。公寓作为养护管理机构，能提供更便捷的服务，老人患病时能得到及时的救治，健康状态衰退至生活不能自理时则转到养老院。

（2）养老院和敬老院：养老院指我国城市开办的集中供养老人的福利机构，属于国家举办的社会保障机构。收养的对象为无依无靠、无家可归、无经济来源的城市孤寡和残疾人。养老院的生活服务设施比较齐全，有文化娱乐室、康复治疗室、洗衣房、浴室等。较大型的养老院通常根据老人的健康状态和所需护理的程度，分为若干个区域，进行分类管理和人力配备。

敬老院主要由乡政府建立，收纳的是孤寡老人。敬老院对老人实行保住、保吃、保穿、保医、保葬，一般不收取任何费用。由于申请入院需要层层审批，覆盖面很窄，加之资短缺、条件差、收养人数少、规模小、社会效益低，目前面临很大的困境。

（3）日间护理院：适合于日常生活基本能自理的老年人，也为轻度认知能力减退的老年人提供简单的体格检查、餐饮及照料，为他们营造安全、舒适的环境。在日间护理院里，各种专门为老年人设计的集体活动有利于防止其功能的退化，日间照护也使老年人的主要照顾者能从事其他的工作或得到休息。

（4）托老所：托老所为社区老年服务项目之一，有日托、全托和临时托3种形式。对白天家中无人照料，感到生活不便的老年人可以日托；子女临时出差或照顾者需要缓解压力的老年人可办临时托；无子女或子女不在身边的老年人可以全托。方式灵活多样，使老年人和子女都感到很方便。由于收费较高，出现设施利用不足，入住率少的现象。

（5）临终关怀机构：临终关怀机构是以"善终"服务为宗旨，虽非专为老年人而设，但使用者以老年人居多，专门收留年迈久病、弥留于人世的老年人。以生活护理和临床护理为主，姑息、支持疗法为辅，并通过谈心、暗示等心理疗法，缓解、疏导患者的情绪，以减少其肉体和精神上的痛苦，让他们平静安然地死去。目前，中国包括香港、澳门、台湾地区的临终关怀服务机构主要有独立病院、综合医院内的专科病房及家庭临终关怀服务机构3种形式。

（四）其他养老照护模式

1. 智慧养老模式 智慧养老是指通过互联网、物联网、社交网、移动计算等现代信息技术为老年人提供安全、医疗保健、娱乐休闲、学习交流等服务，同时对涉老信息进行监测、上传、分析、处置，实现智能交互。英国生命信托基金最早提出"智慧养老"的概念，也被称为"全智能化老年系统""智能居家养老"。新概念的提出，为世界性养老难题提供了新思路，老年人可以不受时间和空间的束缚享受到高质量的生活。

智慧养老融合了信息技术、人工智能和互联网思维及居家养老服务机制，根据养老个性化需求，提供高质量的养老照护服务；同时拓展了养老服务市场，促进老龄化产业的发展。

国内试点的浙江省"乌镇智慧养老新模式"，以互联网为依托，在社区内建立智慧养老服务中心，向全镇健康老人提供健康检查、代办预约、养生建议等服务，向患病老人提供陪同就医、帮助配药、远程会诊、康复建议等服务，向病后恢复老人提供照护计划、康复理疗、心理咨询、精神慰藉等服务。

2. 互助养老照护模式　与其他养老模式相比，互助式养老主要是依靠老年人自己的力量，没有专门的护理人员，通过他们自愿主动地参与，实现互帮互助，最终达到自我服务、自我管理的目标。

3. 异地养老模式　指老年人离开现有住宅，到外地居住的一种养老方式，可分为异地疗养型、候鸟式安居型、旅游观光型等。

❓ 想一想

居家养老、社区养老、机构养老的优缺点分别有哪些？

答案解析

二、老年人长期照护体系

（一）基本内涵

1. 概念　长期照护是指在持续的一段时间内，给予丧失活动能力或从未有过活动能力或从未有过某种程度活动能力的人群提供一系列健康护理、个人照料和社会服务项目。老年人长期照护对象包括80岁以下的"低龄老人"和80岁以上的"高龄老人"。

2. 照护内容　从专业内涵上看，长期照护既包含专业护理服务，亦包含生活照料和社会支持。实施长期照护的目的，在于提高因病理性衰老或正常衰老的老年人的生活质量和生命质量，也是预防新的疾病发生的重要措施。老年长期照护体系应包括机构式、社区式与居家式等多元化的服务模式，提供多主体的老年长期照护服务。

3. 照护方式　分为正式照护与非正式照护。正式照护主要指照护机构和人员提供长期的照护服务；非正式照护是指家庭为患者提供医疗、护理和康复等服务。家庭照料一般不提供报酬，不与任何组织挂钩，也不专业，属于非正式照护。社会照料和机构照料是指非亲属提供的有偿照料或属于组织的其他人员提供的照料，为正式照护，也较专业。这2种照护方式可进行互相补充或替代。

（二）长期照护发展模式

1. 按场所分类　一是家庭照护，二是集中机构照护，三是社区照护。家庭照顾主要指由家庭成员或亲属等在家庭中提供的照护服务；集中机构照护的类型很多，主要包括老年公寓、团体之家、护理院、敬老院、养老院、临终关怀机构等；社区照护是指社区提供适当程度的干预和支持，使老年人能获得最大的自主性，把握自己的生活。

2. 按内容分类　长期照护模式可以分为3种类型：安宁照护、居家照护以及机构照护。其中，安宁照护是指对那些身患绝症的个人和家庭成员提供的照顾，着重满足对尊严的需求；居家照护是指在家中对患者提供照护；机构照护是指公共或私营的护理机构对被照护人员提供的长期生活和精神照顾。一般来说，安宁照护价格相对昂贵，需要被照顾者有良好的经济能力或得到政府的经济支持。

3. 按制度运行模式分类　主要针对发达国家的长期照护制度进行分类。

（1）欧洲大陆模式：包括德国、奥地利、卢森堡和日本。其特点是体现公平、有序竞争、较高的运行质量和巨额运行成本。

（2）北欧模式：包括瑞典、英国、爱尔兰、丹麦和芬兰。其特点是高福利制，公共长期照护服务广泛又全面。因此，长期照护的公共支出比例高，个人负担比重低且设有上限，如瑞典仅为个人收入的4%。

（3）地中海模式：包括意大利、西班牙、希腊和葡萄牙等。特点是老年护理主要由家庭提供，公共部门提供的资金有限。

（4）混合模式：主要有美国、比利时、荷兰和法国。长期照护体系由公共保障和商业保险共同构成，商业长期护理保险强调个人自由与个人选择。

（三）老年长期照护体系的建设

1. 明确老年长期照护服务的主管机构　由于我国暂时没有长期照护服务方面的管理机构，建议各部门将责任明确化。养老服务由社会福利部门负责并组织实施，而医疗卫生服务由卫生保障部门负责并组织实施。如民政部门负责日常生活照料的机构，包括养老院、敬老院、老年公寓、日托中心等，而卫生部门负责老年医院、老年康复院、老年护理院、临终关怀院等。

2. 成立老年长期照护评定服务中心　为规范实施老年长期照护，政府应建立老年长期照护评定服务中心，负责实施老年人长期照护机构的准入机制管理，制定长期照护计划以协调老年长期照护服务对象、服务机构和保险机构之间的关系。

3. 制定长期照护服务团队及人员的技能标准　高龄、失能老人的服务常面临复杂的问题，服务范围相当宽泛，包括个人照护、医疗照护和社会照护3个主要层面。其服务团队应该是来自不同学科（医学、护理、社工、康复等）背景的人员之间的合作，才能为失能老人提供完整且连续的照顾，满足被照护者的需求。因此，管理部门应制定长期照护的技能标准、培训标准，从业人员均需经过培训后持证上岗。

4. 修订并完善老年长期照护保险制度　老年长期照护保险制度，是指为那些因年老体弱需要长期照顾的被保险人提供护理服务费用补偿的一种保险。发展长期照护护理保险，可以充分满足老年丧失生活能力者的需要，缓解长期患病者家庭的经济负担、心理负担和身体负担，提高老年人的生活质量。政府要将城市"三无"老年人、农村五保老年人和贫困人群的长期照护作为公共责任来承担。

5. 合理配置长期照护资源　非正式照护是高龄失能老人不可替代的部分，政府目前的财政实力和老年人自身的支付能力的制约，都决定着非正规长期护理服务的主体地位。政府应该通过向非正规长期护理服务供给者或接受者提供补贴或津贴的形式，鼓励非正规长期护理服务的发展，例如政府向养老机构购买床位、发放服务补贴等。

6. 完善各项法律法规并拓展资金投入　逐步增强政府财政对养老产业的投入；制定优惠政策，大力开发招商引资，努力提高养老服务供给，改善养老服务品质；引导各种社会组织、慈善机构和个人向养老机构捐赠货物或提供无偿服务；鼓励商业保险开展长期照护的附加险种，并积极探索新的筹资途径。

老龄化社会的到来，要求我们加快建设完善老年照护体系，这是一个系统工程，需要国家、社会和各相关专业积极参与。护理专业在这个系统工程的建设中，应发挥积极的、重要的作用，这是历史赋予我们的责任。

答案解析

目标检测

一、选择题

（一）A1 型题

1. 下列哪项不是联合国老年保健原则
   A. 独立性原则　　　　　　　　B. 参与性原则　　　　　　　　C. 保健与照顾原则
   D. 尊严性原则　　　　　　　　E. 个体化原则

2. 下列哪项不是老年保健的基本原则
   A. 全面性原则　　　　　　　　B. 区域化原则　　　　　　　　C. 功能分化原则
   D. 自我实现原则　　　　　　　E. 个体化原则

3. 关于老有所学和老有所为，描述不正确的是
   A. 体现老年人的教育和精神生活
   B. 老年人可根据爱好，学习不同的知识
   C. 老年大学是老年人很好的学习形式
   D. 老年人可通过从事种技术咨询服务、医疗保健服务、人才培养等参与社会发展
   E. 老年人可通过编史或写回忆录、参加家务劳动、支持子女工作等参与社会发展

4. 下列哪项不是老年保健自我预防的内容
   A. 良好行为习惯的建立　　　　　　　　B. 讲究心理卫生，保持最佳心理状态
   C. 合理的膳食，均衡的营　　　　　　　D. 控制运动、减少身体锻炼
   E. 定期健康体检

（二）A2 型题

5. 孙某，男，78 岁，丧偶，无儿无女，但在市中心有一套两室两厅住宅。为解决自身养老问题，决定将其中一间房出租给他人，通过收得的租金开支养老所需费用，此为
   A. 互助养老　　　B. 居家养老　　　C. 搭伙养老　　　D. 自助养老　　　E. 以房养老

6. 李某，70 岁，晨起锻炼时不慎将手指擦伤，随即返回家中自行处理伤口。李某的行为属于
   A. 自我治疗　　　B. 自我护理　　　C. 自我观察　　　D. 自我预防　　　E. 自我急救

7. 方某，男，67 岁，退休老干部，胰腺癌中晚期，可为老人选择的长期照护方式为
   A. 居家照护　　　B. 机构照护　　　C. 安宁照护　　　D. 社区照护　　　E. 家庭照护

8. 程某，男，66 岁，与老伴退休后，每年冬季到海南别墅居住，天气变暖后回到北方的家中。此种养老方式为
   A. 旅游养老　　　B. 候鸟式养老　　　C. 异地疗养　　　D. 居家养老　　　E. 乡村田园养老

9. 王某，男，75 岁，因慢性支气管炎导致慢性阻塞性肺疾病，需要长期氧疗，所以在社区护士指导下，王某每天在家自行吸氧。王某的行为属于
   A. 自我治疗　　　B. 自我护理　　　C. 自我观察　　　D. 自我预防　　　E. 自我急救

10. 李某夫妇，今年都是 60 刚出头，两人每年会定期安排到国内各地旅游，联系当地养老机构安排旅游中的食宿，大大地降低了旅游开支。此种养老方式为
    A. 旅游养老　　　B. 候鸟式养老　　　C. 异地疗养　　　D. 居家养老　　　E. 乡村田园养老

（三）A3 型题

（11～13 题共用题干）

王某，男，65 岁，身高 170cm，体重 90kg，平日爱吃熏肉，喜静坐看书，看电视。

11. 该老年人可能存在哪方面的健康问题
    A. 有高血压的可能 　　　　　　B. 有肥胖的可能 　　　　　　C. 有糖尿病的可能
    D. 有发生压疮的可能 　　　　　E. 有患癌症的可能

12. 健康指导的重点
    A. 爱眼护眼 　　　　　　　　　　　　　　　　B. 早睡早起
    C. 调整饮食，增加活动 　　　　　　　　　　　D. 门诊随访
    E. 定期住院治疗

13. 对该老人进行健康管理的意义，以下描述不确切的是
    A. 可建立老人的健康档案 　　　　　　　　　　B. 做到疾病的早预防、早治疗
    C. 提高老年人的生活质量 　　　　　　　　　　D. 减少疾病风险
    E. 有助于定期参加健康体检

（14～16 题共用题干）

田某，女性，68 岁，两年前丧偶，膝下有一女儿在国外定居。因无人照顾需要入住养老机构。

14. 以下哪种养老机构不适宜田某居住
    A. 老年公寓 　　　B. 养老院 　　　C. 护理院 　　　D. 托老所 　　　E. 临终关怀医院

15. 田某在女儿的资助下，最终选择了老年公寓入住，其优势描述不正确的是
    A. 建筑和装修都符合老年人身心特征 　　　　　B. 适合自理老人居住
    C. 适合老人自由安排自身事务 　　　　　　　　D. 可获得公寓提供的便捷服务
    E. 床位费优惠

16. 田某入住的老年公寓已开展智能健康管理，以下描述不正确的是
    A. 能远程实时监测老人身体状况
    B. 能对老人各项生理参数、心理指标、生活习惯等进行动态采集
    C. 建立个体电子健康管理档案
    D. 仅对老人已经存在的健康问题进行健康教育和干预
    E. 老人健康管理档案建立有助于实施持续追踪管理

二、综合问答题

1. 老年社区护理的基本内容有哪些？

2. 何谓"9073"养老模式？

书网融合……

重点回顾 　　　微课1 　　　微课2 　　　微课3 　　　微课4 　　　习题

模块三　老年人健康评估

学习目标

知识目标：
1. **掌握**　老年人躯体健康、心理健康评估的方法。
2. **熟悉**　老年人社会功能健康评估的内容
3. **了解**　老年人体格检查的内容。

技能目标：
能运用恰当的评估工具为老人进行健康评估。

素质目标：
具备严谨求实的科学态度和救死扶伤的人道主义精神，具备良好的团队协作精神，养成关爱老年人、热爱老年护理的良好职业道德风尚。

导学情景

情景描述：张某，女，76岁，既往有糖尿病病史9年、高血压病史5年。1年前，左眼视物模糊，看远处物体时出现叠影。近2个月来双眼视力下降，只看到手动或光感，经医生初步诊断为老年性白内障，建议手术。但张某担心双眼完全失明或手术失败，还担心自己成为儿女的负担。另外，张某由于眼疾和腿疾，很少外出，老伴离世、儿女不在身边，时常感到孤独。

情景分析：老年人在衰老的基础上，因患有多种慢性病、服用多种药物治疗、不同程度的功能下降，还有复杂的心理、社会问题等发生多方面的护理问题。

讨论：（1）应对张某进行哪些方面的健康评估？
　　　　（2）对张某进行健康评估时，应注意哪些事项？

学前导语：伴随增龄，老年人的机体功能状态、心理健康状态、社会角色功能等，都会发生不同程度的衰退。因此，其健康评估的方法与年轻人有较大的不同。

老年人健康评估是根据他们生理、心理及社会角色转变的特点，对其机体功能状态、心理健康状态、社会角色功能、日常生活质量等进行系统地、有计划地资料收集，并对资料进行分析、判断的过程。主要从躯体健康评估、心理健康评估和社会功能健康评估三方面进行。

项目一　老年人躯体健康评估

老年人躯体健康评估的内容主要包括健康史的采集、体格检查、自理能力和生活质量评估4个方面。

一、健康史的采集

健康史是护理评估和确定护理诊断的基础，也是制定和实施护理措施的依据。因此，护理人员应针对老年人接受信息、表述能力下降等特点，运用恰当的沟通技巧，获得老年人病情资料的全面信息。

（一）采集技巧

1. 建立良好的护患关系 采集健康史前首先应自我介绍，说明采集目的和所需时间。采集过程中要有足够的耐心，要尊重和关爱老年人，仔细询问并倾听。

2. 舒适的环境和恰当的距离 环境应安静、舒适、光线柔和、温湿度适宜。交谈的距离 0.45 ~ 1.20 米，注意保护老年人的隐私。

3. 及时核实 对前后矛盾、含糊不清或存有疑问的内容，应及时核实以获取准确的健康史资料。

4. 求助家属或照顾者 对于有记忆功能、语言表达功能及认知功能障碍的老年人，询问时要简洁得体，必要时应向其家属或照顾者咨询以获取资料。

5. 恰当运用沟通技巧 与老年人交谈时，语速要慢，语调平和，语音要清晰、通俗易懂，内容重点突出，并要有适当的停顿和重复。在采集的过程中应显示出对其回答的问题感兴趣和关心，对其陈述表示理解、认可和同情，并做好相关内容的记录。对于认知障碍而无法表达和理解谈话内容的老年人，应适时运用非语言沟通技巧，如适当的目光接触、温和的面部表情、优雅的姿态、恰当的手势、治疗性的触摸等。

（二）采集内容

1. 一般资料 包括老年人的姓名、年龄、性别、婚姻状况（女性应了解月经史、生育史、是否绝经等）、民族、籍贯、文化程度、原从事的职业、宗教信仰、经济收入、医疗费用的支付方式、入院方式、联系方式等。

2. 现病史 现病史是指老年人目前的健康状况，本次就诊和治疗护理的全过程，是健康史的主要部分。其主要内容包括：

（1）发病情况：包括发病时间、发病方式、诱因、前驱症状、病程长短等。

（2）主观感觉：是老年人感觉不适而就诊的主要原因。采集要点为症状出现的时间、部位、性质、严重程度及有无使症状加重或缓解的因素等。注意了解在主要症状出现时是否有伴随症状，同时注意识别老年人记忆不确切、表述不清、有无隐瞒症状或夸大症状等。

（3）治疗和护理情况：包括患病后就医的时间、地点、医疗诊断、目前的用药情况、护理措施及效果等。

（4）健康问题对老人的影响：包括老年人对自己目前健康状况的认识和疾病对老年人生理、心理、社会等各方面的影响。

3. 既往健康史及家族健康史 主要包括老年人既往住院治疗情况及目前所患疾病的情况，有无外伤史、手术史、过敏史，其直系亲属的健康状况及患病情况，有无遗传性、传染性、家族性疾病，居住地有无传染病或地方病流行等。

4. 生活习惯和活动能力 包括饮食习惯、排泄情况、活动与休息状况等。评估老年人生活状态和习惯是否有利于健康，了解老年人肢体感觉和运动情况，包括日常生活自理能力、行为方式和兴趣爱好等。

5. 精神心理状况 老年人常常面临社会角色的多种转变如退休、丧偶、独居等。要评估其是否能正确应对，有无焦虑、抑郁、固执、离群、自私、多疑、烦躁不安、谵妄和痴呆等。

6. 家庭关系和人际关系 了解老年人家庭成员情况及与周围社会环境中他人的关系，确定有无家庭不和、子女不孝、经济纠纷、退休、离异、丧偶、邻里纠纷等生活事件。

二、体格检查

每年为老年人进行 1 次全面的健康检查。老年人的体格检查方法应考虑其生理特点和疾病的影响，运用视、触、叩、听、嗅等方法，有目的、有顺序地进行。

（一）注意事项

1. 环境要求　老年人体检时应注意调节室内温度，以 22～24℃为宜。老年人视力和听力下降，应避免直接光线照射，环境要安静、无干扰，注意保护老人隐私。

2. 体位舒适　老年人行动不便、灵活性较差。应根据检查要求，帮助老人取适宜、舒适的体位。

3. 避免劳累　老年人耐受性较差，检查时间不宜过长。全身体格检查应分阶段进行，注意动作轻柔、利落。

4. 正确判断　确定与年龄相关的正常老化，区别生理性退化与病理性改变，准确判定老年人现存或潜在的健康问题。

（二）一般检查

1. 生命体征监测

（1）体温、脉搏、呼吸、血压的测量：老年人基础体温和最高体温较成年低，尤其是 70 岁以上的老年患者在感染时常无明显发热。若老年人午后体温比清晨高 1℃以上，应视为发热；测脉搏的时间不应少于 30 秒，注意脉搏的不规则性；老年人正常呼吸频率为 16～25 次/分，在其他临床症状和体征出现之前，老年人呼吸 >25 次/分，可能是下呼吸道感染、充血性心力衰竭或其他病变的信号；老年人高血压和体位性低血压常见，检查时不仅要测卧位血压，还应测直立位血压。测量时应先平卧 10 分钟后测血压，然后在直立后 1 分钟、3 分钟、5 分钟时各测血压一次。如直立时有任何一次收缩压比卧位所测结果降低的范围≥20mmHg 或舒张压降低的范围≥10mmHg，即可诊断为体位性低血压。　📱微课1

（2）疼痛的观察：1995 年，时任美国疼痛学会主席 James Campbell 教授提出将疼痛列为第 5 大生命体征。老年人身体反应性降低，对疼痛的敏感性逐步下降。如患阑尾炎导致肠穿孔的老年人，临床表现可能没有明显的发热体征，或仅主诉轻微疼痛。这种非典型表现的特点，给老年疾病的诊治带来了一定的困难，容易出现漏诊、误诊。

2. 身高与体重　老年人从 50 岁开始身高逐渐缩短，女性平均缩短 4.9cm，男性平均缩短 2.9cm。这是由于骨质疏松、脊柱椎体压缩、脊柱前弯、下肢弯曲及机体组织萎缩等所致。由于肌肉和脂肪组织的减少，80～90 岁时体重明显减轻。

3. 皮肤与体形　老年人皮肤松弛、汗腺和皮脂腺萎缩，皮肤粗糙、干燥，易出现皱纹和色素沉着（老年斑），体毛缺失，指甲变黄、变厚、变硬。其皮肤的触觉、痛觉、温度觉减弱，常表现在被刺伤、撞伤后反应迟缓。长期卧床或坐轮椅者应注意有无压疮的发生。老年人因脊柱弯曲，易发生驼背，且随着衰老进展，肌肉萎缩，步履缓慢。

4. 体位与步态　老年人因所患疾病不同，往往采取不同的体位或特征性的步态。

（1）常见的异常体位：①端坐卧位。见于心力衰竭、支气管哮喘等。②强迫侧卧位。见于一侧胸腔积液、支气管扩张等。③辗转体位。见于胆绞痛及各种疾病引起的疼痛。

（2）常见的典型异常步态：①醉酒步态。行走时躯干重心不稳，步态紊乱如醉酒状，见于小脑疾病、酒精中毒或巴比妥中毒等。②慌张步态。全身肌张力增高，起步缓慢，起步后小步急行、身体前倾、有难以止步之势，见于帕金森病。③共济失调步态。起步时一脚高抬，落地时骤然下落，双目向下注视，两脚间距很宽，闭目时不能保持身体平衡，见于脊髓、小脑疾病。④剪刀步态。由于双下肢肌张力增高，行走时下肢内收过度，两腿交叉呈剪刀状，见于脑性瘫痪或高位截瘫患者。⑤间歇性跛行。因下肢突发性酸痛乏力，患者被迫停止行走，见于动脉炎、动脉硬化的患者。

5. 头颈部

（1）头部：随着增龄，老年人头发变成灰白或全白，发丝变软、变细，头发稀疏，并有脱发或秃顶，秃发多从额顶到颞、枕部。

（2）面容与表情：老年患者常见的异常面容有：①贫血面容。皮肤及黏膜苍白无血色，神情疲惫，常为各种贫血所致。②面神经麻痹面容。中风引起的中枢性面神经麻痹可出现该侧鼻唇沟变浅，口角下垂，口角歪斜；周围性面神经麻痹，还可出现患侧额纹消失、上眼睑下垂、不能皱眉等特征。③黏液性水肿面容。面色苍白或蜡黄，眼睑和颊部浮肿，表情呆板，眉发稀疏，多见于甲状腺功能减退症。④肾病性浮肿面容。肾病早期，仅表现为晨起后眼睑肿胀。随着肾功能损害加重，可出现面色苍白、浮肿、皮肤紧而干燥。⑤病危面容。面容枯槁，眼眶凹陷，目光无神，四肢厥冷，见于大出血、严重休克、脱水等患者。

（3）颈部：观察颈部外形与运动情况，气管位置，甲状腺的大小与对称性，有无颈静脉怒张、颈动脉、颈静脉的搏动等情况。颈项强直，在老年人则应考虑血管病、颈椎病、帕金森病等。触诊甲状腺有无肿大及肿大的程度、质地、表面是否光滑、有无震颤及压痛。触诊淋巴结的大小、数目、硬度、压痛、活动度及有无粘连等，同时要注意寻找原发病灶。

6. 胸部 观察胸廓的外形、前后径与左右径。老年患者常见的异常胸廓有扁平胸、桶状胸。其肋软骨钙化，胸廓扩张能力减弱，叩诊过清音、听诊呼吸音减弱等。随年龄的增长，女性乳房变长和平坦，乳腺组织减少，40～60岁的女性易发生乳腺癌，应每年进行筛查。

7. 腹部 观察腹部的外形、呼吸运动、腹壁静脉、胃肠型及蠕动波等。触诊时应注意腹壁紧张度、压痛和反跳痛。某些老年疾病会使腹部呈蛙状、腹壁静脉曲张等。

8. 运动系统 老年人肌张力下降，腰脊变平，头部和脊柱上段前倾。骨钙流失，易发生骨质疏松症、骨折。关节活动受限，椎间盘退行性变使脊柱后凸，步伐变小，速度变慢。评估四肢时，应检查各关节及其活动范围、动脉搏动情况，注意有无疼痛、肿胀、畸形以及运动障碍等。

9. 泌尿生殖系统 随着增龄，老年男性前列腺发生组织增生，引起排尿困难；老年女性的外阴逐渐萎缩，由于阴道上皮萎缩变薄使阴道的自洁作用减弱，常出现外阴瘙痒、老年性阴道炎等。

10. 神经系统 随着年龄增长，老年人运动神经和交感神经对神经冲动的传导减慢，动作协调能力下降，常出现步态蹒跚、老年性震颤等。脊髓感觉神经根的有髓神经纤维减少，大脑的躯体感觉皮质变薄，外周和中枢感觉通路的突触呈衰老改变，立体判断能力受损，引起位置觉的分辨能力降低，因此老年人很容易发生跌倒等意外。

老年人躯体健康的一般状态评估，见表3-1。 📱微课2

表 3-1 老年人躯体健康一般状态评估表

评估项目	评估内容
一般评估	姓名：　性别：　年龄：　伴侣（有、无、逝世）：　文化程度： 身高：　cm，体重：　kg　家庭联系电话：　入院时间：　年　月　日 入院方式：步行、扶走、背来、车送、轮椅
生活自理评估	①食：早餐　两，中餐　两，晚餐　两。进食：自理　护理 ②大便：　次/日。质：正常　稀　便秘　失禁。大便：自理　护理 ③小便：　次/日，夜尿　次。小便：自理　护理（失禁、尿潴留、插尿管） ④穿衣：自理　护理 ⑤修饰：自理　护理 ⑥沐浴：　次/周，自理　护理 ⑦压疮：无　有　个，分期　。自行翻身、护理翻身
活动评估	①可以活动：完全不能活动（原因：瘫痪、骨折、恶病质，其他：　　　） ②活动情况：床上活动　室内活动　轮椅活动　院内活动　到处活动 ③活动方式：被动运动　散步　跳舞　太极拳（剑）　健身操　下棋　打球　器械运动　其他 ④活动时间：分钟/次；　次/周
睡眠评估	睡眠　小时/日　入睡困难　易醒　多梦　失眠　用药物辅助睡眠

续表

评估项目	评估内容
健康意识	①吸烟：无　有　　　支/日。 ②饮酒：无　有　　　两/日。 ③看电视健康栏目：经常　偶尔　基本不看。看健康杂志：经常　偶尔　基本不看
疾病评估	①身体：基本健康 ②有病：（高血压病　糖尿病　冠心病　慢性支气管炎　骨折　胃溃疡　风湿性疾病　关节痛　肿瘤　脑中风　老年性痴呆　白内障　耳聋　其他　　　　　　　）
家族疾病	无　有（高血压、糖尿病、冠心病、精神病、胃溃疡、肿瘤、其他：　　　　　）
心理状态	平和、悲哀、易激动、焦虑、恐惧、孤独、沮丧、欣快、抱怨、痴呆
社交能力	单独居住　多人居住　　与同住朋友关系：很好　一般　有点矛盾 希望与更多的人交往　　不愿与人交往
入院顾虑	无　有（经济原因，自理能力、家庭关系问题、想家，其他：　　　　　） 目前每月住院费用约　　元（自己支付　元，家庭支持　元，社会支持　元）
营养状况	良好　中等　欠佳　肥胖　消瘦　恶病质
护理体检	T　℃　P　　次/分　R　　次/分　入院：BP 最高　　　mmHg，最近　　　mmHg 神志：清楚　痴呆　恍惚　模糊　昏迷
五官功能	正常　视力下降　失明（左、右）　　失聪（左、右）　　失语 假牙：无　有颗义齿　全部义齿
用药	无　有（药名：①　　　②　　　③　　　） 自己服药　护士喂药

练一练

帕金森病最常见哪种步态？

A. 慌张步态　　　B. 后拉步态　　　C. 拖足　　　D. 剪刀步态　　　E. 冻结现象

答案解析

三、辅助检查

辅助检查是诊断老年病的重要依据之一。但应注意区别检查结果的异常是由生理性老化引起还是由病理性改变所致，是否受服用某些药物的影响。目前，关于老年人辅助检查结果标准值的资料很少，对每个临床病例都应个别对待。

（一）实验室检查

1. 常规检查

（1）血常规：随着增龄，人体外周血细胞有所降低。一般以红细胞 $< 3.5 \times 10^{12}/L$，血红蛋白 $< 110g/L$，红细胞比积 < 0.35，作为老年人贫血的诊断标准。多数学者认为老年人白细胞、血小板计数无增龄性变化。白细胞的参考值为 $(3.0 \sim 8.9) \times 10^{9}/L$。在白细胞分类中，T 淋巴细胞减少，B 淋巴细胞则无增龄性变化。

（2）尿常规：老年人尿蛋白、尿胆原与成年期相比无明显差异，但要注意尿糖。老年人因肾排糖阈值升高而出现血糖升高、尿糖却为阴性的现象，也有少数老年人肾排糖阈值降低，更易出现尿糖，或老年人糖尿病即使得到控制后仍可有尿糖。增龄使老年人对泌尿系统感染的防御功能降低，尿中出现白细胞或菌尿的比例也增多，尿沉渣白细胞计数＞20个/HP才有病理意义。另外，老年人中段尿培养污染率高，可靠性较低，老年男性中段尿培养菌落计数≥10^3/ml、女性≥10^4/ml为判断真性菌尿的界限。

（3）血沉：健康老年人的血沉变化范围很大。一般血沉在30~40mm/h之间无病理意义；若超过65mm/h，应考虑感染、肿瘤及结缔组织病。

2. 生化检查 老年人生化检查及功能检查常见的生理变化，见表3-2。

表3-2 老年人实验室检查结果的生理变化

检查内容	成人正常值范围	老年期生理变化
空腹静脉血糖	3.9~6.1mmol/L	轻度↑
肌酐清除率	80~100ml/min	降低↓
血尿酸	120~240μmol/L	轻度↑
乳酸脱氢酶（LDH）	50~150U/L	轻度↑
碱性磷酸酶	20~110U/L	轻度↑
总蛋白	60~80g/L	轻度↑
总胆固醇	2.8~6.0mmol/L	60~70岁达高峰，后逐渐降低
低密度脂蛋白	＜3.1mmol/L	60~70岁达高峰，后逐渐降低
高密度脂蛋白	1.1~1.7mmol/L	60岁后稍升高，70岁后开始降低
三酰甘油（甘油三酯）	0.23~1.24mmol/L	轻度↑
甲状腺激素T3	1.08~3.08nmol/L	降低
甲状腺激素T4	63.2~157.4nmol/L	降低
促甲状腺素	(2.21±1.1) mU/L	轻度升高或无变化

（二）心电图检查

老年人心电图常出现轻度非特异性改变，包括P波轻度平坦、T波变平、P-R间期延长、ST-T段非特异性改变、电轴左偏倾向和低电压等。老年人动脉粥样硬化、冠心病等发生率高，如心电图有以上改变，应慎重结合临床判断。

（三）影像学及内镜检查

影像学检查已广泛应用于老年疾病的诊治，如CT、磁共振成像对急性脑血管病、颅内肿瘤的诊断有很大价值。内镜检查对老年人胃肠道肿瘤、消化道溃疡以及呼吸、泌尿系统疾病的诊断具有重要意义。

👁 看一看

老年人常规查体项目

1. 心血管检查 包括测血压、查心电图、心脏彩超等。

2. 眼底检查 早期发现老年性白内障、原发性青光眼等；通过眼底检查还可诊断是否有动脉硬化。

3. 胸透 早期发现肺结核、肺癌，尤其是有较长吸烟史者。

4. 肝、胆、胰腺B超 早期发现肝胆肿瘤或结石等。

5. 查血糖及血脂 对肥胖、高血压、动脉硬化者，餐后2小时的血糖意义较大。

6. 检查骨密度 适用于50岁以上的男性和45岁以上的女性，以判断有无骨质疏松症。

7. 胃肠镜检查 适用于50岁以上尤其是老年男性，可发现癌前病变。

四、自理能力和生活质量评估

自理能力是指一个人在无他人帮助下自我生存的能力。护理人员对老年人自理能力和生活质量进行评估，有助于判断其功能的缺失，以制定相应的护理措施，帮助老年人维护和改善自理能力，提高他们的生活质量。

（一）自理能力的评估

1. 评估的内容 包括日常生活活动能力、功能性日常生活能力及高级日常生活能力3个方面。

（1）日常生活能力（简称ADL）：ADL是老年人自我照顾、从事每天必需的日常生活的能力，如衣（穿脱衣、打扮等）、食（进餐）、行（行走、变换体位等）、个人卫生（如厕、洗漱、沐浴等）等。ADL是评估老年人是否需要补偿服务的指标，其功能受限，将影响老年人最基本生活需要的满足。

（2）功能性日常生活能力（简称IADL）：IADL是指老年人在家中或寓所内进行自我护理活动的能力，包括购物、普通家务、使用通信工具、付账单、旅游等。IADL标志着老年人是否能独立生活并具备良好的日常生活功能。

（3）高级日常生活能力（简称AADL）：AADL是指与老年人生活质量相关的一些活动，主要反映老年人的智能能动性和社会角色功能，包括主动进行社会交往、从事娱乐活动、职业工作等，但不包括满足个体保持独立生活的活动。失去这一层次的功能，将失去参与社会活动的基础。一旦出现，则预示着更为严重的功能下降，需要做进一步的功能性评估包括日常生活能力和功能性日常生活能力的评估。

2. 自理能力评估量表 常用评估量表有日常生活能力量表（ADL），见表3-3；日常生活功能指数（Barthel指数）评价表，见表3-4；功能活动调查表（FAQ），见表3-5。

表3-3 日常生活能力量表（ADL）

自理活动项目	请选择最适合的情况
定时上厕所	① ② ③ ④
行走	① ② ③ ④
洗澡	① ② ③ ④
穿衣	① ② ③ ④
梳头、刷牙等	① ② ③ ④
进食	① ② ③ ④
做家务	① ② ③ ④
服药	① ② ③ ④
洗衣	① ② ③ ④
做饭菜	① ② ③ ④
购物	① ② ③ ④
使用公共车辆	① ② ③ ④
打电话	① ② ③ ④
处理自己钱财	① ② ③ ④

评分标准：表中①表示自己完全可以做，记1分。②有些困难，记2分。③需要帮助，记3分。④自己完全不能做，记4分。总分低于16分为完全正常，大于16分说明有不同程度的功能下降，2项或2项以上≥3分或总分≥22分为功能明显障碍。最高分56分，表示完全无生活能力。

表 3 - 4　日常生活功能指数（Barthel 指数）评价表

项目	是否需要帮助	是	否
沐浴	无需帮助或身体的某一部分需要帮助	□	□
穿衣	除了系鞋带，拿衣服和穿衣服无需帮助	□	□
如厕	去厕所、用便器、整理衣裤和返回均无需帮助（可使用辅助器）	□	□
移动	从床上和椅子上起身、坐（躺）下无需帮助（可使用辅助器）	□	□
排泄	自己控制排便和排尿	□	□
进食	无需帮助	□	□

评分标准（即 6 项中获"是"次数）：6 分表示功能好；4 分表示中度损害；2 分表示严重损害。

表 3 - 5　功能活动调查表（FAQ）

项目	记分			
正确使用各种票证	0	1	2	9
按时支付各种票据（如房租、水电费等）	0	1	2	9
自行购物（如购买衣、食物及家庭用品）	0	1	2	9
参加有技巧性的游戏或活动（如下棋、打麻将、绘画、摄影）	0	1	2	9
使用炉子（包括生炉子、熄灭炉子）	0	1	2	9
准备和烧一顿饭菜（包括饭、菜、汤）	0	1	2	9
关心和了解新鲜事物（国家大事或邻居中发生的重要事情）	0	1	2	9
持续 1 小时以上注意力集中地看电视或小说或收听收音机，并能理解评论或讨论其内容	0	1	2	9
记得重要的约定（如领退休金、朋友约会、接送幼儿等）	0	1	2	9
独自外出活动或走亲访友（指较远距离，如相当于 3 站公交车距离）	0	1	2	9
总分				

评分标准：0 分没有任何困难，能独立完成，不需要他人指导或帮助；1 分有些困难，需要他人指导或帮助；2 分本人无法完成，完全或几乎完全由他人代替完成；如项目不适用，比如老人一向不从事这项活动，记 9 分，不记入总分。FAQ 的得分：≥5 分，说明社会功能受损，尚需进一步进行临床诊断，确定这类损害是否新近发生，是否因智力减退还是另有原因。

　　根据以上各表的得分情况，护理人员可根据奥瑞姆的自理理论，采用适当的护理系统为老年人提供不同程度的生活照料，尽可能延长其自我照料的年限，提高其生命质量。

3. 评估注意事项

（1）客观评价：老年人往往高估或低估自己的能力，护理人员应做出客观的评价。

（2）避免主观判断的偏差：评估要直接观察老年人的进食、穿衣、如厕等日常活动，避免周围环境对评估过程的影响。

（3）避免"霍桑效应"：因护理人员在旁观察，老年人在做某项活动时，会竭力完成而掩盖其平时的状态从而产生"霍桑效应"。因此，评估要客观、全面。

❓ 想一想

老年人自理能力评估的内容有哪些？

答案解析

（二）生活质量的评估

随着健康观念的不断提高，医疗护理的目的不再是单纯生命期限的维持和延长，应更加注重生活的质量，即促使和保持老年人在生理、心理、社会功能诸方面的完好状态。

1. 生活质量的概念 生活质量（简称 QOL）是在生物、心理、社会医学模式下产生的一种新的健康测量技术，既包括主观感受也包括客观评价，两者缺一不可。环境、社区、邻里、家庭、收入等都决定着人们生活质量的高低，评估老年人的生活质量对全面把握老年人的健康状况和生活能力十分重要。

中国老年医学学会的定义：老年人生活质量是指 60 岁或 65 岁以上的老年人群身体、精神、家庭和社会生活满意的程度和老年人对生活的全面评价。

2. 生活质量评估的内容及方法 1994 年 10 月，中华医学会老年医学分会流行病学组会议建议在全国有条件的地区进行老年人生活质量调查，其内容包括健康状况、生活习惯、日常生活功能、家庭关系、心理卫生、营养状况、居住条件、经济收入、社会交往、生活满意度、体能状况 11 个方面。其中，心理卫生指对近 3 年来发生的生活负性事件的心理承受能力，如离退休、本人或配偶严重病伤或去世、经济困难、住房紧张、无人照顾、物价上涨等。

生活满意度是指个人对生活总的观点、实际情况与愿望、与他人之间的差距。常用的评估量表有生活满意指数 A（简称 LSI），见表 3 - 6；老年人生活质量评价标准，见表 3 - 7 等。

表 3 - 6 生活满意指数 A（LSI）

下面的陈述中涉及人们对生活的不同感受。阅读后，如果你同意该观点，请在"同意"下划√；如果你不同意该观点，请在"不同意"下划√；如果不能确定，请在"？"下划√。请务必回答所有问题	同意	不同意	？
1. 当我老了以后发现事情似乎要比原来想象的好	□	□	□
2. 与我所认识的多数人相比，我更好地把握了生活的机遇	□	□	□
＊3. 现在是我一生中最沉闷的时期	□	□	□
4. 我现在和年轻时一样幸福	□	□	□
＊5. 我的生活原本应该更好些	□	□	□
6. 现在是我一生中最美好的时光	□	□	□
＊7. 我所做的事多半是令人厌烦和单调乏味的	□	□	□
8. 我估计最近能遇到一些有趣的和令人愉快的事	□	□	□
9. 我现在做的事和以前做的事一样有趣	□	□	□
＊10. 我感到老了，有些累	□	□	□
11. 我感到自己确实上了年纪，但并不为此而烦恼	□	□	□
12. 回首往事，我相当满足	□	□	□
13. 即使能改变自己的过去，我也不愿意有所改变	□	□	□
＊14. 与其他同龄人相比，我曾做出较多愚蠢的决定	□	□	□
15. 与其他同龄人相比，我的外表较年轻	□	□	□
16. 我已经为一个月甚至一年后该做的事制定了计划	□	□	□
＊17. 回首往事，我有许多想得到的东西未得到	□	□	□
＊18. 与其他人相比，我惨遭失败的次数太多了	□	□	□
19. 我在生活中得到了相当多我所期望的东西	□	□	□
＊20. 不管人们怎样说，许多普通人是越过越糟	□	□	□

评分标准：同意得 2 分，不能确定得 1，不同意得 0 分。注：有"＊"号者为反序计分项目。分数越高，满意度越高。如老人看不懂或不能理解的问题，可由护理人员逐条念给他听，让老人独立做出评定。

表 3 -7　老年人生活质量评价标准

项目	良好	中等	差
健康状况	符合老年人健康诊断标准	患一般慢性病，偶尔有症状	患严重疾病
生活习惯	不吸烟，每天饮酒不超过 50ml，生活有规律，每晚睡眠 7~8 小时，按时锻炼，经常参加文娱活动	每天吸烟 20 支以内，饮酒不超过 100ml，生活欠规律，锻炼较少	每天吸烟 20 支以上，饮酒超过 100ml，不锻炼，生活无规律，常失眠
日常生活功能	生活完全能自理	生活部分能自理	生活完全不能自理
家庭关系	和睦	一般	紧张
心理卫生	好	一般	差
营养状况	营养合理，饮食规律，营养好	营养合理，饮食欠规律，营养良好	营养不合理，饮食无规律，营养差
居住条件	人均住房 4m² 以上，居室卫生好，环境无污染	人均住房 3.9m² 以上，居室卫生较差，环境存在污染	住房紧张，居室卫生差，环境严重污染
经济收入	人均月收入 500 元以上	人均月收入 200~500 元	人均月收入 199 元以下
社会交往	经常人际交往，参加集体活动	偶尔有人际交往	基本无人际交往
生活满意度	良好	中等	差
体能状况	30 秒能完成 5 次坐立，双臂能平伸，双手能置颈后	30 秒能完成 1~4 次坐立，双臂能平伸，但双手不能置颈后	不能完成上述动作

评分标准：以上 11 项内容，每项良好为 3 分，中等为 2 分，差为 1 分。总评分 30~33 分为良，22~29 分为中，11~21 分为差。

书网融合……

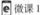

微课 1　　　微课 2

项目二　老年人心理健康评估

进入老年期，老年人的思维能力下降、反应迟钝、记忆减退，且面临退休、劳动力下降或丧失、经济收入减少、患各种慢性疾病等生活事件，很容易发生心理障碍。如果再出现老年丧偶或丧子、生活环境不良、子女不孝、家庭不和等情况，常导致焦虑、抑郁、情绪易波动、敏感多疑等心理问题。因此，正确评估老年人的心理健康状况，有针对性地进行心理健康指导，对维护和促进老年人的身心健康、预防身心疾病的发生有着重要的作用。

老年人的心理健康评估常从认知能力、是否出现焦虑或抑郁等不良心理方面进行。

一、老年人认知能力的评估

认知是指人们的认识、理解、判断、推理事物的过程，通过行为、语言表达出来，包括思维能力、语言能力和定向能力。老年人到一定的年龄，会有不同程度的认知功能减弱或障碍，影响其独立生活及生活质量。认知功能评估的目的，在于早期发现问题及诱因，尽早矫正、防治。

护士对老年人的认知功能进行评估时常用调查法、观察法、会谈法、心理测验法等。最普及的测试是简易智力状态检查（简称 MMSE），由 Folsten1975 年编制，主要用于筛查认知缺损的老人，测试者经过操作训练便可以进行，一次检查需 5~10 分钟，适合于社区和基层人群普查，见表 3-8。微课 1

表 3 – 8 简易智力状态检查表（MMSE）结构

评估范围	评分			
时间和定向问题	正确	错误		
1. 今年年份	1	5		
2. 目前的季节	1	5		
3. 今天几号	1	5		
4. 今天星期几	1	5		
5. 现在几月份	1	5		
6. 我们现在在哪里	1	5		
7. 你住在什么地区（县）	1	5		
8. 你住在什么街道	1	5		
9. 我们现在在几楼	1	5		
10. 这是什么地方	1	5		
记忆问题				
11. 现在我要说3样东西的名称，在我讲完之后，请你复述1遍（每1样东西1秒钟）				
"皮球" "国旗" "树木"	对	错	拒绝回答	
皮球——	1	5	9	
国旗——	1	5	9	
树木——	1	5	9	
注意力和计算				
12. 现在请你从100减去7，然后将所得的数目再减去7，如此一直计算，把每个答案告诉我，直到我说"停"为止	对	错	说不会做	其他原因不做
93——	1	5	7	9
86——	1	5	7	9
79——	1	5	7	9
72——	1	5	7	9
65——	1	5	7	9
停止				
回忆				
13. 现在请你告诉我，刚才我要你记住的三样东西是什么	对	错	说不会做	拒绝回答
皮球——	1	5	7	9
国旗——	1	5	7	9
树木——	1	5	7	9
语言				
14. 请问这是什么?（指着铅笔或手表，让老年人说出其名称）	对	错	拒绝	
手表——	1	5	9	
铅笔——	1	5	9	
15. 现在我说句话，请你复述一遍，"44只石狮子"（只能说1遍，咬字清楚的记1分）	正确	不清楚	拒绝	
四十四只石狮子——	1	5	9	
16. 请照卡片上的要求做（把写有"闭上您的眼睛"大字的卡片交给老人）	有 没有	说不会做	拒绝	文盲
闭眼睛——	1 5	7	9	8
17. 请用右手拿这张纸，再用双手把纸对折，然后将纸放在你的大腿上	对	错	说不会做	拒绝
右手拿纸——	1	5	7	9
把纸对折——	1	5	7	9
放在大腿上——	1	5	7	9
18. 请你说一句完整的有意义的句子（句子必须有主语和谓语）	合乎标准	不合乎标准	不会做	拒绝
记录句子的全文	1	5	7	9
19. 照这张图把它画出来（两个五边形的画案，交叉处形成个小四边形）	对	不对	说不会做	拒绝
	1	5	7	9

评分标准：MMSE 的主要统计量为所有记"1"的项目（和小项）的总和，即回答/操作正确的项目/小项数，为 MMSE 总分，范围为 0 ~ 30 分。MMSE 总分与受教育程度有关：未受教育者 17 分，教育年限 ≤6 年 20 分，教育年限 >6 年 24 分，低于分界值的认为有认知功能缺损。

❤ **护爱生命** ————

　　随着我国老龄化程度的日益加重，与高龄相关的认知障碍在老年人群中的比重越来越大，病因也极其复杂，其涵盖了轻度认知功能障碍到痴呆的整个疾病过程。目前，常见的老年人认知功能障碍主要有轻度认知功能障碍、阿尔茨海默症（AD）等。流行病学研究结果显示，60 岁以上的老年人中 AD

的发生率为 1%，85 岁以上的老年人 AD 的发生率可高达 30%，且 AD 没有可以完全治愈的治疗方法。

老年人群的认知障碍不仅对他们日常生活产生严重的影响，也给家庭及社会带来巨大的危害。因此，早期识别老年患者的认知障碍，对健康老龄化具有重大意义。 📱 微课 2

二、焦虑的评估

焦虑是个体感受到危险或对威胁有预料时产生的一种不愉快的情绪体验。表现为紧张、不安、急躁、注意力不集中等，但无法说出明确的焦虑对象。老年人因退休、丧偶、患慢性疾病等产生对自己未来生活的担忧，常有焦虑情绪。评估焦虑的量表常用汉密顿焦虑量表（简称 HAMA），见表 3 - 9；状态 - 特质焦虑问卷（简称 STAI），见表 3 - 10。

1. 汉密顿焦虑量表　汉密顿焦虑量表由 Hamilton 于 1959 年编制，是一个使用较广泛的评量表。评定员需由经过训练的医护人员担任，一次评定需 10 ～ 15 分钟。

表 3 - 9　汉密顿焦虑量表（HAMA）

项目	主要表现
1. 焦虑心境	担心、担忧，感到有最坏的事将要发生，容易激惹
2. 紧张	紧张感、易疲劳、不能放松，易哭、颤抖、感到不安
3. 害怕	害怕黑暗、陌生人、一人独处、动物、乘车或旅行、公共场合
4. 失眠	难以入睡、易醒、睡眠浅、多梦、夜惊、醒后感觉疲倦
5. 认知功能	注意力不能集中、注意障碍、记忆力差
6. 抑郁心境	丧失兴趣、抑郁、对以往爱好缺乏快感
7. 躯体性焦虑（肌肉系统）	肌肉酸痛、活动不灵活、肌肉和肢体抽动、牙齿打颤、声音发抖
8. 躯体性焦虑（感觉系统）	视物模糊、发冷发热、软弱无力感、浑身刺痛
9. 心血管系统症状	心动过速、心悸、胸痛、血管跳动感、昏倒感、心搏脱漏
10. 呼吸系统症状	胸闷、窒息感、叹息、呼吸困难
11. 胃肠道症状	吞咽困难、嗳气、消化不良、肠鸣、腹泻、体重减轻、便秘
12. 生殖泌尿系统症状	尿频、尿急、停经、性冷淡、早泄、阳痿
13. 自主神经系统症状	口干、潮红、苍白、易出汗、紧张性头痛、毛发竖起
14. 会谈时行为表现	①一般表现。紧张、忐忑不安、咬手指、紧握拳、面肌抽动、手发抖、皱眉、表情僵硬、肌张力高、叹息样呼吸、面色苍白。②生理表现。易出汗、反复吞咽、打呃、安静时心率快、呼吸快、腱反射亢进、震颤、瞳孔放大、眼睑跳动、眼球突出

评分标准：0 = 无症状；1 = 轻度；2 = 中等，有肯定的症状，但不影响生活与劳动；3 = 重度，症状重，需进行处理或已影响生活和劳动；4 = 极重，症状极重，严重影响生活。总分超过 29 分，提示严重焦虑；超过 21 分，提示有明显焦虑；超过 14 分，提示有肯定的焦虑；超过 7 分，提示可能有焦虑；小于 7 分，无焦虑。

2. 状态 - 特质焦虑问卷　状态 - 特质焦虑问卷是由 Charles Spieberger 等人编制的自我评价问卷，简便易行，能直观地反映老年焦虑患者的主观感受。Cattell 和 Spieberger 提出状态焦虑（state anxiety）和特质焦虑（trait anxiety）的概念。状态焦虑描述一种短暂性的、当前不愉快的情绪体验，表现为紧张、恐惧、抑郁和神经质，伴有自主神经系统的功能亢进；而特质焦虑用来描述相对稳定的、作为一种人格特质且具有个体差异的焦虑倾向。评估时，让评估对象在右边适当的圈上打钩，来表示他现在最恰当的感觉。

表 3 - 10　状态 - 特质焦虑问卷（STAI）

项目	记分程度：几乎没有	有些	中等程度	非常明显
状态焦虑量表（S - AL）				
*1. 我感到心情平静	①	②	③	④
*2. 我感到安全	①	②	③	④
3. 我是紧张的	①	②	③	④

续表

项目	记分程度：几乎没有	有些	中等程度	非常明显
4. 我感到被限制	①	②	③	④
*5. 我感到安逸	①	②	③	④
6. 我感到烦乱	①	②	③	④
7. 我现在正在为可能发生的不幸而烦恼	①	②	③	④
*8. 我感到满意	①	②	③	④
9. 我感到害怕	①	②	③	④
*10. 我感到舒适	①	②	③	④
*11. 我有自信心	①	②	③	④
12. 我觉得神经过敏	①	②	③	④
13. 我极度紧张不安	①	②	③	④
14. 我优柔寡断	①	②	③	④
*15. 我是轻松的	①	②	③	④
*16. 我感到心满意足	①	②	③	④
17. 我是烦恼的	①	②	③	④
18. 我感到慌乱	①	②	③	④
*19. 我感到镇定	①	②	③	④
*20. 我感到愉快	①	②	③	④
特质焦虑量表（T－AI）				
*21. 我感到愉快	①	②	③	④
22. 我感到神经过敏和不安	①	②	③	④
*23. 我感到自我满足	①	②	③	④
*24. 我希望像别人那样的高兴	①	②	③	④
25. 我感到像个失败者	①	②	③	④
*26. 我感到宁静	①	②	③	④
*27. 我是平静、冷静和镇定自若的	①	②	③	④
28. 我感到困难成堆，无法克服	①	②	③	④
29. 我过分忧虑那些无关紧要的事	①	②	③	④
*30. 我是高兴的	①	②	③	④
31. 我的思想处于混乱状态	①	②	③	④
32. 我缺乏自信	①	②	③	④
*33. 我感到安全	①	②	③	④
*34. 我容易做出决断	①	②	③	④
35. 我感到不太好	①	②	③	④
*36. 我是满足的	①	②	③	④
37. 一些不重要的想法缠绕着我，并打扰我	①	②	③	④
38. 我如此沮丧，无法摆脱	①	②	③	④
*39. 我是个很稳定的人	①	②	③	④
40. 一想到当前的事情和利益，我就陷入紧张状态	①	②	③	④

评分标准：首先将表"＊"号条目反向计分，即①为4分，②为3分，③为2分，④为1分。然后将1~20项的得分相加即状态焦虑总分（20~80分）；将21~40项的得分相加即特质焦虑总分（20~80分）。分数越高，说明焦虑越严重。

三、抑郁的评估

抑郁是个体在失去某种其重视或追求的东西时产生的情绪体验，其显著特征是情绪低落、兴趣减退甚至消失，对前途悲观失望、无助感，精神疲惫，缺乏动力，自我评价低，常伴有失眠、自责、性欲减退、逃避现实等，严重者甚至有自杀行为。据统计，近年来老年抑郁症的发生率在逐年上升。因此，在老年人情绪状态的评估中，对抑郁的评估也是重要内容之一。常用的评估方法有访谈与观察、心理测验与可视化标尺技术等。本节重点介绍心理测验方法，常用量表有老年人的抑郁筛查量表（简称 GDS），见表 3 - 11；抑郁自评量表（简称 SDS），见表 3 - 12；汉密顿抑郁量表（简称 HAMD），见表 3 - 13 等。

1. 抑郁筛查量表 抑郁筛查量表由 Brink 等人于 1982 年编制，是作为老年人专用的抑郁筛查量表。量表由评定对象根据自己最近 1 周的实际情况自行填写，其操作方便，易于操作。对老年人看不懂或不能理解 GDS 问题，可由护理人员逐条念给他听，让老年人独立做出评定。一次评定可在 15 分钟内完成。

表 3 - 11 抑郁筛查量表（GDS）

序号	问题	是	否
1.	*你对生活基本上满意吗？		
2.	你是否已放弃了许多活动和兴趣？		
3.	你是否觉得生活空虚？		
4.	你是否常感到厌倦？		
5.	*你觉得未来有希望吗？		
6.	你是否因为脑子里一些想法摆脱不掉而烦恼？		
7.	*你是否大部分时间精力充沛？		
8.	你是否害怕会有不幸的事落到你头上？		
9.	*你是否大部分时间感到快乐？		
10.	你是否常感有无助的感觉？		
11.	你是否经常坐立不安，心烦意乱？		
12.	你是否希望待在家里而不愿去做些新鲜的事？		
13.	你是否常常担心将来？		
14.	你是否觉得记忆力比以前差？		
15.	*你觉得现在活得很惬意吗？		
16.	你是否常感到心情沉重、郁闷？		
17.	你是否觉得像现在这样活着毫无意义？		
18.	你是否总为过去的事忧愁、烦恼？		
19.	*你觉得生活很令人兴奋吗？		
20.	你开始一件新的工作很困难吗？		
21.	*你觉得生活充满活力吗？		
22.	你是否觉得你的处境已毫无希望？		
23.	你是否觉得大多数人比你强得多？		
24.	你是否常为些小事伤心？		
25.	你是否常觉得想哭？		
26.	你集中精力有困难吗？		

续表

序号	问题	是	否
27.	*你早晨起来很快活吗？		
28.	你希望避开聚会吗？		
29.	*你做决定很容易吗？		
30.	*你的头脑像往常一样清晰吗？		

评分标准：20 个条目正向计分（答"是"计 1 分），10 个条目反向计分（答"否"计 1 分，前有 * 者）。0～10 分可视为无抑郁；11～20 分为轻度抑郁；21～30 分为中重度抑郁。本量表是为 56 岁以上者设定的专用抑郁筛查量表，而非抑郁症的诊断工具。但 56 岁以上的评估对象主诉食欲下降、睡眠障碍等症状属于正常现象，使用该量表有时易误评为抑郁症。因此，分数超过 11 分者应做进一步检查。

2. 抑郁自评量表 抑郁自评量表由 Zung 于 1965 年编制，操作简便，能有效反应抑郁状态的有关症状及其严重程度和变化。评估者根据自己 1 周以来个体的情况和体会对各项目选择恰当的评分。最后评定以总平均水平、各范畴的水平及表现突出的范畴为据，以了解患者问题的范畴、表现及严重程度。对老年人看不懂或不能理解 SDS 问题，可由护理人员逐条念给他听，让老年人独立做出评定。1 次评定可在 10 分钟内完成。

表 3－12 抑郁自评量表（SDS）

序号		没有或很少时间	小部分时间	相当多时间	绝大部分时间或全部时间
1	我觉得闷闷不乐，情绪低沉（抑郁）	□	□	□	□
2	我觉得一天之中早晨最好（晨重晚轻）	□	□	□	□
3	我一阵阵哭出来或觉得想哭（易哭）	□	□	□	□
4	我晚上睡眠不好（睡眠障碍）	□	□	□	□
5	*我吃得跟平常一样多（食欲减退）	□	□	□	□
6	*我与异性朋友密切接触时和以往一样感到愉快（性兴趣减退）	□	□	□	□
7	我发现我的体重在下降（体重减轻）	□	□	□	□
8	我有便秘的苦恼（便秘）	□	□	□	□
9	我心跳比平常快（心悸）	□	□	□	□
10	我无缘无故地感到疲乏（易倦）	□	□	□	□
11	*我的头脑跟平常一样清楚（思考困难）	□	□	□	□
12	*我觉得经常做的事情并没有困难（能力减退）	□	□	□	□
13	我觉得不安而平静不下来（不安）	□	□	□	□
14	*我对将来抱有希望（绝望）	□	□	□	□
15	我比平时容易生气激动（易激惹）	□	□	□	□
16	*我觉得做出决定是容易的（决断困难）	□	□	□	□
17	*我觉得自己是个有用的人，有人需要我	□	□	□	□
18	*我的生活过得很有意思（生活空虚）	□	□	□	□
19	我认为如果我死了，别人会生活的好些	□	□	□	□
20	*平常感兴趣的事我仍然感兴趣（兴趣丧失）	□	□	□	□

评分标准：SDS 按症状出现频度评定，分 4 个等级：没有或很少时间、小部分时间、相当多时间、绝大部分时间或全部时间。若为正向评分题，依次评为粗分 1、2、3、4；反向评分题（前有 * 者），则评为 4、3、2、1。将 20 个项目的各项得分分数相加，得到总粗分 X，然后通过公式 Y（标准分）＝1.25X 转换。中国常模结果：正常人 SDS 总粗分的分界值为 41 分，标准分为 51 分。

3. 汉密顿抑郁量表 汉密顿抑郁量表是由 Hamilton 于 1960 年编制，是临床上评定抑郁状态时应用最普遍的量表，能较好地反映疾病的严重程度。应由经过培训的两名评定者对老人进行 HAMD 联合检查。一般采用交谈与观察的方式，检查结束后，两名评定者分别独立评分。表中的 8、9 及 11 项依据对患者的观察进行评定，第 7 和 22 项尚需向患者家属或病房工作人员收集资料；第 16 项最好根据体重记录。

表 3-13　汉密顿抑郁量表（HAMD）

圈出最适合老人情况的分数											
1. 抑郁情绪	0	1	2	3	4	2. 有罪感	0	1	2	3	4
3. 自杀	0	1	2	3	4	4. 入睡困难	0	1	2		
5. 睡眠不深	0	1	2			6. 早醒	0	1	2		
7. 工作和兴趣	0	1	2	3	4	8. 阻滞	0	1	2	3	4
9. 激越	0	1	2	3	4	10. 精神性焦虑	0	1	2	3	4
11. 躯体性焦虑	0	1	2	3	4	12. 胃肠道症状	0	1	2		
13. 全身症状	0	1	2			14. 性症状	0	1	2		
15. 疑病	0	1	2	3	4	16. 体重减轻	0	1	2		
17. 自知力	0	1	2			18. 日夜变化	0	1	2		
19. 人格/现实解体	0	1	2	3	4	20. 偏执症状	0	1	2	3	4
21. 强迫症状	0	1	2			22. 能力减退感	0	1	2	3	4
23. 绝望感	0	1	2	3	4	24. 自卑感	0	1	2	3	4

评分标准：0：无；1：轻度；2：中度；3：重度；4：极重度。少数项目采用 0~2 分的 3 级评分法，其分级的标准为：0：无；1：轻 - 中度；2：重度。按照 Davis J. M 的划分，总分超过 35 分，可能为严重抑郁；超过 20 分，可能是轻或中等度的抑郁；如小于 8 分，无抑郁症状。

书网融合……

ⓔ微课 1　　　　ⓔ微课 2

项目三　老年人社会功能健康评估

社会功能是指个体作为社会成员发挥作用的程度。社会成员包含 2 个概念即社会交往（如访问亲朋好友）和社会支持，社会支持又分为情感支持和物质支持。前者对健康和生活质量作用更大。

进入老年期，由于社会角色的改变、躯体疾病的影响、个体对衰老的看法和认识、寡居及家庭再定位等，对老年人的社会功能也造成一定的影响。因此，护理人员对老年人进行健康状况评估时，除了评估躯体状况、心理状况外，还应评估其社会健康和社会支持状况。对老年人进行社会功能的评估，可确定老年人有无角色功能紊乱、社会适应不良等，以进行有效地干预，帮助老年人适应社会环境的变化。

一、角色功能的评估

对老年人角色功能的评估，其目的是明确被评估者对角色的感知、对承担的角色是否满意，有无角色适应不良，以便及时采取干预措施，避免角色功能障碍给老年人带来的生理和心理两方面的不良影响。

（一）角色功能的转变

1. 社会角色的转变　老年人离退休后，离开了原有的工作岗位回到家庭，社会角色发生了改变，由社会的主宰者退居到社会的依赖者行列，由社会财富的创造者退居到社会财富的消耗者行列，其社交范围和人际交往圈缩小。这种角色转换对老年人的生活和心理是一次很大的冲击。首先，退休意味着老年人经济收入减少；其次，实现自我价值是人们获得满足感、充实感和成就感的重要形式，而老年人正在丧失这一体验；再次，离退休还打破了老年人在工作时养成的特定的生活方式和生活习惯，认为被社会所抛弃，表现出情绪低落、郁郁寡欢等。

2. 家庭角色的转变 老年人退休前有自己的工作，社会关系和稳定收入，子女在经济、情感等多方面都依赖父母，这使老年人被认同、被尊重，处于家庭主导角色。退休后，老年人转向依赖于子女，在家庭中原有的主导角色和权威感随之消失，失落感、自卑感也由此产生。进入老年期后，老年人由父母地位上升到祖父母的位置，又大都要担负起照料第三代的任务。老年期又是丧偶的主要阶段，若老伴离去，则更会造成角色的缺失。

3. 角色期望的转变 角色期望是指一个人对自己的角色所规定的行为和性质的认识、理解和希望。作为老年人，不仅要承认角色变更的事实，还要改变对老年角色的看法。进入老年期后，老年人要有充分的思想准备，找到恰当释放不良情绪的方法，如画画、听音乐、参加适宜的娱乐活动和旅游等。而社会和家庭成员也应多关心老年人的生活，了解老年人的需求，使其尽快适应角色转变，保持良好的心理状态。

（二）角色功能评估的内容

角色功能的评估可以通过交谈、观察 2 种方法收集资料。评估内容包括：

1. 承担角色的评估

（1）一般角色：了解老年人过去的职业、离退休时间、目前有无工作等情况，有助于确定其对现在角色是否适应，有无受离退休的影响。

（2）家庭角色：老年人离开工作岗位以后，家庭成了主要的生活场所，并且大部分家庭有了第三代，老年人由父母上升到了祖父母的位置，增加了老年人的家庭角色。老年期又是丧偶的主要阶段，要失去一些角色。此外，对老年人性生活的评估有助于了解老年夫妻的角色功能，有助于判断老年人社会角色及家庭角色形态。评估时，要求护士持非评判、尊重事实的态度，询问老年人过去以及现在的情况。

（3）社会角色：收集老年人每日活动的资料，有助于对其社会关系形态进行分析评价。如老年人对每日活动不能明确表述，提示社会角色缺失或不能融合到社会活动中去。如为不明确的反应，则提示有认知或其他精神障碍。

2. 角色认知的评估 请老人描述对自己角色的感知情况和他人对其所承担角色的期望，目前的角色改变对其生活方式、人际关系方面的影响等。同时，还应问询别人对其角色期望是否认同。

3. 角色适应的评估 询问老年人对自己承担的角色是否满意以及与自己的角色期望是否相符，观察有无角色适应不良的身心行为反应，如头痛、头晕、疲乏、睡眠障碍、焦虑、抑郁等。

二、家庭功能的评估

老年人离退休后，家庭成为其最主要的生活环境。完整的家庭结构、和睦的家庭气氛、尊老爱老的家庭传统有利于老人的身心健康。不管社会生活保障体系多么完善，家庭、亲情的作用是无法替代的。目前，家庭结构变化的趋势是由大家庭向小家庭发展，核心家庭逐渐增多，在一定程度上削弱了家庭养老作用，特别是一些功能状况欠佳的老年人如丧偶、丧子、"空巢"等生活事件，给老年人带来严重的精神影响。通过家庭评估，可以发现影响老年人健康的因素，制定有效恢复老年人健康的护理方法。

（一）家庭功能评估的内容

1. 基本资料 主要包括老年人家庭成员的姓名、性别、年龄、受教育程度、职业及健康状况等。

2. 家庭结构类型 家庭成员的数量、性别和年龄决定家庭结构类型。社会学家将家庭结构描述为主干型、联合型、核心型、单身型4种类型。

3. 家庭成员之间的关系 即家庭成员间的互动行为，具体表现就是家庭关系（与老伴、子女、媳婿以及孙辈等之间的关系）。

4. 家庭功能与资源 每一个家庭都有特定的功能以满足家庭成员的需要，维持家庭及社会的期望。其健全与否关系到每个家庭成员的身心健康及疾病的预测，主要表现在为老年人提供全部或部分经济支持、提供日常生活照顾、提供情感支持及健康防护等方面。

5. 家庭的发展阶段 家庭关系变化与发展可概括为5个阶段，不同的发展阶段，家庭的发展任务各不相同，见表3-14。

6. 家庭的压力是指家庭中所发生的重大生活变化，如家庭成员关系的改变、家庭成员的角色冲突、家人患病或死亡等都会造成家庭失衡，扰乱家庭正常生活。

表3-14 家庭发展阶段及相应发展任务

发展阶段		发展任务
结婚	新建家庭	建立婚姻关系，建立亲戚关系，家庭计划
成长期	婴幼儿家庭	稳定家庭，调解家庭成员的冲突，满足父母与婴幼儿发展的需要
成员增加/扩散期	学龄前儿童、学龄儿童、青少年家庭	教育孩子使其社会化，维持婚姻稳定 使孩子社会化，促进孩子在学校的成就，维持满意的婚姻关系 使孩子在自由和责任间取得平衡，维持稳定的婚姻关系，为家庭未来的发展奠定基础
独立期	分支、中年家庭	放手让孩子成为年轻的成年人，婚姻的再调适
退休/死亡期	老年家庭	协助年迈的父母牢固婚姻关系，维持与孩子的关系，培养休闲活动的场所。对退休的适应，对收入减少的适应，对性问题的再适应，对配偶死亡的适应

（二）家庭评估的方法

1. 询问 是对家庭成员基本资料、家庭结构、家庭成员的关系等资料采集的常用方式，通过交谈了解其家庭成员的基本情况。

2. 问卷 常用于家庭功能的评估。常用量表有Smilksteinde的家庭功能量表，见表3-15和Procidano；Heller的家庭支持量表，见表3-16。

表3-15 Smilksteinde 的家庭功能量表

项目	经常	有时	很少
适应度（A） 当我遇到困难时，可以从家人处得到满意帮助。可补充说明	2	1	0
合作度（P） 我很满意家人与我讨论与分担问题的方式。可补充说明	2	1	0
成熟度（G） 当我从事新的活动或希望发展时，家人能接受并给我支持。 可补充说明	2	1	0
情感度（A） 我很满意家人对我表达情感的方式以及对我情绪的反应 （如愤怒、悲伤、爱）。可补充说明	2	1	0
亲密度（R） 我很满意家人与我共度时光的方式。可补充说明	2	1	0

评分标准：选择"经常"为2分，"有时"为1分，"很少"为0分。总分在7～10分，表示家庭功能良好；4～6分，表示家庭功能中度障碍；0～3分，表示家庭功能严重障碍。

表 3 – 16 Procidano 和 Heller 的家庭支持量表 ⓔ 微课 1

项目	是	否
我的家人给予我所需的精神支持	1	0
遇到棘手的问题时家人帮助我出主意	1	0
我的家人愿意倾听我的想法	1	0
我的家人给予我情感支持	1	0
我和我的家人能开诚布公地交谈	1	0
我的家人分享我的爱好和兴趣	1	0
我的家人能时时察觉到我的需求	1	0
我的家人善于帮助我解决问题	1	0
我和我的家人感情深厚	1	0

评分标准：选择"是"为 1 分，"否"为 0 分。总分在 7~9 分，表示家庭支持良好；4~6 分，表示家庭支持中度障碍；0~3 分，表示家庭支持严重障碍。

三、社会适应能力的评估

社会适应能力是指一个人在心理上适应社会生活和社会环境的能力，包括 2 个方面：一是个体自己独立生活和维持自己的能力程度，二是对个人和社会所提出的文化要求所能满足的程度。进入老年期，随着社会角色（如退休等）和家庭角色（如丧偶、空巢等）的转变，身体、心理及家庭结构变化，常常会出现社会适应不良。

（一）社会适应行为的指标

Gunzburg 提出了观察社会适应行为的 4 个指标。

1. 自理能力 指饮食、穿戴和排便自理能力。

2. 沟通能力 指自我表达和了解他人的能力。

3. 社交能力 指与人交往的社会技能。

4. 职业技能 指运动、手工以及工作技能。

（二）社会适应行为障碍的分级标准

B·B·Wedman 提出了社会适应行为障碍的分级标准，见表 3 – 17。

表 3 – 17 社会适应行为分级标准

分级标准	表现
轻度（能教育）	有通常的社会和职业技能，可达到一般自给，但如果处于非常的社会和经济压力时需要指导
中度（能训练）	在有保护的情况下可从事非技术的生活和工作，在有社会或经济压力时，需要有监护或指导
重度（部分自理）	在完全监护下生活半自理，在被控制环境里可发展自我保护技能
极重（需要护理）	有些运动和言语有发展，在自我照顾上可能有非常有限的改进，需要专人护理

评分标准：边界：有一定的潜在社会和职业的适应能力；轻度：可以从事非技术性或半技术性工作；中度：部分生活可自理；重度：不能独立生活，经过训练可做些简单工作；极重：全部生活要人护理。

通过评估，可以分析判断老年人对社会的适应能力，有无适应障碍，并给予针对性的指导帮助和护理。

四、环境的评估

老年人的健康与其所生存的环境存在着密切联系。如果环境因素的变化超过了老年人身体的调节范围和适应能力，就会引起疾病。通过对老人的生活环境进行评估，可以更好地去除妨碍生活行为的因素，发挥补偿机体缺损功能的有利因素，达到促进老年人生活质量提高的目的。环境的评估包括物理环境和社会文化环境的两方面。

（一）物理环境的评估

老年人的生活环境要尽量去除妨碍生活行为的因素，或调整环境使其能补偿机体缺损的功能，促进其生活功能的提高。居住环境是老年人的生活场所，是物理环境评估的重点。大量老年人面临着独居生活的问题，评估时应了解其生活环境、社区中的特殊资源及其对目前生活环境和社区的特殊要求。其中居家环境的安全因素是评估的重点，通过家访可以获得相关的资料，见表3-18。

表3-18 老年人居家环境安全评估要素 ℮ 微课2

家庭环境	评估要素
居室：	
光线	光线是否充足？是否有夜间照明设备？
空气	洁净程度？有无灰尘？尘源及控制方法？有无吸烟者？
温湿度	是否适宜？是否过于干燥或潮湿？过高或过低
地面	是否平整、干燥、台阶无障碍物？
地毯	是否平整、不滑动？
家具：	
床	放置是否稳固有序，有无阻碍通道？高度是否在老人膝盖下、与其小腿长基本相等？
电线	安置如何？是否远离火源、热源？
取暖设备	有无取暖及降温设备？设置是否妥善？是否为危害安全因素的煤炉或天然气取暖？
电话、应急铃	设置是否妥善？应急灯或铃是否正常？紧急电话号码是否放在易见、易取的地方？
噪音	大环境的噪音情况如何？家电用品的噪声如何？
厨房：	
设备	放置是否安全？有无妨碍此安全的因素？
水	"开""关"的按钮标志是否醒目？有无潜在污染？
地面	是否平坦？有无防滑措施？
燃气	"开"、"关"的按钮标志是否醒目？附近有无易燃物？
浴室：	
浴室门	门锁是否内外均可打开？
地板	有无防滑措施？
便器	高低是否合适，有无设扶手或手吊环等辅助工具？
浴盆	高度是否合适？盆底是否垫防滑胶毡？
楼梯	附近是否有把手或扶手？
光线	光线是否充足？
台阶	是否平整无破损，高度是否合适，台阶之间色彩差异是否明显？
扶手	有无扶手？扶手的高度、与墙壁的距离是否合适？

（二）社会文化环境的评估

社会文化环境又称人文环境，包括经济、文化、教育、法律、制度、生活方式、社会关系、社会支持等诸多方面，可采用自述法和询问法获得有关资料。

1. 生活方式 通过交谈或直接观察，评估老年人饮食、睡眠、活动、娱乐等方面的习惯以及有无吸烟、酗酒等不良嗜好。

2. 经济来源 老年人因退休、固定收入减少、给予经济支持的配偶去世等所带来的经济困难，可影响其家庭、社会地位或生活的独立性，对老年人的健康以及患者角色适应影响最大。护理人员可通过询问以下问题了解经济状况，如主要经济来源、单位工资福利；对收入低的老人，要询问收入是否满足食品、生活用品和部分医疗费用，有无医疗保险等。

3. 社会支持力量 评估老年人是否有支持性的社会关系网络，如社区配套设施是否齐全，社区能否提供医疗保健、家务照护的社会服务，家庭成员对老年人支持的程度如何，老年人与邻居的关系如何，社区对老年人的关心程度如何，老年人对护理人员的服务质量是否满意等。

4. 邻里之间关系 邻里关系体现老年人在社会环境中其主观良好状态和社交的应对方式，以及人与环境相适应的程度。这也是判断社会功能的主要指标。

5. 教育水平 询问老年人接受的教育，是否到老年大学学习，能否经常看新闻电视、报纸、杂志，有无音乐、唱歌、跳舞、绘画、书法或摄影等方面的爱好。

书网融合……

 微课1

 微课2

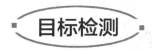 目标检测

答案解析

一、选择题

（一）A1 型题

1. 保持老年人的最佳功能状态，提高其生活质量的最佳方式应该是

　　A. 家庭、社区、社会等体系的共同参与　　　　B. 医务人员的帮助

　　C. 老年人福和制度的支持　　　　　　　　　　D. 老年人良好的身心功能状态

　　E. 以上全部

2. 老年期面临的社会问题是

　　A. 退休与经济状况改变　　　　　　　　　　　B. 生活安排和闲暇时间

　　C. 健康与疾病　　　　　　　　　　　　　　　D. 犯罪与法律

　　E. 以上全是

3. 老年人退休后，如果不能尽快适应可能出现所谓的

　　A. 经济问题　　　　B. 健康问题　　　　C. 家庭问题　　　　D. 退休综合征　　　　E. 机体老化

4. 老年人头发变白的一般顺序

　　A. 头发、鼻毛、睫毛　　　　　　　　　　　　B. 头发、睫毛、鼻毛

　　C. 鼻毛、头发、睫毛　　　　　　　　　　　　D. 鼻毛、睫毛、头发

　　E. 睫毛、头发、鼻毛

（二）A2 型题

5. 王某，70岁，进行健康评估时，按照身体评估的原则，下列不正确的是

　　A. 应注意调节室内温度，一般要求室温在 22～24℃

　　B. 不能一次进行较长时间，以避免老人疲乏

　　C. 体检必须准备特殊检查床进行检查

　　D. 体检时注意刺激应该适当，不要伤害老人

　　E. 应让老人有充足的时间回忆过去发生的事情

6. 李某，65 岁，进行功能状态评估包括

    A. 穿脱衣服、进食能力　　　　　　　　　B. 做饭、洗衣能力

    C. 职业能力　　　　　　　　　　　　　　D. 娱乐能力及社交能力

    E. 以上均包括

7. 关某，老年人，女，67 岁，经常出现无助和无望感、食欲明显减退、入睡困难、易早醒，认为自己一生事业无成，多次抱有自杀企图，经多家医院检查，结果无明显异常。抑郁量表测量为中度抑郁，其得分为

    A. 0 ~ 10　　　　　　　　B. 11 ~ 20　　　　　　　　C. 21 ~ 30

    D. 31 ~ 50　　　　　　　　E. >51

8. 张某，男，69 岁。近 1 个月来感到不明原因紧张不安、心烦意乱、坐卧不安、失眠，有时有不安的预感，注意力难以集中。生活中稍有不如意就心烦意乱，经常与他人发生冲突等。对其评估可使用

    A. 普费弗功能活动问卷　　　　　　　　　B. 汉密顿抑郁量表

    C. 汉密顿焦虑量表　　　　　　　　　　　D. Barthel 指数评定表

    E. Katz 日常生活功能指数评价表

9. 宋某，女，66 岁。经常感到恐惧、提心吊胆，同时伴有紧张不安、心烦意乱，常常感到就要大祸临头了，请问该老年人的主要心理问题是

    A. 焦虑症　　　　　　　　B. 抑郁症　　　　　　　　C. 恐惧症

    D. 痴呆症　　　　　　　　E. 自闭症

10. 何某，女，60 岁。近 3 周来自觉无明显诱因出现情绪低落，兴趣减退，易疲劳，懒言少语，动作迟缓，早醒，自觉"脑子变笨，好像木头一样，整个世界都是灰色的，什么都没有意思"，多次有轻生的念头。该患者最可能的诊断是

    A. 神经衰弱　　　　　　　B. 抑郁症　　　　　　　　C. 癔症

    D. 反应性精神病　　　　　E. 精神分裂症

（三）A3 型题

（11 ~ 12 题共用题干）

张先生，干部，今年刚从机关退休，退休后常感到莫名其妙的烦躁、苦闷，吃不香，睡不好，坐立不安，情绪低落。

11. 张先生的心理问题可能属于

    A. 焦虑症　　　　　　　　B. 抑郁症　　　　　　　　C. 离退休综合征

    D. 神经症　　　　　　　　E. 精神分裂症

12. 张先生退休前职务较高，其表现与下列哪种因素最有关

    A. 人际关系　　　　　　　B. 心理准备不足　　　　　C. 社会支持

    D. 职业性质　　　　　　　E. 个性特点

（13 ~ 14 题共用题干）

女性，54 岁，诊断为焦虑症，整日处于惶恐不安中，感觉"太难受了"，有自杀企图，服用苯二氮䓬类药物治疗。

13. 该患者的主要护理问题是

    A. 焦虑　　　　　　　　　B. 社交障碍　　　　　　　C. 预感性悲哀

    D. 自杀的危险　　　　　　E. 思维过程的改变

14. 护士在给患者做药物指导时应提示患者

    A. 长期服用　　　　　　　　　　B. 小剂量服用　　　　　　　　　　C. 易出现依赖

    D. 症状控制后停药　　　　　　　E. 症状控制后服6～8周

(15～16题共用题干)

李先生，自感全身不适前来就诊。门诊护士巡视时发现他面色苍白，出冷汗，呼吸急促，主诉腹痛剧烈。

15. 门诊护士应采取的措施是

    A. 安排李先生提前就诊　　　　　　　　　　B. 让李先生就地平卧休息

    C. 为李先生测量脉搏血压　　　　　　　　　D. 安慰患者，仔细观察

    E. 让医生加快诊治速度

16. 医生检查后，建议立即将李先生送至急诊室，用轮椅运送患者，错误的做法是

    A. 推轮椅至诊察床旁　　　　　　　　　　B. 使椅背和床头平齐

    C. 翻起轮椅的脚踏板　　　　　　　　　　D. 站在轮椅背后固定轮椅

    E. 嘱患者靠后坐，手握扶手

二、综合问答题

1. 与老年人沟通时，应注意哪些技巧？

2. 何谓日常生活能力、功能性日常生活能力、高级日常生活能力？

书网融合……

📝 重点回顾　　　　📋 习题

模块四 老年人生活护理

学习目标

知识目标：

1. 掌握 老年人生活环境的要求；活动的原则；老年人跌倒的预防和护理措施。

2. 熟悉 老年人的饮食原则和饮食护理；排泄异常的护理；皮肤瘙痒症、压疮的预防和护理。

3. 了解 老年人清洁卫生护理。

技能目标：

能对老年人的日常生活进行正确指导。

素质目标：

培养认真求实、勤奋好学、勇于实践的优秀品质，具有良好的团队协作精神。

📖 **导学情景**

情景描述： 患者王某，女性，70岁，慢性腰痛8年。今晨在卫生间洗漱时不慎跌倒，跌倒后出现剧烈疼痛。家人将其送往医院，X线显示第四腰椎压缩性骨折。

情景分析： 王某，有慢性腰痛多年病史，在卫生间洗漱时不慎跌倒，老年人居家环境中存在哪些导致跌倒的因素需要改善，跌倒后导致腰椎骨折，老人需长期卧床，针对老人的生活起居要采取特殊的照护方式，比如洗漱、饮食、排泄照护等以及有效预防压疮。

讨论：（1）王某发生跌倒的危险因素可能有哪些？

（2）护士应该从哪些方面，指导患者和家属预防再跌倒？

学前导语： 老年期不同于人生的其他阶段，其器官功能老化而使健康受损，且老年人患各种慢性病的比例增高，导致其完成日常生活活动相对困难，严重影响其生活质量。因此，做好老年人的生活护理非常重要。

为实现健康老龄化，对老年人的生活护理不仅要重视疾病本身的康复，更重要的是帮助老年人在疾病和功能障碍的状态下，恢复基本的生活功能，或在健康的状态下独立、方便地生活。

项目一 老年人日常生活护理

老年人日常生活功能主要包括基本的日常生活活动、工具使用的生活活动、高级日常生活活动三个层次。基本的日常生活活动丧失，即失去生活自理能力；工具使用的生活活动丧失，则不能进行正常的社会生活，其活动范围将限制在家庭狭小的区域内；高级日常生活功能丧失，将失去维持社会活动的基础。因此，老年人的日常生活护理，应从这三个层面给予帮助，以补充、维持或完善其日常生活功能。

一、生活规律与生活环境

（一）调整生活规律

老年人离退休后，生活变成以家庭为主，打乱了以往工作中形成的紧张、繁忙的生活规律，对清闲、单调、寂寞孤独的生活节律和方式不适应，容易影响身体健康和精神状态，从而直接影响到老年人的生活质量。因此，护理人员及家属应在安全且让老人感到安心的前提下，尊重其的生活习惯，帮助其建立和维持有利于健康的生活方式，做到劳逸结合、动静相宜、丰富多彩。

（二）创建良好生活环境

对于老年人而言，生活环境直接地影响到了他们的安全、方便及生活质量。护理人员要从"健康、安全、方便、整洁"四个方面考虑，尽量去除妨碍生活行为的因素，或调整环境使其能补偿机体缺损的功能，促进生活质量的提高。

1. 社区环境 社区环境包括社区文化环境和社区医疗卫生保障系统。社区文化环境是老年人获得社会所提供的教育、文化、娱乐等资源的直接活动场所，可以丰富老年人的精神文化生活。良好的社区环境还应具备完善的医疗卫生设施和高素质、有爱心的医护工作人员，能为老年人提供优质和便利的医疗护理服务，还可以通过多种形式开展健康教育，宣传老年人常见疾病的预防保健知识，增强个体的保健意识，提高防病能力。

2. 室内环境 老年人尤其是独居、病残的老人，住宅内的采光、温度、湿度、通风和床单位的设置等，应让老年人感觉安全、舒适。

（1）采光：老年人视力下降，要注意室内采光适当，特别要注意老年人的暗适应力差，在光线较暗的地方易发生意外。应根据照明用途和场所适当配置照明器具，如保证走廊和厕所的灯光，不妨碍睡眠的情况下安装地灯等。

（2）温度和湿度：老年人的体温调节能力降低，室温应以 22~24℃ 为宜，湿度应为 50%~60%。最好在室内放置一个温湿度计，以便准确地判定室内的温湿度。

（3）通风：每天应开窗通风 2 次，每次 20~30 分钟，通风时避免对流风，防止老人受凉。通风时间最好选择在清晨或雨后，但冬季应在中午温度稍高时通风。

（4）色彩：老年人对色彩感觉的残留较强，可将门上涂上不同的颜色以帮助识别不同的房间，也可在墙上用各种颜色画线来指明厨房、厕所等方位。

3. 室内设施 老年人居室内的陈设应尽量简洁，一般有床、柜、椅凳、沙发即可，且家具的转角处应尽量用弧形。高过头的柜子、低于膝的抽屉最好不用，不利于老人取放东西。有条件的情况下，室内应有冷暖设备。

（1）床：对卧床的老年人进行各项护理活动时，较高的床较为适合。而对于一些能离床活动的老年人来说，床的高度应便于他们上下床及活动，床高的标准是以坐在床上时足底能完全着地为宜，最好大腿和小腿的角度呈 90°，一般从床褥至地面的高度为 50cm，如有能抬高上身或能调节高度的床则更好。床上方应设有床头灯和信号铃，两边有活动护栏，床边有把杆或扶手。为了预防和治疗腰部疼痛，最好选择木板床并铺上厚褥子，床单要干燥、平整无皱褶，以全棉的天然材料为宜。床的宽度最好在 100~120cm，有利于老年人自行坐起。

（2）桌子：桌子高矮要合适。过高，易导致老年人脊柱侧弯、肌肉疲劳、视力下降等；过低，则会使老年人感到肩部疲劳、起坐吃力、书写不适、胸闷等。

（3）椅凳：椅凳最好有靠背垫来托住脊柱，保持全身肌肉用力平衡，减轻劳累。靠背垫和椅面的宽度要适中，避免久坐导致血液循环受阻而使足部温度下降。

（4）沙发：沙发不宜过于柔软，高度要适中，有腰部疾患的老年人，应选购带靠垫的沙发，增加舒适度。

（5）冷暖设备：夏季使用空调时应注意温度不宜太低，避免冷风直吹。冬季使用取暖设备时应慎重考虑其安全性，如煤油炉或煤气炉对嗅觉降低的老年人来说有发生煤气中毒的危险，也易造成空气污染和火灾；电暖炉只能局部温暖，导致老年人不愿意起来活动；热水袋易造成烫伤；电热毯长时间使用易引起脱水。因此，有暖气的房间较适宜，可放置加湿器或水培植物等保持房间的湿度，且要经常开窗通风。

（6）厨房与卫生间：厨房和卫生间设计时一定要考虑到老年人的安全，如厨房的地面应注意防滑，水池与操作台的高度应适合老年人的身高，煤气开关应尽可能便于老年人操作等。卫生间应设在卧室附近，地面不能有台阶，两侧墙壁应设扶手以防跌倒，夜间应有照明灯。使用轮椅的老年人应将厕所改造成适合其个体需要的样式，地面要做防滑处理。如使用浴盆，应带有扶手或放置浴板，浴盆底部应放置有防滑的橡皮垫，对于不能站立的老年人使用淋浴椅。沐浴时应保持浴室温度在 24～26℃，并设有排风扇，以免湿度过高影响老年人呼吸。

总之，老年人的生活环境应去除妨碍老年人行为活动的因素，并且能补偿其机体缺损的功能，促进老年人生活能力的提高。

? 想一想

为脑卒中左侧偏瘫的老年人脱衣服时应该注意什么？

答案解析

二、衣着护理

由于老年人皮肤的特点，在服装选择上应以"实用、舒适、整洁、美观"为特点。

（一）衣着选择

1. 质地　老年人的体温调节中枢功能降低，寒冷的季节要注意衣着的保暖。另外，还要考虑到布料的通气性、吸水性及对皮肤的刺激性等。

2. 款式　服装的设计要便于穿脱，且利于活动和改变体位。上衣和拉链上应留有指环，尽量不用纽扣。必须要用时，应注意纽扣不宜过小。上衣的设计以前开襟为主。

3. 颜色　要选择柔和、不褪色、容易观察是否干净的色调。为了增强老年人的自信心，建议他们选择色彩较鲜艳的衣着，但前提是尊重其个人喜好。

4. 卫生　老年人的内衣裤、袜子等应勤更换，清洗后日光暴晒。

5. 安全舒适　老年人的平衡感下降，衣着过于窄小易影响血液循环，过大过长易引起绊倒。做饭时应避免袖口过宽，以防着火。冬季，最好穿保暖、透气、防滑的棉鞋，穿防寒性能较优的棉袜和羊毛袜。其他季节，老年人宜穿轻便布鞋，活动时尽量不穿拖鞋。老年妇女不要穿高跟鞋，以防跌伤。

（二）穿、脱衣顺序

一般患者按"先脱近侧后脱远侧，先穿远侧后穿近侧"的原则来进行即可，对肢体瘫痪的老年人穿脱衣顺序则需按照"先脱健侧后脱患侧，先穿患侧后穿健侧"的原则来进行。

三、活动与安全

"生命在于运动"。老年人进行适度的活动，能促进身体健康，延缓衰老进程，增强和改善脏器功能，提高机体抗病能力。

（一）老年人活动的生理意义

1. 促进新陈代谢 活动可促进人体的血液循环，升高体温，使组织器官充满活力，促进体内储存物质的利用，增加排汗，刺激组织更新。

2. 改善心肺功能 活动可增强心肌收缩力，改善心肌的血液供应，减少心血管系统疾病的发生。

3. 维持能量平衡 适当的活动可加大能量消耗，减轻体重，降低由肥胖引起各种并发症的风险。

4. 强化组织、骨骼系统 活动可使肌张力增强，促进肌肉的血液供应、蛋白质合成、糖原的合成和储备，增加肌肉活动耐力和灵活性。还可使老年人骨质密度增厚、韧性及弹性增加，延缓骨质疏松。还可增加关节的灵活性，预防和减少老年性关节炎的发生。

5. 其他 活动还能增强机体的免疫功能，提高对疾病的抵抗力。对于患糖尿病的老年人来说，活动是维持正常血糖的必要条件。适当的活动还可兴奋大脑，提高记忆力，增强体质，祛病延年。

（二）影响老年人活动的因素

1. 心血管系统

（1）最高心率下降：研究发现，当老年人做最大限度的运动时，其心率要比成年人慢。一般来说，老年人的最快心率约为 170 次/分。因为老年人的心室壁弹性比成年人弱，导致心室的再充盈所需时间延长。

（2）心输出量下降：老年人的动脉弹性变差，导致血压收缩压上升；外周静脉滞留量增加，血管阻力增加，会引起部分老年人舒张压升高。由于静脉壁弹性下降、血管周围肌群收缩力减弱，使静脉管腔变大、血流缓慢，回心血量减少，且老化导致心肌的舒缩能力降低，所以当老年人增加其活动量时，心排血量难以同步增加。

2. 肌肉骨骼系统 老年人的肌细胞因老化而减少，加上肌张力下降使骨骼支撑力下降，活动时很容易跌倒。且老化对于骨骼系统的张力、弹性、反应时间以及执行功能都有负面的影响，是造成老年人活动量减少的主要原因之一。

3. 神经系统 老化可造成脑细胞血流量减少、大脑萎缩、运动纤维丧失、神经树突数量减少、神经传导速度变慢，导致对外界的反应时间和反射时间相对延长，影响到老年人的姿势、平衡状态、运动协调、步态。活动时，需注意安全。

4. 其他 维持良好的身体状况必须坚持有规律的活动。老年人常患有慢性病，使其对活动耐受力下降。如帕金森病造成步态的迟缓及身体平衡感的丧失；骨质疏松症会造成活动受限，容易跌倒而造成骨折等。此外，老年人还可能因所服药物的作用或副作用、疼痛、抑郁、孤独、自我满意度降低等原因而不愿意活动。

（三）老年人活动的指导与护理

1. 老年人活动的种类和强度 老年人的活动种类可分为 4 种：日常生活活动、家务活动、职业活动、娱乐活动。日常生活活动和家务活动是生活最基本的活动，职业活动是属于发展自己潜能的有益活动，而娱乐活动则是促进老年人身心健康的活动。

老年人适合耐力性项目而不宜进行速度性项目，其活动强度应根据个人的能力及身体状态来选择。比较适合老年人锻炼的项目有散步、慢跑、游泳、太极拳、气功等。

对一般老年人而言，判断活动量是否合适的方法是运动后最适宜心率（次/分钟）＝170－年龄。但身体强壮者，运动后的心率可稍高些，最高心率（次/分钟）＝180－年龄，计算应采用测10秒心率乘以6的方法。其次，应结合自我症状综合判断，运动结束后若在3～5分钟内心率恢复到运动前水平，且运动后精力充沛、睡眠好、食欲佳，则表明运动量适宜；若在运动后虽然达到了最适宜心率，但需要10分钟以上才能恢复到运动前的心率，且运动后感到疲劳、头晕、心悸、气促、睡眠不良，则表明运动量太大；若运动时伴有严重的胸闷、气喘、心绞痛，甚至出现心率减慢、心律失常等，应立即停止运动，及时就医。

2. 老年人活动的注意事项

（1）时间：老年人活动的时间应以每天1～2次，每次半小时左右。一天活动总时间不超过2小时，饭后不宜立即运动。

（2）场地选择：应尽可能选择空气新鲜、安静清幽的公园、庭院、操场等，防止跌倒，并且要注意气候变化。

（3）项目：老年人可以根据自己的年龄、体质和场地等条件，选择适合的运动项目。活动的设计应当符合老年人的兴趣，应在他们能力范围之内且要考虑到他们对自己的期望。

（4）服饰的选择：衣裤要宽松、舒适，最好是运动服，随季节变化注意增减。运动鞋要大小合适、穿着舒适；鞋底稍软有弹性且防滑；鞋帮稍有硬度，以保护踝关节又便于活动。特患有糖尿病的老年人要特别注意鞋子的选择。

（5）其他：活动前不要喝含有咖啡因的饮料。运动后不宜立即停下或蹲坐休息，要逐渐放松，直到心率降至比正常状态下增快10～15次/分为宜。运动后不要立即洗热水澡，以防眩晕、虚脱。年老体弱、患有多种慢性病或平时有气喘、心慌、胸闷或全身不适者，应在医生的指导下进行活动。

（四）患病老年人的活动指导

老年人常因疾病困扰而导致活动障碍，特别是长期卧床者，很容易引起压疮、坠积性肺炎、静脉血栓形成等并发症，还可导致消化不良、便秘和失用性萎缩等。护理人员应根据病情，指导帮助患病老年人进行活动，以维持和增强其自理能力。

1. 瘫痪老年人 这类老年人要借助助行器等进行训练，手杖适用于偏瘫或单侧下肢瘫痪患者，前臂杖和腋杖适用于截瘫患者。步行器的支撑面积较大，稳定性高，多用于室内。选择辅助器的原则是两上肢肌力差、不能充分支撑体重时，可选用腋窝支持型步行器；上肢肌力较差、提起步行器有困难者，可选用前方有轮型步行器；上肢肌力正常、平衡能力差的截瘫患者可选用交互型步行器。

2. 采取制动状态者 老年人制动状态很容易导致肌力下降、肌肉萎缩等并发症。因此，在不影响治疗的同时，尽可能地做肢体的被动运动或按摩等。

3. 有心理障碍活动者 老年人对于因担心病情恶化而不愿意活动的，应耐心说明活动的重要性，以及对疾病的影响，并鼓励其一起参与活动计划的制定，尽量提高兴趣和信心。

4. 痴呆老年人 为了便于照料，痴呆老年人常常限制在固定的范围内活动。但这种限制，只能加重其病情。护理人员应该增加他们与社会的接触机会，有效延缓病情的发展。

♥ **护爱生命** ────────────────────────────────

用时间诠释信念，用平凡见证感动

有人说，最难的是坚持，最苦的是等待，最美的是奉献。在武汉某心脏病医院老年科病房里有这样的一位护士，温暖自然、不张扬、不言弃。她是一名带教护士，老年科病房很少家属陪护，大量的生活护理都是护士完成的，工作量尤为繁重。一位刚做过肛门手术的患者躺在床上正为解大便痛苦，她走上前去轻声说："婆婆，我来帮你！"难闻的气味扑面而来，婆婆尴尬地说："姑娘，你出去吧，臭。""没关系。"她简洁的话语、轻柔的动作帮婆婆顺利的解除了痛苦。病友说：她是一位好护士，技术好，心灵更美。生活护理在老年护理工作中显得尤为重要，需要护理人员付出更多的耐心和爱心。

（五）跌倒的预防与护理

跌倒是一种不能自我控制的意外事件，是指平地行走时摔倒在地或从稍高处摔倒在地的现象。WHO 指出，跌倒是老年人慢性致残的第 3 大原因。流行病学显示，欧美等国每年有 35% 以上的老年人跌倒过 1 次或多次，是 65 岁以上老年人死亡的第 6 位原因。

1. 原因　跌倒是多种因素相互作用的结果，可概括为内在危险因素和外在危险因素 2 个方面。

（1）内在危险因素：内在危险因素主要来源于患者本身的因素，通常不易察觉且不可逆转，包括以下 4 种：①生理因素。随年龄增长，老年人视觉、本体感觉和前庭感觉功能减退，中枢神经系统和周围神经系统的控制能力下降，下肢肌肉力量减弱，导致平衡能力降低。②病理因素。凡能导致老年人步态不稳、平衡功能失调、虚弱、眩晕、视觉或意识障碍的急、慢性疾病均可能诱发跌倒。③药物因素。如老年人服用镇静催眠药、镇痛药、抗焦虑药、抗抑郁药、降压药、降糖药等，均易使其平衡性受到影响而发生跌倒，其中抗抑郁药危险性最大。④心理因素。沮丧、抑郁、焦虑等均可增加跌倒的危险。

（2）外在危险因素：①环境因素。室内灯光昏暗、地面湿滑不平坦、楼梯台阶、家具高度和摆放位置不合适等，室外环境的台阶和人行道缺乏修缮、雨雪天气、拥挤等及个人居住环境发生改变、不合适的穿着、拐杖等辅助用具不合适等，都可造成老年人跌倒。②与活动状态有关的危险因素。大多数老年人跌倒发生于行走或变换体位时，少数发生在从事重体力劳动或较大危险性活动（如爬梯子、骑车）时。

2. 预防　跌倒的预防，总的原则是祛除或纠正危险因素。若由内因引起，应采取措施以减少与内因相关的损害，并提供康复治疗（包括平衡和步态训练）；若由外因引起，应纠正、改善居住环境。

（1）评估老年人的活动能力：通过"止步交谈"现象观察、平衡功能测试及跌倒预测指数等多项检查，筛选出易跌倒的危险人群，帮助其分析可能的诱发因素，制定预防措施，并分等级标记。

（2）改善居住环境：房间布局应简洁，家具稳定、摆放适当。卫生间靠近卧室，紧急联系电话或远距离警报器方便、易取，地面应平坦、防滑，卫生间铺设防滑砖或防滑垫。走廊应宽阔无障碍，楼梯设扶手、台阶平整无破损、高度合适（不超过 15cm）。室内光线充足且分布均匀、不闪烁（尤其是浴室、卧室和楼梯处）。床单元的高度和床垫要松软、适宜等。

（3）指导日常生活：老年人衣、裤、鞋要合适，走动时尽量不穿拖鞋，走动前先站稳再起步。小步态的老年人，起步时腿要抬高，步子要大。变换体位时动作要慢，日常生活起居做到"3 个 30 秒"，即醒后 30 秒再起床，起床后 30 秒再站立，站立后 30 秒再行走。日常活动（如起床、散步、如厕、洗澡）时酌情有人照顾，外出时有人陪同，活动不便者可使用安全的辅助工具。有感知障碍者，可佩戴老花镜和/或助听器。反应迟钝、有体位性低血压的老年人，最好在睡前将便器置于床旁。意识障碍、身材高大或睡眠中翻身幅度较大的老年人，应床边加床挡。

（4）运动锻炼：规律的运动锻炼（特别是平衡训练）可减少 10% 的跌倒发生率。运动锻炼的形式可根据老年人的年龄、活动能力和个人兴趣选择，如散步、慢跑、太极拳、平衡操等。

（5）重视相关疾病的防治：积极防治可诱发跌倒的疾病，如控制高血压、心律失常和癫痫发作。

（6）合理用药：避免给老年人使用易引起跌倒的药物。若必须使用，尽量减少用药的种类和剂量，缩短疗程。

（7）心理护理：通过教育，使老年人了解自身的健康状况和活动能力，克服不服老、不愿麻烦别人的心理，要及时主动向他人求助，以减少跌倒的发生。若老年人存在跌倒的恐惧心理，要帮助其分析恐惧的缘由，有针对性地与其一起制定克服措施。

（8）健康指导：加强社区健康教育，向高危人群、家属及照顾者讲解跌倒的危险因素、不良后果及防治措施。教导老年人定期体检，及时治疗相关疾病，不乱用药物，少饮酒。指导家属及照顾者给予老年人充足的时间进行日常活动。

👁 看一看4-1

大踏步，防跌倒

"原地踏步"，简便易行，不受场地和器材限制。完成"大踏步"动作时，身体负重由一侧下肢转移到另一侧肢体，可交替往复进行重心的转移练习，因而对改善平衡能力非常有益。同时，"大踏步"也需要上肢的协调配合，对肢体协调能力的提高有帮助，间接起到提高平衡能力的作用。

3. 护理

（1）跌倒后起身的正确方法：先从仰卧位转为俯卧位，再匍匐向前爬行，慢慢移到坚实可支撑的平面并向上引伸。

（2）观察病情：监测老人的生命体征和神志，协助医生进行全身检查，确定有无损伤、损伤的类型及程度。

（3）针对损伤给予相应的护理：如疼痛、骨折和自理缺陷的护理，应根据病情给予对因、对症护理。

（4）心理护理和健康指导：安慰、疏导老人，减少老人对跌倒的恐惧感，鼓励老人早期活动，防止"卧床休息综合征"的发生。

四、休息与睡眠

（一）休息

1. 休息的含义　休息并不意味着停止活动，变换活动方式也是休息。

2. 注意事项

（1）休息的质量：有效的休息是指充足的睡眠、心理的放松、生理的舒适。卧床限制活动不能保证老年人处于休息状态，有时这种限制还会增加其厌烦而妨碍休息的效果。

（2）休息方式的调整：应尽可能对老年人的休息方式进行适当调整，尤其是长期卧床者。如看书和看电视是一种休息，但不宜时间过长，应适时举目远眺或闭目养神来调节一下视力。长时间做家务后，可站立活动一下或散散步等。

（3）体位的改变：老年人在改变体位时，要注意预防直立性低血压或跌倒等意外的发生，做到"3个30秒"。

（二）睡眠

休息的最好方式是睡眠。随着年龄的增长，老年人脑动脉逐渐硬化，血管壁弹性减低，动脉管腔狭窄，脑血流量相对减少，脑组织呈慢性缺血缺氧状态，很容易疲劳。一旦出现疲劳或睡眠不足，可能诱发或加重各种躯体及精神疾患。因此，充分合理的睡眠对老年人的身体健康是十分必要的。

1. 老年人睡眠的特点　由于生理、病理、环境、药物等因素的影响，老年人睡眠质量下降，其睡眠有以下特点。

（1）睡眠时间缩短：调查发现 65 岁以上的老人，就寝时间虽平均为 9 小时，但实际睡眠时间大约只有 7 小时。

（2）警觉易醒：老年人睡眠易受内外因素的干扰，趋向早睡早起。

（3）睡眠时相变化：浅睡眠增多，深睡眠减少。

（4）睡眠时间改变：昼夜睡眠时间重新分布，夜间睡眠减少，白天睡眠时间增多。

（5）耐受性：老年人对睡眠到觉醒各阶段转变的耐受力较差。

2. 促进老年人睡眠的措施

（1）生活规律：按作息时间养成良好的生活习惯，到就寝时自然进入睡眠状态。

（2）提供舒适的睡眠环境：调节卧室的光线和温湿度，保持床褥干净整洁，维持环境的安静。

（3）帮助老年人养成良好的睡眠习惯：老年人应提倡早睡早起、午睡的习惯。对于已养成的特殊睡眠习惯，不能强迫立即纠正，需要多解释并进行诱导，使其睡眠时间尽量正常化，限制白天睡眠时间在 1 小时左右，同时缩短卧床时间，以保证夜间睡眠质量。

（4）晚餐：晚餐时间最少在睡前 2 小时，且饮食清淡、少量。睡前不饮用浓茶、咖啡、酒或大量水，避免吸烟、使用利尿剂。提醒老人于入睡前如厕，以免夜尿增多而干扰睡眠。

（5）保持良好的情绪：睡前不看刺激的电视、书籍、报纸等。老年人思考问题较专一又固执，遇到问题会反复考虑，尤其是内向型的老年人。所以，调整老年人睡眠，首先要调整其情绪。

（6）适当运动与放松心情：睡前活动 30 分钟，可促进睡眠。要指导老年人坚持参加力所能及的日间活动，以促进睡眠。

（7）遵医嘱使用镇静剂：有的老年人因入睡困难而自行服用镇静剂。镇静剂可抑制机体功能、降低血压、影响胃肠道蠕动和意识活动等。因此，应尽量避免选用药物催眠。必要时，可在医生指导下选用。

五、口腔护理

患病的老年人由于机体抵抗力下降，活动不便，或昏迷、禁食、高热，或长期使用抗生素等，容易引起细菌感染或霉菌感染。因此，对卧床老人要做好口腔护理，预防口腔炎和化脓性腮腺炎等发生。📱微课

1. 老年人口腔护理的注意事项

（1）取坐位或半坐卧位。

（2）动作要轻柔，特别是有凝血功能障碍者，防止损伤黏膜和牙龈而致出血。

（3）擦洗时，牙齿的各个面都要擦到并擦洗干净，并注意观察口腔黏膜和舌苔的变化，扁桃体有无红肿、溃烂，还要辨别特殊的口腔气味。

（4）擦舌和上腭时不要过深，以免引起恶心。

（5）根据不同病情选择特殊的漱口液，如 1%～3% 的过氧化氢（双氧水）、2%～3% 的硼酸溶液、1%～4% 的碳酸氢钠等。

（6）口唇干裂者可以涂甘油。

2. 义齿的护理要点

（1）日间佩戴，因其会积聚食物碎屑、牙菌斑和牙结石，故应在餐后取下用清水清洗干净。

（2）佩戴义齿的老年人，在日常生活使用过程中，应避免用义齿咬过硬的食物。

（3）晚上睡觉时应将义齿取下，并按摩牙龈。

（4）义齿取下后，应放在冷水中浸泡，切不可用热水或乙醇浸泡。

六、性需求和性生活卫生指导

老年人适当而满意的性生活可延年益寿，使心情舒畅，消除孤独感，增强生活的信心。因此，护理人员应当对性有正确的观念和态度，了解老年人性生活存在的潜在问题及其影响因素，以协助其提高生活质量。

（一）老年人的性需求

对于老年人来说，往往只需要一些浅层的性接触就可以获得满足感，例如彼此之间的摩擦、接吻、拥抱等。也就是说，年轻时激烈的性行为，在老年时期可被相对温和的情感表达方式所取代。

据统计，丧偶独居老年人平均寿命要比有配偶同居者短7~8年。性生活会使老年夫妻双方更多地交流感情，相依为命，从而有效地减少孤独、寂寞、空虚等影响寿命的不良情绪。

（二）影响老年人性生活的因素

1. 生理因素 老年人生殖器官因老化而逐渐衰退，性激素分泌减少，性欲下降。

2. 常见疾病 老年人易患高血压、心肌梗死、慢性阻塞性肺疾病、糖尿病及泌尿生殖系统疾病、关节炎等，这些都会妨碍正常的性生活。除疾病本身外，一些药物的副作用也会影响性功能，如抗精神病药物能抑制勃起或射精的能力、镇静催眠药物能抑制个体的性欲等。

3. 性知识缺乏 老年人由于缺乏性知识，存在许多误解。如认为性是年轻人的事情，老年人射精容易伤身，女性在停经后性欲就会严重下降等。

4. 传统观念束缚 不少的老年人认为自己步入老年行列，再涉及性问题，会引起嘲笑，认为生殖能力的消失就意味着性功能的丧失。

5. 社会文化和环境因素 养老机构中房间设置单一，衣服常没有性别样式区别，或如厕没有男女分开使用的安排，这些都不利于性别角色的认同。而且受中国传统的影响，使得老年人同性恋、自慰等情形，很难被社会接受和认可，导致老年人正常的性需求无法得到满足。

（三）老年人性生活卫生指导

1. 一般指导 对老年人及其配偶、照顾者进行有针对性的健康教育，帮助他们树立正确的性观念，鼓励老年人和配偶的沟通亲昵，并且为老年人提供舒适、隐私的私人空间，时间选择应当以休息后为佳。

2. 性卫生指导 性卫生的指导包括性生活的频率、性器官的清洁和性生活的安全等，其中性生活的频率取决于其健康状况、文化修养和习惯等。有下列情况之一者不应进行性生活：①长途旅行后或过度疲劳时。②热水澡后。③过于兴奋或悲哀。④女方阴道有出血或炎症时。

3. 患病老年人性生活指导

（1）对患心脏病老年人的指导：有心脏病的老年人，在心脏允许的限度内可以进行适度性生活。

（2）对呼吸功能不良者的指导：性生活会加重呼吸困难。此类患者应当学会在性活动中应用呼吸技巧来提高氧的摄入和利用。平时可利用上下楼梯来练习，活动时吐气，静止时吸气。时间上还可选择使用雾化吸入治疗后，提高患者安全感。

（3）对其他患者的指导：对患有前列腺肥大的患者，应当告知逆向射精是无害的，不要因此而心生恐惧。糖尿病患者可以适当地使用药物或润滑剂来减轻疼痛。关节炎患者可由改变姿势或服用止痛药等方法来减轻不适，或在事前30分钟泡个热水澡，使关节肌肉达到放松舒适的状态。

七、常用的辅助用品

（一）老花镜

佩戴老花镜一定要根据老人的年龄、职业、居住环境等特点来选择。一般有2种：一种为单眼或单焦点眼镜，适宜于以前是正常视力的老人，只有在读书、做精细工作时佩戴，做一般家务或进行活动时则不需要戴；另一种为双光眼镜或双焦点眼镜，适用于原有近视眼、远视眼或散光的老人，这种眼镜将看远物或看近物的镜片合为一体，眼镜的上半部看远处物体，下半部阅读或看近处物体，省去了需要两副眼镜的麻烦。

（二）助听器

助听器可将声音信号放大，便于老人进行日常交流，享受生活的乐趣，有益于身心健康。但老人是否需要佩戴助听器，佩戴何种助听器，应由医生检查后决定。注意根据所选类型正确佩戴，每日坚持使用，佩戴时间逐渐加长，音量从低到高再逐渐增加到适合音量。

（三）助行器与手杖

行走不便的老人，可使用助行器或手杖。

1. 助行器 常用的助行器有2种：一种是带轱辘的助行器，适用于能够步行但容易疲劳的老年人；另一种是不带轱辘的助行器，用于不能行走的老年人，既可帮助老人站立，又能训练老年人的行走能力。

2. 手杖 手杖分为木制和金属制。木制手杖长短是固定的，不能调整；金属手杖可依身高来调整。为防止老人发生跌伤，手杖的底端应加上橡皮垫。手杖的合适长度需符合以下要求：①手柄适于抓握，手握时感觉舒适，弯曲部与髋部同高。②肘部在负重时能略弯曲。③向前伸支撑时，手臂伸直。

项目二　老年人营养与饮食护理

营养与饮食是维持、恢复、促进健康的基本手段。护理人员应当掌握老年人的饮食原则，了解老年人的饮食结构，采取有效的措施来增进老年人的食欲，协助其进餐，满足老年人的营养需求。

一、老年人的生理代谢特点

（一）代谢功能下降

1. 基础代谢率下降 老年人基础代谢率减慢，一般要比青壮年时期降低10%～15%，75岁以上老年人可降低20%以上。

2. 合成代谢降低，分解代谢增高 老年人机体的合成与分解代谢失去平衡，合成代谢比分解代谢低，引起细胞功能下降。

（二）器官功能降低

1. 消化系统 多数老年人牙齿脱落，影响食物的咀嚼和消化。消化酶、胃酸等各种消化液分泌减少，影响食物的消化和吸收。胃肠蠕动及排空减慢，易导致便秘。

2. 心功能降低 心率减慢，心搏出量减少，血管逐渐硬化。

3. 脑功能和肾功能逐渐减低 老年人脑细胞及肾细胞数量较青年期大大减少，肾小球滤过率下降，糖耐量降低。

（三）体内成分发生变化

1. 脂肪组织增多　老年人体内脂肪随年龄增长而增加。

2. 细胞量下降　突出表现为由于肌肉组织的重量减少出现肌肉萎缩。

3. 体内水分减少　主要表现为细胞内液减少。

4. 骨组织中矿物质减少　突出表现为钙的含量减少，骨密度降低。所以，老年人常发生不同程度的骨质疏松症及骨折。

二、老年人的营养需求

（一）热能

老年人尤其是高龄老年人，因消化、吸收功能下降，提倡少食多餐，可改为1日5餐。根据中国营养学会推荐的中老年人在不同劳动强度下每日能量摄入量，见表4-1，判断老年人热能的摄入与消耗是否平衡。

表4-1　中国中老年人每日能量摄入量（RNI）

性别	年龄	能量 [MJ（kcal）]		
		轻度劳动	中度劳动	重度劳动
男	50～	9.62（2300）	10.87（2600）	13.0（3100）
	60～	7.94（1900）	9.20（2200）	
	70～	7.94（1900）	8.80（2100）	
	80～	7.94（1900）		
女	50～	7.94（1900）	8.36（2000）	9.20（2200）
	60～	7.53（1800）	8.36（2000）	
	70～	7.10（1700）	7.94（1900）	
	80～	7.10（1700）		

热能的摄入量与消耗量应保持平衡，并维持正常体重为宜。摄入量是否合适，可用目前较通用的身体体重指数（body mass index，BMI）来衡量。

BMI = 体重（kg）/ [身高（m）]^2

BMI正常值为18.5～22.9。＜18.5为消瘦，提示热能摄入不足；≥23为超重，提示热能摄入过量，其中，23～24.9为肥胖前期，25～29.9为Ⅰ度肥胖，≥30为Ⅱ度肥胖。

（二）营养素

1. 蛋白质　一般来说，老年人每日蛋白质的摄入量应该与年轻人一样，每千克体重需要供给蛋白质1.0～1.5g，不应少于0.7g。蛋白质供给的能量占总热能的15%。原则上老年人应该摄入少量优质蛋白质，如鱼、瘦肉、禽、蛋、奶、大豆蛋白供应（优质蛋白质应占蛋白质总量的50%左右）。对于肝肾功能不全的老年人，豆类蛋白质的摄入应控制在蛋白质摄入总量的1/3以下。

2. 脂肪　老年人体内胆汁酸的分泌减少，脂酶活性降低，对脂肪的消化能力下降。老年人要减少饱和脂肪酸（动物脂肪如猪油、奶油、肥肉等）的摄入，多食以富含不饱和脂肪酸的植物油为主，供给量按每日1.0g/kg为宜。

3. 碳水化合物　老年人对糖类的利用率降低，摄入的比例过高，特别是单糖、双糖等如葡萄糖、蔗糖（如砂糖、红糖等）容易引起高脂血症和高胆固醇血症，还可诱发龋齿、心血管疾病与糖尿病等。摄入糖类过少，又会使蛋白质分解增加以供人体所需的热能。

4. 膳食纤维　膳食纤维属非营养素成分，不能被人体消化吸收，具有吸收水分、促进肠蠕动、吸附由细菌分解胆酸等生成的致癌和促癌物质、促进胆固醇的代谢、增加饱腹感等作用，对维持老年人的健康极为重要。老年人的主食应多选择粗粮（如糙米、薯类、玉米、麦片等），能提供蛋白质、人体必需的氨基酸、矿物质、维生素，尤其是能提供膳食纤维。

5. 维生素　维生素在蔬菜、水果中含量丰富。每天食用 5 种蔬菜，以及薯类（500g）、水果（100g）等，以满足老年人对多种维生素和膳食纤维的需要。

6. 无机盐　老年人应强调适当增加富含钙质的食物摄入。中国营养学会推荐 60 岁以上老年人钙的供给量为 1000mg/d。国外建议，老年人尤其是绝经后妇女的钙供给量应增加至 1200~1500mg/d。钙质较好的食物来源有奶类及奶制品、豆类及豆制品、鱼虾以及干果等。其中，应首选牛乳，其含钙量为 109mg/100ml。

此外，老年人应注意选择含铁丰富的食物，如瘦肉、动物肝脏、黑木耳、紫菜、菠菜、豆类等。

7. 水和电解质　老年人每日摄入量一般为 2000ml 左右，保持每日尿量在 1500ml 左右，每次饮水不宜过多。水分的摄入形式可多样化，如奶、茶、水果汁、汤羹及其他饮料，既能补充水分又可补充营养。

老年人还要注意钠、钾等的摄入。健康老人的食盐摄入量应不超过 6g/d，高血压、冠心病患者不宜超过 5g/d。老年人推荐钾的供给量为 3~5g/d，食物中豆类、瘦肉、乳、蛋、马铃薯、绿叶蔬菜、茶叶、谷物及水果等含钾量较高。

三、老年人的饮食原则

老年人合理的膳食，应遵循以下 6 个原则。

1. 营养素比例要适当　老年人应坚持营养素的均衡摄入，适当限制热量以保持理想的体重。食物的选择应保证有充足的优质蛋白、低脂肪、低糖、低盐、高维生素，并应含有适量的钙、铁等元素，还要注意粗粮与细粮的搭配。

2. 食物要易于消化和吸收　老年人的饮食要"热、淡、杂、烂"，即饮食要热，菜肴要淡，食物要杂，饭菜要烂。食物应细、软、松，同时注意色、香、味的搭配，既易消化又增加食欲。

3. 养成良好的饮食习惯　应遵循"早吃好，午吃饱，晚吃少"的原则，饮食有规律，定时定量，少量多餐，可一日五餐，要避免暴饮暴食或过饥过饱，晚餐不宜过饱。

4. 食物的温度要适宜　老年人消化道对食物的温度很敏感，饮食宜温偏热，忌过冷过热。两餐之间或睡前可加用热饮料。

5. 注意饮食卫生　注意饮食卫生、餐具卫生，把好病从口入关。不吃烟熏、烧焦、发霉或过烫的食物，预防癌症等疾病的发生。

6. 注意个体差异　既要考虑满足个人的嗜好和习惯，还要有利于疾病的康复。

练一练

饮食与营养对维持老年人的健康非常重要，对其营养特点的描述错误的是

A. 早餐吃好，中餐吃饱，晚餐吃少　　　　　B. 温度要适宜，宜温偏热

C. 适当增加热量的摄入，防止营养不良　　　D. 食物加工应细、软、松

E. 少量多餐，低脂、低糖、低盐、高维生素

答案解析

四、老年人的饮食护理

（一）烹饪时的护理

1. 咀嚼、消化吸收功能低下者的护理　蔬菜要切细，肉类最好制成肉末，多选用富含纤维的蔬菜

如青菜、根菜类。烹制多采用炖或煮的方式。

2. 吞咽功能低下者的护理　某些食物很容易误咽,对有吞咽功能障碍的老年人更应该注意。因此,应选择黏稠度较高的食物,同时要根据老年人的身体状态来合理调节食物种类。

3. 味觉和嗅觉等感觉功能低下者的护理　味觉、嗅觉等感觉功能低下的老年人喜欢吃味道浓重的调味品如盐和糖,对健康很不利。有的老年人因感到食物太淡而没有胃口,在烹调的时候可加醋、姜、蒜等调料来刺激食欲。

（二）进餐前护理

1. 一般护理　进餐时,室内空气要清新,应定时通风换气,排除异味。鼓励老年人自行进食,对卧床的老年人要根据其病情采取相应的措施,如使用床上餐桌进餐;也可酌情喂饭,但要尊重其生活习惯,掌握适当速度。

2. 上肢障碍者的护理　老年人患有麻痹、挛缩、震颤等上肢功能障碍时,自己进食有困难,但有的还是愿意自己进食。我们可以提供自制的或特殊的餐具,如老年人专用的柄短的叉勺,易于握持,也可以用纱布或布条缠在普通勺子上使用。有的老年人张口困难,可将婴儿用的小勺加以改造后用。使用筷子的精细动作对大脑是一种良性刺激,应尽量维持老年人的这种能力,可用弹性绳子将 2 根筷子绑在一起以防脱落。

3. 视力障碍者的护理　对于视力障碍的老年人,要先向老年人说明餐桌上食物的种类和位置,并帮助他们用手触摸以便于确认。热汤、茶水等易引起烫伤的食物要提醒他们注意,鱼刺要剔除干净以保证安全。视力障碍的老年人可能因看不清食物而造成食欲减退,因此食物的味道和香味更加重要,可以让老年人和家属或与其他老人一起进餐,创造良好的进餐气氛以增进食欲。

4. 吞咽能力低下者的护理　有的老年人存在会厌反应能力低下、会厌关闭不全或声门闭锁不全等情况,因此很容易将食物误入气管。尤其是卧床老年人,舌控制食物的能力减弱,更易引起误咽,因此进餐时老年人的体位很重要。一般来说,采取坐位或半坐位比较安全,偏瘫的老年人可采取侧卧位,最好是健侧卧位。进食的过程中应有照顾者在旁边观察,以防发生事故。随着年龄的增加,老人的唾液分泌也相对减少,口腔黏膜的润滑作用逐渐减弱,所以在进餐前应先让其喝水湿润口腔,对于患有脑血管疾病或神经功能失调的老年人更应如此。

项目三　老年人排泄护理

排泄过程是维持健康和生命的必要条件。指导缺乏相关保健知识、帮助丧失自理能力而不能正常排尿、排便的老年人维持良好的排泄功能,维护其尊严和社会自立是护理人员的重要职责。

一、如厕的护理

1. 厕所的设计　老年人使用的厕所既要方便能行走的老人使用,也要便于坐轮椅或偏瘫的老人使用。卫生间的门应向外开,以便发生意外时能及时救护。厕所内要有呼叫器,并安置在老人容易触到的地方。地面要有防滑垫,如厕要穿防滑拖鞋。宜选用坐式马桶,并设有扶手,以方便老人自己蹲坐和起身。

2. 如厕护理　对反应迟钝、经常发生体位性低血压、服用降压药的老人,夜间尽量不去厕所,如夜尿次数多,应在睡前备好所需物品和便器,必须下床或上厕所时,一定要有人陪伴。对患有高血压、冠心病的老人,当用力屏气排便时,腹壁肌和膈肌强烈收缩使腹压增高,心脏排血阻力增加,动脉血压和心肌耗氧量增加,可诱发心绞痛、心肌梗死及严重的心律失常等。因此,应指导老人注意勿用力排便，大便时应取坐位，便后站起时应缓慢，以防发生猝死等意外。

二、卧床者的排泄护理

老年人因疾病原因需卧床休息或因身体极度虚弱无力下床时，要使其逐渐适应在床上解大小便，可采用以下方法促进排泄。

1. 提供隐蔽的排泄环境　闭门窗、屏风遮挡、无关人员回避，为老年人提供舒适、隐蔽、有自尊的排泄环境。

2. 采取适宜的排泄姿势　酌情协助老年人适当调整体位，如扶老年人略抬高上身或坐起，尽可能按照他们习惯的姿势进行排泄。

3. 便前诱导　排尿困难者，可让其听流水声或用温水冲洗会阴、按摩下腹部等方式来诱导排尿。对排便困难者用开塞露、甘油栓等协助通便。

三、便秘的护理

由于活动减少、生活不规律、肠蠕动功能减弱、肠道平滑肌及其他排便辅助肌，如腹壁、膈肌、盆底肌无力等原因，大约有1/3的老年人会出现便秘，严重影响老年人的生活质量。应采取以下护理措施。

1. 饮食调整　老年人应多食用含纤维素丰富的食物，少食刺激性辛辣食物。多饮水，保证每天饮水量在1500～2000ml为宜。

2. 适当增加运动量　选择适宜老年人的活动，如散步、慢跑、做操、打太极拳等，可促进肠蠕动，保证每天活动时间30～60分钟。卧床或坐轮椅的老人应做肢体活动，并定时翻身、进行腹部按摩。

3. 腹部环形按摩　排便时用手沿结肠解剖位置自"右下腹－右上腹－左上腹－左下腹"的顺序循环反复进行腹部按摩，开始每次10圈，以后逐渐增加，力度以自我感觉舒适为宜，同时可作肛门收缩运动。

4. 规律排便　重建良好的排便习惯，每天定时排便，理想的排便时间是晨起或餐后两小时内，即使无便意亦可稍等，以形成条件反射。排便时不阅读报纸、杂志或听广播，集中精力，避免排便时间过久。

5. 辅助排便　便秘严重，可采取开塞露、灌肠等通便法。因干粪便阻塞直肠下部，靠近肛门口处，可人工取便。

6. 药物治疗

（1）蜂蜜：20～30ml，清晨空腹饮用，润肠通便。

（2）甘油、液状石蜡油或香油：10～20ml，每晚睡前服用，润滑肠腔、软化大便。但液状石蜡油长期服用可影响维生素D的吸收，发生软骨病，只可短期使用。

（3）番泻叶：3～5g，每晚开水泡汁服用，泄热通便。

7. 健康教育　根据老年人产生便秘的不同原因，进行健康教育。

（1）饮食指导：嘱老年人多食用纤维素多的食物，经常食用核桃、蜂蜜等润肠食物，常食五谷杂粮，多饮水，少食糖，少饮浓茶或可乐等含咖啡因的饮料。

（2）建立良好的排便习惯：固定时间排便，有便意时应及时排便，防止有意识地抑制便意。

（3）提供良好排便环境：满足老年人私人空间需求，可设置屏风或拉帘。照顾他们排泄时，只协助其无力完成部分，避免其心理紧张。

（4）避免药物副作用：若因药物副作用导致便秘时，及时请医生调整药物。

（5）运动：根据体质情况，选择适宜的运动项目锻炼。

四、大便失禁的护理

老年人由于肛门括约肌张力减弱，肛管、直肠感觉功能减退，大便失禁较常发生，且女性多于男性，尤其多产老年妇女发生率高，影响其生理、心理、社会、经济及生活质量等各方面。针对不同原因，应采取以下护理措施。

1. 心理护理 排便失禁的老年人心情紧张而窘迫，会感到自卑和忧郁。护士应尊重和理解，并给予心理安慰与支持。

2. 保护皮肤 为老年人提供床旁便器或准备轮椅、拐杖等辅助器具，以帮助他们如厕及时排便。床上铺橡胶单、中单或一次性尿布，每次便后用温水洗净肛门周围皮肤，保持皮肤清洁干燥。

3. 调整饮食 应指导老年人摄入营养丰富且易消化、吸收、少渣少油的食物，避免食用产气、粗糙、刺激性强和有腹泻作用的食物。饮食所含营养不能满足身体需要时，应从肠道外补充营养。

4. 药物治疗 遵医嘱积极治疗原发病，必要时对症处理。对全结肠切除术后或腹泻者，应给予止泻剂，如洛哌丁胺、复方地芬诺酯等。

五、尿潴留的护理

老年男性前列腺增生、女性膀胱颈梗阻、尿路结石、尿道狭窄、膀胱肿瘤等原因，均易导致尿潴留。其护理措施如下：

1. 心理护理 尿潴留老年人下腹胀痛难忍，心情急躁。护士应理解他们，鼓励做深呼吸等缓解紧张情绪。

2. 排尿环境和姿势 提供隐蔽的排尿环境，使其安心排尿。卧床老年人如不习惯卧床排尿，应协助其取舒适姿势。对某些接受手术或因病情需绝对卧床休息者，应事先有计划地指导和督促其在床上进行排尿训练，防止发生尿潴留。

3. 刺激膀胱排尿 热敷、按摩可放松肌肉，促进排尿。如果病情允许，可用手按压膀胱协助排尿，切忌强力按压以防膀胱破裂。

4. 诱导排尿 利用条件反射如听流水声或用温水冲洗会阴来诱导排尿，也可采用针刺中极、曲骨、三阴交穴或艾灸关元、中极穴等，以促进排尿。

5. 导尿术排尿 各种处置无效时应采用导尿术。导尿时注意严格无菌操作，动作轻柔，以一次放尿量不超过 1000ml 为宜。

6. 留置导尿管引流 必要时留置导尿管持续引流，注意保持导尿管通畅，每日更换接尿袋，防止逆行感染。

六、尿失禁的护理

尿失禁可造成皮肤糜烂、身体异味、反复尿路感染，是老年人孤僻、抑郁的重要原因之一。因此，也是老年护理应高度重视的问题。

1. 心理护理 无论什么原因引起的尿失禁，都会给老年人造成心理压力，如精神苦闷、忧郁、丧失自尊等。医务人员应给予充分理解，维护老年人自尊，保护其隐私，消除其自卑心理。同时，应与家人进行沟通，争取家庭的支持和帮助，使老人树立信心，积极配合治疗和护理。

2. 皮肤护理 床上铺橡胶单和中单，也可使用一次性尿垫或一次性纸尿裤。经常用温水清洗会阴部皮肤，及时更换衣裤、床单、尿垫或纸尿裤，局部皮肤可涂适量油膏保护。对于不能控制的尿失禁老年人，可采用外部引流法，防止漏尿。男性可用带胶管的阴茎套接尿，女性可用吸乳器连接胶管接尿。

3. 重建正常的排尿功能

（1）指导老年人多饮水，保证每日摄入液体 2000～2500ml，使之有足够的尿液刺激排尿反射的产生。

（2）盆底肌训练：指导老年人进行骨盆底肌肉的锻炼，以增强控制排尿的能力。具体方法是患者取立、坐或卧位，试做排尿动作，先慢慢收紧盆底肌肉，再缓慢放松，每次 10 秒左右，连续 10 次，每日进行数次，以不觉疲乏为宜。

（3）提示排尿法：适用于认知障碍的老年人。依据排尿记录，制定排尿计划，定时提醒老人排尿，帮助其规律性排尿。

（4）间歇性导尿：适用于残余尿量过多或无法自行排尿的老年人，一般间隔时间最长为 4 小时。

（5）膀胱行为治疗：适用于膀胱肌张力极度低下和留置导尿管的老年人。夹闭导尿管，定时放尿以锻炼膀胱壁肌肉张力，重建排尿功能。

4. 药物治疗 适用于压力性尿失禁的女患者。一般用雌激素与 α–受体拮抗剂联合应用。

项目四 老年人的清洁卫生护理

良好的清洁卫生室人类基本的生理需要之一。为老年人做好清洁卫生是确保个体舒适、安全及健康的重要保证。

一、手的清洁

老年人要认真洗手，有效的洗手能清除手上 99% 的暂居菌。

1. 正确的洗手方法 正确的洗手方法包含下列 4 个步骤：

（1）湿：流水下，先把手充分淋湿。

（2）搓：双手擦上肥皂，认真揉搓手心、手背、手指、指缝、指尖、指甲及手腕至少 15 秒。

（3）冲：在流水下将双手彻底冲洗干净。

（4）干：用干手器或擦手纸擦干双手，必要时取护手液护肤。

2. 洗手的注意事项

（1）洗手前，应首先摘去戒指等首饰，少用肥皂洗手。

（2）冷热水交替洗手，38～42℃ 的温水比冷水清洁效果好。冷热水的交替刺激能调节、改善神经系统的兴奋性，促进新陈代谢。交替洗手时水温要适宜，温度最好保持在 40℃ 左右，冷热差异不要超过 20℃。

（4）整个冲洗过程中，双手须保持垂下的姿势。全部时间至少需 30 秒。

（5）注意洗净指甲、指尖、指缝及指关节等，并剪短指甲。

（6）鼓励能自理的老年人自己洗手。不能自行洗手者，护理人员要协助老人用温热毛巾擦洗双手。

二、头发的清洁

日常生活中，老年人可以通过经常梳发、科学洗发、头部按摩、减少染发及烫发的次数等方法进行头发护理。根据老年人的健康状况、体力和年龄来选择洗发的方法。一般 3～5 天洗发 1 次，长期卧床的老人应每周 1 次。对于出汗较多或头发上沾有各种污渍的老人，应相应增加洗发的次数。

三、入浴的护理

能够自行完成沐浴过程的老年人可采用淋浴或盆浴进行沐浴。护士协助他们的程度取决于其自理能力。不能淋浴或盆浴者可采用床上擦浴。入浴的注意事项如下：

1. 调节室温22℃以上，水温保持在41~46℃，也可按老年人习惯进行调节。

2. 沐浴要在进食1小时后进行，以免影响消化功能。

3. 浴室内要安装信号铃，并告知使用方法。如老年人在沐浴中感到虚弱无力、眩晕时，应立即按铃呼叫。

4. 如老年人出现晕厥等情况，应立即抬出、平卧、保暖，通知医生配合处理。

5. 沐浴时，地面铺设防滑垫；盆浴时，浴盆边安装扶手，浴盆内放置防滑垫。单独沐浴时，嘱老人不要插浴室门。需要时，在征得他们同意后，入室协助沐浴。

6. 擦浴时，应注意保暖，为其盖好浴毯，并应随时观察其病情变化。如果出现寒战、面色苍白、脉速等征象，应立即停止擦浴，并及时给予处理。天冷时，应缩短擦浴时间，在15~30分钟内完成。

四、皮肤瘙痒症的护理

只有皮肤瘙痒而无明显原发性损害被称为皮肤瘙痒症。全身瘙痒是老年人常见的主诉，会干扰正常的睡眠造成焦虑及其他严重的心理问题。

（一）老年人皮肤瘙痒的常见原因

1. 局部皮肤病变 老年人皮脂腺及汗腺功能分泌减退，皮肤干燥最常见。其加重诱因包括气温变化、衣物刺激、过频洗澡、洗澡水过热等，其次，还多见于皮疹、牛皮癣、脂溢性皮炎以及皮肤感染等病症。

2. 全身性疾病 80%~90%的慢性肾功能衰竭或肾功能减退患者伴有瘙痒。肝胆疾病引起胆汁淤积时也可出现。真性红细胞增多症、淋巴瘤、多发性骨髓瘤、巨型蛋白血症和缺铁性贫血等在瘙痒的同时，也常伴有血液系统的异常症状。

3. 心理因素 神经精神因素可诱发或加剧瘙痒，此类较少见。

（二）护理措施

1. 一般护理 适当减少洗澡次数。洗澡水温度要适宜，不能过热。忌用碱性肥皂，可适当使用润肤品。

2. 对因处理 根据瘙痒的病因进行检查和筛查。对长期顽固瘙痒，应当注意排除潜在的全身性疾病，给予针对性治疗。

3. 对症处理 使用低浓度类固醇霜剂、抗组胺类药物及温和的镇静剂可减轻瘙痒，防止皮肤发生继发性损害。

4. 心理护理 针对瘙痒而引起的心理异常进行疏导，可采用看电视、听音乐、参加活动等分散和转移注意力。

五、压疮的预防和护理

压疮主要好发于长期卧病在床的老年患者，尤其是过于肥胖或极度消瘦者。行动不便、长期依靠轮椅生活及大小便失禁、皮肤经常受潮湿刺激的老年人也易发生压疮。

（一）压疮发生的原因

导致压疮发生的主要因素有：①力学因素。垂直压力是引起压疮的最主要原因，其次是剪切力和摩擦力。②局部潮湿或排泄物刺激。潮湿等因素导致局部抵抗力下降，皮肤组织极易受损引起压疮和继发感染。③营养状况。全身营养障碍时，出现负氮平衡，皮下脂肪减少，肌肉萎缩。受压后易破损，局部缺血、缺氧而导致发生压疮。④医疗器械使用不当。使用石膏、绷带、夹板或牵引时，松紧不适宜或衬垫不当，可使局部血液循环障碍，导致组织缺血缺氧坏死。

（二）预防

预防压疮的关键在于消除危险因素。护士在工作中要做到"七勤"，即勤观察、勤翻身、勤按摩、勤擦洗、勤更换、勤整理、勤交接。交接班时，护士应严格、细致地交接患者的局部皮肤情况和护理措施的执行情况。

1. 皮肤评估 评估时，需注意检查皮肤有无红斑，若有红斑需鉴别其范围和分析产生的原因。其次，还应评估皮肤的温度、有无水肿和疼痛，以及相对于周围组织硬度的改变。

2. 采取预防性护理措施

（1）摆放体位时，避免红斑区域受压。

（2）保持皮肤清洁干燥，避免局部不良刺激。

（3）禁止按摩或用力擦洗压疮易患部位的皮肤，防止造成皮肤损伤。

（4）使用皮肤保护用品或采取隔离防护措施，预防皮肤浸渍。

3. 避免局部组织长期受压

（1）定时翻身：一般每2小时翻身1次，必要时30~60分钟翻身1次。

（2）保护骨隆突处和支持身体空隙处：应采用软枕或海绵垫等垫于骨隆突处，还可使用气垫褥、水褥、羊皮褥等或用软枕垫在身体的空隙处。

（3）正确使用石膏、绷带及夹板：注意衬垫要平整，松软合适，并随时观察局部状况及指（趾）甲颜色、温度的变化，认真听取患者反映，适当调节松紧。

4. 避免摩擦力和剪切力的作用 护理操作中避免拖、拉、推、拽等动作。老年人取半坐卧位时，床头抬高不要超过45°，应摇起膝下支架，以减轻剪切力和摩擦力。

5. 促进皮肤血液循环 对长期卧床的老年人，应每日进行主动或被动的全范围关节运动练习，并定期为他们进行温水擦浴，按摩受压局部骨隆突处，促进血液循环。

6. 增进全身营养 在病情允许的情况下，给予高蛋白、高热量、高维生素饮食。

7. 健康教育 鼓励、协助老年人增加活动量，增加他们及家属的压疮预防知识。

👁 **看一看4-2**

现代压疮应用敷料的种类

水胶体类敷料（溃疡贴、透明贴、水胶体油纱）

1. 高含水量的亲水性聚氨酯聚合物可持续地往伤口释放水分，创造伤口愈合理想的水分环境，自动调节伤口的湿润程度。

2. 水胶体敷料可以用于清创期，当伤口有干燥的腐肉，即坏死组织与细菌的混合物，必须要清除掉才能使伤口顺利愈合，使用水胶体敷料可以软化腐肉，方便下一步清创。

3. 可以用于渗液较少的肉芽期与上皮期。

4. 水胶体敷料没有具体使用周期，可以通过观察敷料里渗液或水分的集聚程度决定是否需要更换。

泡沫类敷料（渗液吸收贴）

1. 泡沫敷料主要以吸收渗液为目的，独特的负压引流作用可以确保与创面的完全接触，快速引流。

2. 有些可以将渗液"锁"在其内部，有些会转变成凝胶状，泡沫结构能够防止敷料与肉芽粘连。

3. 分带粘边与无粘边两种，患者有皮肤过敏时最好使用无边型。

4. 在中至重度渗出的伤口使用泡沫敷料较适宜。

5. 通过保留伤口自身水分来维持伤口湿性环境，同时半通透性的 PU 膜确保维持伤口理想的湿性环境。

6. 防水、防菌、透气，防止过多的水分蒸发，可以洗澡及淋浴。

7. 使用周期取决于渗液量及底层敷料。如当敷料的背面变色或变形时需更换，最长可保留 5 ~ 7 天。

8. 无黏性产品需要二级敷料来固定，不透明，不方便观察伤口。

9. 不建议用于干性伤口、黑色坏死组织和焦痂的伤口（不能在干性伤口进行自溶性清创）。

水凝胶类敷料（清创胶）

水凝胶敷料是一种高含水量的吸水性高分子凝胶组成的新型伤口敷料。

1. 富含水分，可以向伤口有干燥坏死组织或结痂的创面提供水分，促进自溶性清创。具有给创面补水和吸收渗液的双重作用，保持创面湿润，有效避免伤口组织的干性坏死。

2. 吸收创面多余的渗出液，使创面保持适当的湿润状态。

3. 适用于皮肤敏感患者或老年患者。

4. 其半透明的特点，可以直接观察伤口及其变化，在换药时，可能会因为吸收坏死组织而发生颜色变化，可 2 ~ 3 天更换一次。

5. 不能涂抹在正常的皮肤上，不宜涂抹过多，需要二级敷料来固定。

银离子类敷料（拜耳坦银、藻酸盐银）

银离子抗菌敷料可产生自由基，直接破坏细胞膜或使细菌发生质壁分离，阻碍细胞壁的正常合成，而导致细菌死亡。

1. 银离子没有耐药性，只对细菌有效，能有效对抗细菌、霉菌和病毒。可以对感染性压疮患者的创伤面细菌进行有效的控制，使患者压疮在愈合的过程中处于较好的环境，银离子抗菌敷料是用来预防和处理伤口感染的。

2. 具有抗菌性能稳定、杀菌作用时间长、组织适应性、血液适应性、可吸收性、缩短伤口愈合时间、不粘连伤口新生组织等优点，并且银离子抗菌敷料对患者创口的刺激比较小，易于被患者接受，已经在临床中逐渐地被广泛应用。

3. 有轻微伤口着色现象，可用生理盐水清洗消除。

4. 使用时间超过 2 个月需要重新评估，不能使用在生长良好的伤口肉芽上。

藻酸盐敷料（藻酸盐填充条、藻酸盐片状敷料）

藻酸盐医用敷料成分为藻酸盐，是在海藻中提取的天然多糖碳水化合物，为一种天然纤维素。

1. 为一种天然高分子材料，对人体无任何毒性。

2. 藻酸盐医用膜，是由藻酸盐组成的一种高吸收性能的功能性伤口敷料。

3. 该医用膜接触到伤口渗出液后，能形成柔软的凝胶，为伤口愈合提供理想的湿润环境，促进伤口愈合，缓解伤口疼痛。

4. 适用于有中 – 重度渗出物以及有腔隙的伤口。

5. 缺点：不适合干燥伤口或硬的焦痂状伤口。需要二级敷料。

（三）护理措施

压疮采取以局部治疗为主、全身治疗为辅的综合性治疗措施。

1. 全身治疗 积极治疗原发病，补充营养，全身抗感染治疗等。应给予平衡膳食，增加蛋白质、维生素和微量元素的摄入。加强老年人的心理护理，消除不良心境。

2. 局部护理

（1）瘀血红润期：此期护理的重点是去除致病原因，保护局部皮肤，促进血液循环，防止继续发展。

（2）炎性浸润期：此期的护理重点是保护皮肤，加强创面水疱内渗液的保护和处理，预防感染。

（3）浅度溃疡期：此期应尽量保持局部疮面清洁。保湿敷料可为疮面的愈合创造一个适宜的环境，理想的保湿敷料应透气性好，如透明膜、水胶体、水凝胶等。

（4）坏死溃疡期：此期应清洁疮面，清除坏死组织，保持引流通畅，促进肉芽组织生长。

3. 治疗 在药物清洗的基础上，应用药物治疗，配合氧疗、外科手术等抑制细菌感染，促进创面愈合。

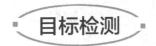 目标检测

答案解析

一、选择题

（一）A1 型题

1. 护理老年人冬季皮肤瘙痒，措施不妥的是

    A. 居室温度以 18～22℃，湿度 50% 左右为宜

    B. 内衣应选择纯棉制品，避免化纤制品

    C. 洗澡水温选择 50℃ 左右并用碱性浴液

    D. 冬季洗澡次数最好每周 1～2 次

    E. 皮肤瘙痒的治疗原则是润肤止痒

2. 老年人的营养需求中，脂肪供给能量应占总热量的

    A. 10%～20%   B. 20%～25%   C. 25%～40%   D. 40%～50%   E. 50%～60%

（二）A2 型题

3. 润滑性口服泻药多在服后 6～10 小时发挥作用，晨起后排便，故此类药宜在下列哪个时间服用

    A. 早晨 8～9 点   B. 上午 10～11 点

    C. 中午 12 点～下午 2 点   D. 下午 4～6 点

    E. 晚上 8～9 点

4. 患者，男，73 岁，因前列腺肥大造成排尿困难，腹痛，尿潴留，已 16 小时未排尿，正确的护理是

    A. 让患者坐起排尿   B. 用温水冲洗会阴部

    C. 行导尿术   D. 听流水声

    E. 下腹部置热水袋

5. 老年人的营养需求中，优质蛋白质应占摄取蛋白质总量的

    A. 10% 以上   B. 20% 以上   C. 30% 以上   D. 40% 以上   E. 50% 以上

6. 李奶奶, 71 岁, 早晨上台阶时, 摔倒在地 (臀部着地), 不能站立和行走, 自感局部剧痛, 神志尚清楚, 家人随即将其送往医院。老人平素视力不好, 最近未服用药物, 患类风湿关节炎 20 年, 颈椎病 5 年, 曾跌倒 1 次。对该老人进行护理时, 以下不合适的是

    A. 为避免老人再跌倒, 指导老人尽量减少活动

    B. 安慰老人

    C. 必要时, 鼓励老人使用拐杖

    D. 协助医师确定老人损伤情况、积极治疗老人颈椎病和类风湿关节炎

    E. 指导其家属改善老人的居住

（三）A3 型题

(7~8 题共用题干)

李奶奶, 女性, 85 岁, 2 年前脑卒中后左侧肢体偏瘫, 生活不能自理, 目前基本生活需要护士帮助。

7. 习惯性便秘, 护士建议该患者宜采用的饮食是

    A. 高纤维素饮食   B. 低纤维素饮食   C. 高蛋白饮食

    D. 低蛋白饮食   E. 低脂肪饮食

8. 关于老人的合理配餐以下错误的是

    A. 咀嚼和消化功能良好的老人可选择普通饮食

    B. 吞咽功能很差的老人最好选择流食

    C. 低热的老人尽量选择软食

    D. 高热的患者选择流质

    E. 消化不良的老人选择半流质食

二、综合问答题

1. 老年人活动的注意事项有哪些?

2. 老年人跌倒的原因有哪些?

3. 如何预防和护理老年人发生跌倒?

三、实例解析题

李某, 男, 73 岁, 喜好饮酒。冬至节后 2 周, 自诉两小腿皮肤痒。平素身体健康, 实验室检查无异常发现。追问平时生活, 老人有上澡堂泡澡的习惯, 每周 2 次。

问题: (1) 李某发生了什么病症? 与哪些因素有关?

        (2) 可采取哪些措施, 有效减轻李某的瘙痒症状?

书网融合……

重点回顾   微课   习题

模块五　老年人心理健康护理

学习目标

知识目标：

1. 掌握　老年期焦虑症、老年期抑郁症、离退休综合征、空巢综合征的常见护理问题及护理措施。

2. 熟悉　老年期常见的心理问题。

3. 了解　老年期心理特征及影响因素。

技能目标：

能对老年期常见的心理问题进行合理的健康指导。

素质目标：

培养关爱老年人、敬畏生命的精神，培养细心、严谨的临床工作态度。

导学情景

情景描述： 王某，男，63岁。半年前妻子车祸去世后一直独居。子女均在外地工作。近半年来，情绪低落，沉默寡言，不喜外出，食欲睡眠欠佳，体重减轻5kg。

情景分析： 王某近半年出现情绪低落、沉默寡言等抑郁心境，考虑与突然丧偶及一直独居有关。

讨论： （1）王某存在的护理问题有哪些？

（2）如何为王某进行合理的健康指导？

学前导语： 步入老年期后，机体的各种生理功能逐渐衰退，适应能力降低，以及面临社会角色、家庭角色改变等负性事件，导致老年人容易产生心理变化，影响其健康状况、疾病的防治和预后等。掌握老年人的心理变化特点及其影响因素，正确评估其心理健康状况，对维护和促进老年人的身心健康、实现健康老龄化有重要的意义。

步入老年期，人体的各种生理功能日渐衰退，并面临社会角色、家庭角色的改变等负性事件。老年人在面对和应对这些时间的过程中，常会产生一些特殊的心理变化，影响其健康状况、疾病的防治和预后等。因此，掌握老年人的心理活动特点及其影响因素，正确评估其心理健康状况，采取有效措施维护和促进老年人的心理健康，对促进健康老龄化有重要的意义。

项目一　老年人心理活动特征

健康主要包括躯体健康、心理健康及社会健康三个方面内容。其中躯体健康是心理健康的前提和基础，而心理健康是躯体健康的保障和动力。人体各年龄段的心理变化由于内外条件的差异有着不同的规律及特点。随着增龄，躯体组织器官发生老化，老年人生理功能衰退，适应能力、生活能力等受到影响，因此容易产生一系列的心理变化。

一、老年人心理变化的特点

1. 身心变化不同步　生理和心理既有联系又有区别。生理变化主要受生物学自然规律的影响，而心理变化主要受社会、文化等多方面因素的影响。随着年龄的增长，生理功能逐年衰退，而心理状态未必呈下降趋势。

2. 心理发展具有潜能和可塑性　老年期面临的诸多人生大事，如离退休、躯体疾病、丧偶、生活方式改变等问题，能良好适应这些问题就意味着心理发展具有一定的潜能及可塑性。

3. 心理变化体现出获得与丧失的统一　人生任何阶段都有获得与丧失，老年人的心理发展因增龄受到诸多制约，而健康老年人一般能够有选择性地优化能力或发展替代能力来补偿逐渐下降的能力，适应新的生活。

4. 心理变化的个体差异比较大　由于遗传、社会环境及个人生活经历等影响，导致老年人心理变化存在较大的个体差异。部分老年人记忆力严重下降，思维不敏捷，精力不充沛。但也有部分老年人尽管年事已高，却依然有较强的记忆力，思维敏捷，精力充沛。

二、老年人的心理变化特征

老年人的心理变化主要包括认知、人格特征和情感与意志等变化。

（一）认知的变化

认知是个体认识、理解、推测和判断客观事物的思维过程，并通过个体的行为和语言表现出来，包括感觉、知觉、记忆、智力、思维等心理活动。

1. 感觉　是指当前客观事物直接作用于感觉器官而在人脑中所形成的反映，或机体的感觉器官对环境变化的反映，是人体对刺激的基本形式的最初体验，包括视觉、听觉、味觉、嗅觉、皮肤觉、平衡觉等。随着年龄的增长，老年人感觉器官发生明显的变化，导致正常感觉反应降低。

2. 知觉　是人脑对当前直接作用于感觉器官的客观事物的各种属性及其外部相互关系的综合反应，或是感觉器官与大脑对外界刺激所做出的解释、分析与整合。增龄导致知觉反应相对减慢，并具有明显的个体差异。老年人知觉的正确性欠佳，常易发生定向力障碍，影响其对时间、地点、人物的辨别。

3. 记忆　是指人脑对过去经历过的事物的反映，包括识记、保持、再认和重现（回忆）。老年人的感觉器官功能减退及记忆细胞萎缩导致记忆功能减退，且存在较大的个体差异，具体表现在以下 5 个方面。📱 微课 1

（1）初级记忆保持较好，次级记忆明显减退。

（2）再认能力衰退不明显，回忆能力衰退明显。

（3）逻辑记忆保持良好，机械记忆明显衰退。

（4）有意记忆良好，无意记忆下降。

（5）远事记忆良好，近事记忆衰退。

4. 智力　是一种整体的综合能力，主要包括注意、记忆、想象、思维、观察、实践操作和环境适应等方面的能力，也是个人学习和保持知识、进行判断推理以应付新环境的能力。智力可分为两类，即液态智力和晶态智力。

（1）液态智力：指获得新观念、洞察复杂关系的能力，如近事记忆、注意力等，在 20 岁以后随增龄而衰退。

（2）晶态智力：指与文化知识和经验积累有关的言语能力、判断力及各种习得技能等。健康成年人晶态智力并不随增龄而逐渐减退，且通过后天的学习、经验的积累，有的甚至有所提高。

5. 思维　是中枢神经系统在对感知觉的信息进行分析、综合、比较、抽象、概括以后，对客观事物进行的间接、概括的反映过程。老年人思维能力减退较晚，特别是对自己熟悉的专业的思维能力在年老时仍能保持。思维的衰退对老年人的表达能力影响很大，如对语言的理解速度减慢，讲话逐渐变缓、不流畅，常词不达意。老年人由于感知和记忆能力下降，导致在逻辑推理、概念和问题解决等方面能力减退，尤其是思维的敏捷度、流畅性、灵活性、独特性及创造性等明显差于中青年时期。

✎ **练一练**

下列关于老年人记忆特点正确的是

A. 逻辑记忆比机械记忆差

B. 初级记忆变化很大，次级记忆变化不明显

C. 远期记忆的保持相对比近期记忆的保持好

D. 与过去有关事物的记忆保持较差

E. 再认能力比回忆能力差

答案解析

（二）人格的变化

人格是指在适应社会生活的成长过程中，受遗传与环境的影响形成的稳定而独特的身心结构。老年人人格变化特点常表现为以自我为中心、内向、适应能力下降、缺乏灵活性、猜疑与妒忌、谨小慎微等。

（三）情感与意志

老年人的情感和意志因社会地位、生活环境、文化素质的不同而存在较大差异。老化过程中情感活动是相对稳定的，即使有变化也是生活条件、社会地位变化所造成的，而非年龄本身所决定。

❓ **想一想**

老年人认知状态的评估范围和内容有哪些？

答案解析

项目二　老年人心理变化与需求

步入老年期，老年人对生理、心理、社会变化等适应不良，会产生不同于成年人的心理变化和心理需求。

一、老年人心理变化的影响因素

（一）生理因素

躯体老化是引发老年人心理变化最早、最直接的因素。生理的老化和死亡的逼近对老年人的心理影响是转折性、持久性的，也是带有冲击性的。

1. 感官老化　步入老年期后，视力和听力逐渐减退，"耳背眼花"成为显著特征，其他感觉如触觉、嗅觉、味觉也在发生退行性变化。感官的老化使老年人对各种刺激的接收和反应能力大大减弱，对其心理将产生消极的影响。一是对生活的兴趣和欲望降低，常感到生活索然无味；二是反应迟钝，

感觉不敏锐，孤陋寡闻；三是社交活动减少，常感到孤独与寂寞。

2. 疾病增加 随着老年人各方面生理功能的衰退，其对环境的适应能力和对疾病的抵抗能力逐渐下降，导致其易发生多种躯体疾病。据统计，65 岁以上老人，大约 1/4 的人经常患病。即使不患病，也因四肢酸软、身体疲惫或其他不适深感苦恼和焦虑。而老年人常患的冠心病、高血压、糖尿病以及各种癌症等慢性疾病，则使他们常感到恐惧、悲伤、绝望甚至产生轻生念头。

3. 死亡的威胁 老年期是人生的最后一站，临近死亡。面对死亡，大多数老人会表现出害怕、恐惧和悲观的情绪反应。死亡恐惧症是老年人常见的心理障碍。

（二）家庭因素

离退休标志着老年人职业生涯的结束，其社会角色发生了很大的转变。家庭中的经济状况、人际关系的变迁、老年人的婚姻状况、社会环境等因素，对于老年人的心理状态也会产生重要的影响。

1. 社会角色的转变 老年期是人生最后的重要转折期。离退休使老年人社会角色发生改变，一是从忙碌的职业角色转变为闲暇的家庭角色，二是从主体角色转变为配角。

2. 家庭环境 离退休之后，家庭成为老年人的主要活动场所和精神寄托，家庭环境好坏与否对老年人的心理将产生重要的影响。家庭环境包括家庭结构、家庭经济状况、家庭成员间的人际关系等方面。

（1）家庭结构核心化：随着社会经济的发展，家庭结构从联合家庭逐渐过渡为核心家庭。许多年轻人成家后自立门户，不再与老人居住在一起。子女与老人的分居使老年人感受不到所期望的家庭氛围，日常生活得不到子女的照顾和关心，增加了他们的孤独寂寞感，影响其身心健康。

（2）家庭经济状况：对老年人来说，如果经济条件宽裕，有足够的退休金养老，则自信心十足。反之，如果老年人要为生计发愁，则容易产生焦虑不安的情绪。部分老年人百病缠身又无钱医治，常需要子女或亲友的接济，依赖性较强，使他们深感自己无用，易产生自卑感。

（3）家庭内部人际关系：家庭中人际关系和谐，儿孙们能对老年人给予充分的尊重和照顾，老年人则能获得较大的心理满足感。由于老年人的生活经历、成长背景、教育环境等和中青年人有较大差别，代沟的出现不可避免，从而引发亲子矛盾，对其心理产生不良影响。

（三）婚姻状况

离婚、丧偶和再婚是老年人遇到的主要婚姻问题。

1. 离婚 一般来说，要求离婚的一方离婚后往往感到轻松和如释重负，而被迫离婚的一方则有痛苦和被抛弃的感觉。但是，双方都将面对孤独和再婚的困扰。

2. 再婚 部分离婚和丧偶的老年人会有再婚的念头，但再婚后会遇到很多问题，如如何适应对方生活习惯、如何面对双方子女等，都会让他们产生心理压力。

3. 丧偶 丧偶后的老年人心理变化复杂，悲伤感和孤独感最为突出。研究表明，老年丧偶者在配偶去世后前 6 个月的死亡率比平均死亡率高 40%。

（四）社会环境因素

社会环境对老年人的心理状态也会产生一定程度的影响。营造尊老爱老的社会风气、提供好的社会福利，是社会不可推卸的责任，也是衡量社会文明和发达程度的标志。

二、老年人常见的心理变化

1. 衰老感 老年人由于感知能力下降，生活、工作及社会环境的改变，周围的人处处把他们奉为老人等原因，会使其产生衰老感，导致意志衰退、情绪消沉、生理功能降低、心理衰老甚至发生疾病。

2. 孤独寂寞　老年人离开了工作岗位和长期相处的同事，整日无所事事；和儿女分开居住，缺朋少友，社交活动少。丧偶或离婚，老来孑然一身。孤独，使老年人处于孤立无援的境地，很容易产生"被孤立感"，继而对自身存在的价值表示怀疑甚至绝望。

3. 空虚无聊　多见于退休不久或对退休缺乏足够心理准备的老年人。他们从长期紧张、有序的工作与生活状态突然转入到松散、无规律的生活状态，一时难以适应，常感到度日如年，易产生低落情绪或烦躁不安而加速衰老，甚至有自杀念头，对其身心健康造成很大的威胁。

4. 情绪多变　老年期是人生的"丧失期"，如丧失工作、权力和地位、金钱、亲人等，导致其情绪低沉。大脑和机体功能的老化，使老年人容易产生不同程度的性情改变，如情绪易波动、主观固执等，少数则变得很难接受和适应新生事物，怀念过去，甚至对现实抱有对立情绪。这些性情的改变，会拉大他们与后辈、与现实生活的距离，导致其社会适应能力进一步衰退。

5. 健忘　老年人的健忘主要表现为近事遗忘，但对很多陈年旧事却记忆犹新，描述起来绘声绘色。只有发生大脑器质性疾病时，远事记忆的影响才会发生，出现远事遗忘。

6. 话多　老年人精力、体力下降，对许多事情心有余而力不足，常借助语言表达引起他人的注意；子女很少在身边，为了排除寂寞，变得唠叨；喜欢谈论陈年往事，炫耀以往的辉煌，也是为了填补现实生活的空虚。老年人的这种唠叨、言语混乱是思维方式和思维过程混乱的表现。

7. 睡眠失调　老年人的睡眠紊乱是老年人脑功能自然衰退的征兆，主要表现为睡眠少，睡眠浅、易惊醒，晚上难以入睡，白天精神差，或黑白颠倒，晚上不睡、白天嗜睡等。

三、老年人常见的心理需求

心理学家将需要分为生理需要、心理需要和社会需要。其中，生理需要的满足是心理需要和社会需要满足的前提和基础。一个人的自身需要得不到满足，就会产生消极悲观、自暴自弃的情绪。反之，则会乐观向上、积极追求人生的理想直至成功。因此，护理人员应了解和满足老年人的心理需求，切实做好老年人的心理护理。

心理学家将老年人的心理需求由低到高概括为以下6个方面。

1. 生理需求　良好的休息和睡眠是缓解疲劳和保持精力的首要条件。老年人由于机体功能的老化，会有牙齿缺失或松动、肠胃不好等情况，因此一定要注意饮食的科学、合理和卫生。另外，性需求也是老年人心理健康非常重要的方面，却往往被忽视。

2. 安全需求　老年人的安全感最主要来自子女和社会的关心和照顾，以及家庭是否和睦、社会是否稳定等。另外，身体是否健康、财产是否会保值增值、退休金的发放是否准时等，都是影响老年人安全感的关键因素。

3. 情感需求　感情不只是年轻人所说的爱情。年轻人认为人老了只要衣食无忧就是幸福，其实对于老年人来说，最渴望得到的就是亲情和友情。

4. 适应需求　老年人适应能力开始下降，又要面对身体的变化、人际关系和生活环境等的变化，适应需求就显得至关重要。老年人要想有健康的身体和良好的心态，就必须积极地调整自身，以适应已经变化的和正在变化的环境。

5. 独立需求　老年人是否选择与子女同住与其自身的文化程度有关，文化程度越高的老人独立需要越强，独立意识越强的老人其心理越健康，晚年生活越幸福。

6. 自我实现的需求　部分老年人在退休后，积极地去创造自己的第二职业，或奉献公益事业，或专注于自己因工作而搁置的业余爱好，充分发挥自己的特长和优势，尽情享受退休后的快乐。而有的老年人之所以感到空虚和寂寞，是因为其自身价值不能实现，也更加说明其有较强的实现自身价值的需要。

项目三　老年人常见的心理问题及护理

随着增龄，老年人躯体组织器官的老化和生理功能的减退，使其应激能力、心理承受能力下降。当生活中遇到各种不良事件时，产生的生理、情绪反应就会对身心健康产生显著的影响。因此，护理人员必须熟悉老年人常见心理问题的原因、表现，给予全面、细致的护理。

一、焦虑症

焦虑症又称焦虑性神经症，是以焦虑、紧张、恐惧的情绪障碍，伴有自主神经系统症状和运动不安等为特征的一种病症。老年期焦虑症指发生在老年期的以广泛和持续焦虑或反复发作的惊恐不安为主要特征的神经症性障碍，其焦虑情绪并非由实际威胁所致，其紧张不安程度不符合现实处境。

焦虑是人们日常生活中普遍存在的保护性反应，适度的焦虑有利于个体通过自我调节维持身心平衡；但若产生过度焦虑或焦虑不当，会对身心健康造成不良影响。

（一）原因

1. 心理社会因素　老年人离退休后，社会活动空间缩小，人情淡漠，使其感到自己的渺小和无能为力。若加上家庭不和睦、经济条件恶劣、躯体疾病或对子女赡养能力有所怀疑等，常使其对晚年充满担忧。

2. 性格因素　某些特殊类型的人格是该症发病的性格基础。如精神衰弱型人格表现为容易紧张，多疑，遇事犹豫不决，严肃，克制，拘泥于形式等。

3. 生理因素　步入老年期后，脑细胞功能呈不同程度的衰退状态，大脑对各种应激事件的敏感性增高，心理应激的阈值下降。

（二）表现

焦虑的症状包括指向未来的恐惧不安和痛苦的内心体验、精神运动性不安及伴有自主神经功能失调表现等3个方面，以焦虑紧张、惊惶不安、心烦意乱为主要表现。焦虑症可分为急性焦虑和慢性焦虑两大类。

1. 急性焦虑　主要表现为急性惊恐发作。发作时，突然产生不明原因的惊慌、紧张不安、心烦意乱、坐卧不安、失眠，或激动、哭泣，常伴有潮热、大汗、心悸、气促、脉搏加快、血压升高、尿频尿急等躯体症状。严重时，出现阵发性气喘、胸闷，甚至有濒死感，并产生妄想和幻觉。一般持续几分钟到几小时，之后症状缓解或消失。

2. 慢性焦虑　主要表现为持续存在的、无明确对象或固定内容的紧张不安，或对现实生活中的某些问题过分担心或恐惧害怕，而客观上并不存在某些威胁或危险。自主控制能力差，对外界刺激易出现惊跳反应，可伴有口干、腹泻、心动过速、尿频、两手颤抖、搓手顿足、来回走动、面色苍白等表现。

（三）护理措施

1. 心理护理

（1）建立良好的护患关系：以和善、真诚、支持和理解的态度对待患者，使其感受到自己被接受、被关心。

（2）接受患者：理解老年人的感受，协助他们认识存在的问题，解除心理压力。患者的躯体症状是真实感受到的，非意识能控制，当患者主诉躯体不适时应耐心倾听，并进行正确的身体评估。

（3）鼓励患者表达自己的焦虑和不愉快的感受：护士在与患者交流时，应使他们感到被尊重，并学会自我表达情感。

（4）共同探讨与疾病有关的压力源：护理人员应从患者的描述中，倾听出其中所隐藏的信息，还应协助患者发现并认识内在焦虑的生理信号，如不安、出汗和脸红等。让患者了解焦虑与健康之间的关系，采取有效方法解决某些会引起焦虑的压力源。帮助分析问题时，应协助提供解决的方法，但不能代替患者做决定。

2. 生活护理

（1）饮食和排泄护理：因焦虑等负性情绪的影响，患者出现食欲减退、胃肠不适、腹胀或便秘等躯体不适。护士应鼓励患者进食，帮助选择易消化、富营养、可口的食物。

（2）协助照顾个人卫生：严重焦虑、恐惧可能导致患者生活自理能力下降，护士应耐心引导、改善和协助患者做好沐浴、更衣、头发、皮肤等护理。

（3）活动与休息、睡眠安排：患者常感睡眠浅、入睡困难或醒后不解疲乏等，因而常白天卧床，但无法真正休息，反而更疲倦。护理人员应鼓励患者白天适当运动，选择以娱乐为主的文体活动。对睡眠障碍者，采取睡前温水泡脚、喝牛奶、听轻音乐等方法改善睡眠质量。

3. 药物治疗焦虑 过于严重时，可遵医嘱选服抗焦虑的药物，如利眠宁、多虑平等，但最主要的还是要靠心理调节。也可以请专业心理咨询师进行心理指导，改善其焦虑情绪。

二、老年期抑郁症

抑郁症是指以持久（至少2周）的情绪低落或抑郁心境为特征的一种情感性心理障碍。老年期抑郁症泛指发生于老年期（≥60岁）这一特定人群的抑郁症，包括原发性抑郁（青年期或成年期发病，老年期复发）和继发性抑郁（老年期多见）。老年抑郁的发病可能受多种因素影响，主要与心理社会因素及老年人躯体功能减退有关。

（一）原因

1. 心理社会因素 各种负性生活事件的出现，如离退休、丧偶、经济窘迫、家庭关系不和等，使老年人常感空虚、孤独、消极等。

2. 生理、病理因素 增龄引起生理功能衰退，加上各种慢性疾病如高血压病、冠心病、糖尿病及癌症等，导致生活自理能力下降或丧失。

（二）表现

包括"三低"症状：即情感低落、思维迟缓和意志消沉；"三自"表现：自责、自罪和自杀。约有50%的患者抑郁症状有"晨重暮轻"的特点。具体表现为：

1. 疑病性 睡眠障碍、便秘、胃肠不适是抑郁症较早出现且最常见的症状。老年人因身体不适而怀疑患了各种躯体病症，易产生疑病观念和妄想。大约1/3的老年患者以疑病为抑郁症的首发症状。

2. 隐匿性 若躯体症状突出，掩盖或冲淡了抑郁心境，称之为"隐匿性抑郁症"。许多否认抑郁的老年患者表现为各种躯体症状，如失眠、噩梦、疼痛、心慌、食欲减退、恶心、呕吐等。而情绪障碍容易被家人忽视，直到发现老年人有自杀企图或行为时，方送至医院就诊。

3. 激越性 表现为焦虑、恐惧，终日担心自己和家庭将遭遇不幸，坐卧不安，失眠；或反复追念以往不愉快的事，责备自己做错了事而导致家人和其他人的不幸，对不起亲人；或因小事而引发大怒，言行激越者称之为激越性抑郁症。

4. 迟滞性 即抑郁症的行为阻滞，通常是以随意运动缺乏和缓慢为特点。表现面部表情减少、思维迟缓、大部分时间处于缄默状态、行为迟缓；重则双目凝视，情感淡漠，对外界事物无动于衷。

5. 妄想性 常见的妄想形式有疑病妄想、罪恶妄想，也可出现关系妄想和被害妄想。这些妄想往往与患者的抑郁严重程度联系在一起。

6. 自杀行为 是最危险的症状。患者思维逻辑基本正常，经过长期精心计划，易使亲人疏于防范，自杀成功率较其他年龄人群更高。因此，应予以特别注意和防范。

7. 假性痴呆 为可逆性认知功能障碍，经过抗抑郁治疗后可以改善。

❤ 护爱生命

抑郁症又称抑郁障碍，是世界第四大精神类疾病，患病率极高，其中只有10%的患者接受相关治疗。近年来，随着我国人口老龄化程度的加快，老年抑郁症的发病率逐年上升，仅次于老年痴呆症。抑郁症患者的自杀风险是普通人群的21倍，而老年抑郁症的自杀倾向明显高于年轻人，是当今社会重要的健康问题。因此，护理人员在护理老年抑郁症患者的过程中，应正确评估自杀风险，做到预防或及时制止老年抑郁症患者的自杀倾向或行为，杜绝意外发生。

（三）护理措施

1. 心理护理

（1）减轻心理压力：正确评估导致老年人抑郁的负性生活事件，帮助其正确认识和应对，并积极寻找解决问题的方法，改善消极的生活方式。

（2）阻断负性思考：护理人员应鼓励和支持患者重新树立生活的信心，帮助老年人提高心理素质，增强应对心理压力的能力。帮助老年人回顾自己的长处、成就，增加正向思维，认识自身生存的价值和意义。

（3）学习应对压力：学习减压和积极处世的方法，创造与他人接触的机会，学习他人乐观向上和正确应对生活事件发生的能力。

（4）建立有效支持：充分发挥家庭及朋友、同事、社会团体等力量的支持作用，鼓励他们给予老年人更多的关心和爱护。主动与老年人交谈，陪伴和鼓励他们，使其以积极乐观的态度面对自己的疾病与未来。

2. 安全护理 密切观察患者有无自杀先兆症状，如口头或文字遗嘱、赠予他人物品财产、收藏药物或自杀工具等。为患者制定切实可行的日程安排，如按时起床、适当的体育锻炼、读书看报、午休、社交等，避免其单独活动。严格执行护理巡视制度，严密安全检查，做好药品及危险物品的保管，杜绝不安全因素。

3. 药物护理 注意密切观察药物疗效和不良反应。若服用抗抑郁药后出现头晕、乏力、恶心、视物模糊、双手颤动等，甚至出现呕吐、心悸、腹痛、嗜睡或昏迷等，应警惕药物中毒，及时通知医生。清晨给药可避免因药物兴奋导致的失眠。抗抑郁药可增加酒精的作用，故用药期间应忌酒，避免驾驶、高空作业等危险性的运动。

👁 看一看

目前，抑郁症患者是可以通过药物治疗得到有效控制，但其高复发率是临床上较常见的问题。有研究发现有75%~80%的患者多次复发；重型抑郁症第一次抑郁发作后复发的概率（5年复发率）为50%，第二次为75%，第三次发作后复发的概率将近100%。因此，抑郁症患者症状改善后，仍需继续服用一段时间的抗抑郁药，尤其是老年抑郁症患者更有必要进行维持治疗。

三、疑病症

疑病症又称疑病性神经官能症，是精神异常的表现。老年疑病症是老年人以怀疑自己患病为主要特征的一种神经性的人格障碍。如果不能得到及时缓解和治疗，在心理上就有可能从怀疑自己有病发展为对疾病的恐惧，甚至对死亡的恐惧，即所谓的"老年恐惧症"，严重影响老年人的身心健康。

（一）原因

老年疑病症的病因尚未明了，可能与以下因素有关：

1. 性格特征　疑病症患者病前常过分关注自身健康，对自己躯体的偶尔不适感觉极为敏感，过多的自我关注、自我检查、自我暗示和自我联系，甚至将正常的生理变化误认为是病理现象，四处求医，希望从中找出致病的原因和良方秘药，导致不必要的紧张、疑病和焦虑等。

2. 心理因素　如子女的离别、朋友交往减少、婚变、安定生活受到影响等，使老年人缺乏安全感，稍有不适就精神紧张、忧虑重重，怀疑自己患了某一严重躯体疾病或精神疾病。此外，有一部分老年人去医院就诊时因医生的言语、态度和行为产生疑虑，尤其诊断不确切时，易造成怀疑患有某种疾病的信念。

3. 认识不足　对生理性衰老即健康状况的"自然滑坡"认识不足。对身体所产生的一些老化现象，如记忆力减退、听力下降、关节活动不利等，怀疑是病理性疾病所致。

4. 外界刺激　有些老年人经常去医院探望老友患者或参加追悼会，看到别人的疾患或去世，便联想到自己，惶惶不可终日。

5. 医源性因素　由于在疾病的诊治过程中，医护人员不恰当的言语、态度和行为给患者造成了不良的心理影响，使老年人产生患有某种疾病的疑虑。

（二）表现

1. 疑病的心理障碍　表现为反复担心或相信自己患有某种疾病，或对自己的躯体不适

症状过于敏感或过分担心，其严重程度与实际情况明显不相符。主要特点包括：一是自己害怕患有某种疾病；二是反复就诊但检查结果都是阴性或医生的合理解释也不能打消顾虑；三是自己内心非常苦恼，不能正常生活；四是上述症状连续出现3个月以上。

2. 疼痛　是本病常见症状，约有2/3的老年人有疼痛症状，常见部位为头部、下腰部或右髂窝。这种疼痛描述不清，有时甚至诉全身疼痛，查无实据仍四处求医，毫无结果。

3. 躯体症状　表现多样而广泛，涉及身体许多不同区域，如口腔有异味、吞咽困难、反酸、腹痛、心悸、呼吸困难等；有些患者疑有五官不正，尤其是鼻子、耳朵，以及乳房形状异样等。

（三）护理措施

1. 心理护理　耐心倾听患者的叙述，以极高的同理心赢得对方的信任，使患者有被理解感。患者未完全表达时勿答复；未弄清事情真相时，应坦言澄清，不可轻易回答；应使用简单易懂的词汇，说话速度和缓，表达清楚，保证患者有足够的时间理解和做出反应。

2. 指导患者树立乐观情绪　以积极乐观的态度对待生活，只有稳定的情绪，才能增进健康。

3. 引导患者正确理解医学知识　不要对号入座、盲目地照搬照套。必要时可到正规医院做检查，消除疑病情绪。

4. 鼓励患者积极参加活动　培养多方面的爱好，参加体育锻炼和集体娱乐，可使老年人分散注意力并逐渐淡化疑病情绪。

5. 药物护理　必要时辅以药物治疗。常用的药物有抗焦虑药、抗抑郁药，但用量不宜过大，时间

不宜过长。

6. 避免医源性因素 医护人员在工作中应避免不恰当的言语、态度和行为引起患者的不良心理反应。

四、离退休综合征

离退休综合征是指老年人离退休之后，社会角色、生活环境和生活方式发生变化而出现的适应性障碍。常表现为焦虑、抑郁、悲哀等消极情绪，或因此产生偏离常态行为的一种适应性心理障碍。

（一）原因

1. 离退休前缺乏足够的心理准备 随着增龄，机体各项功能逐渐衰退，若对离退休这种重大生活事件缺乏足够的心理准备，则容易发生强烈的情绪体验，破坏机体的内环境稳定，造成内分泌紊乱、中枢神经功能失调。

2. 生活境遇反差过大 离退休后工作、生活、环境的突然改变，如社交活动减少、收入减少等，导致老年人容易出现短暂的情绪变化。如不能适应新生活，顺应各方面的改变，则容易出现异常的心理及行为，影响身心健康。

3. 个性缺陷或适应能力差 有些离退休老人难以适应退休带来的生活变化，尤其是过度内向、性格固执、急躁、刚愎自用及具有黏液质和抑郁质等气质类型的人适应能力较差。

4. 缺乏社会支持 经常交流往来的家人朋友、良好关系的团体成员及各种社会关系网，能为离退休老人提供良好的社会支持，有利于老人的心理健康。

5. 价值感丧失 离退休人员离开工作岗位后，无所事事，容易感到失去了个人的社会价值，产生无助、无用、无望等负性情绪，若不及时调整，则会出现心理失衡。

（二）表现

1. 焦虑 患者出现坐卧不安，急躁冲动，敏感、多疑，做事缺乏耐心，对任何事都不满或不快。行为重复，小动作多，无法自控，严重者高度紧张、恐惧，伴有出汗、心慌等症状。

2. 抑郁 患者情绪低落、忧伤、郁闷、沮丧、萎靡不振，有强烈的失落感、孤独感、衰老无用感，对未来生活感到悲观失望。行为退缩，自信心下降，兴趣减退，不愿主动与人交往，懒于做事，严重时个人生活不能自理。

3. 躯体不适 常出现头痛、头晕、失眠、胸闷或胸痛、腹痛、乏力、全身不适等症状，且往往不能用躯体疾病解释。

（三）护理措施

1. 培养广泛的兴趣爱好 老年人离退休以后，应积极参加各种社会活动，培养广泛的兴趣爱好。如适时的游山玩水，垂钓，种植，养宠物，集邮，阅读，练书法、绘画等。

2. 保持与社会密切接触 鼓励老年人积极融于到社会生活中，多交朋友、走亲访友，积极参加各种集体活动。在与人交往中，学习交流生活经验，抒发感情，相互支持和鼓励。

3. 老有所为 老年人要把离退休看作是人生的一个新起点，根据自己的实际情况，做一些力所能及的事情。也可积极参加社会公益活动或社会福利事业，使老年人真正感到老有所用、老有所乐。

4. 活到老学到老 对老年人的听、视、味、触的器官进行适当的刺激，可增进他们的感觉、知觉功能和提高他们的记忆力、智力。因此，老年人应坚持活到老学到老，关心国家大事，多看书看报，不断更新知识，使精神有所寄托，晚年的生活更有意义。

5. 帮助重新认识和调整家庭成员关系 不少人在离退休后，感到自己在社会和家庭的地位降低了，这是其主观上的疑虑。护理人员应帮助老年人适应家庭生活，体现在家中的长者地位，扮演好长辈的角色。一方面，鼓励老年人主动调整自己与其家庭成员的关系，培养良好的亲情关系。另一方面，指导家庭成员多关心和体谅老年人的心情，遇事主动与老年人商量，多听教诲，不计较老年人苛刻、固执，不当面顶撞老人，维护老年人在家庭中的地位。

五、空巢综合征

"空巢"是指老年人家庭中无子女或子女成人后相继离开家庭，老年人独守空房、缺乏交流的现象，特别是老年单身家庭，西方国家称之为"空巢"现象。空巢综合征是指老人处于"空巢"环境中，由于人际疏远而产生被疏离、被舍弃的感觉，出现孤独、空虚、寂寞、伤感、精神萎靡、情绪低落等一系列心理失调症状。

（一）原因

1. 老年人独居时间增多　由于年轻人在外地定居、工作繁忙等而不能与老年人居住在一起；或因住房紧张、年轻人追求自由等原因，子女不能或不愿与老年人一起生活，导致老年人形成"空巢"而出现心理障碍。

2. 传统观念受到冲击　部分老年人依旧有着"养儿防老"的传统思想，当老年人因年老或疾病需要子女照顾而子女不在身边，或因家庭关系淡薄，子女长期不探望老人，使老年人期盼的理想生活落空，引起心情郁闷、沮丧、凄凉、伤感等，甚至影响机体免疫，导致躯体疾病的发生。

3. 自身个性特点　内向性格、社交活动较少导致老年人退休后空暇时间明显增多，更加容易依赖子女，一旦子女不在身边满足自己的期望，老人就容易陷入孤独寂寞的心境中。

（二）表现

1. 精神方面　精神空虚，无所事事。子女离家之后，父母从原来多年形成的紧张而有规律的生活，突然转入松散的、无规律的生活状态，他们无法很快适应，进而出现情绪不稳、烦躁不安、消沉抑郁等。

2. 认识方面　多数人出现自责倾向，认为过去没有完全尽父母的责任和义务，对子女关心、照顾、疼爱不够等。另一种情形是，部分老年人有埋怨子女的倾向，如认为子女成人后对父母的回报、孝敬等不够。

3. 行为方面　表现闷闷不乐、愁容不展，说话有气无力，时常发出叹息，甚至偷偷哭泣，常伴有食欲缺乏、睡眠紊乱等。对于体弱多病的老年人存在生理方面的障碍时，以上负性情绪可能加重，导致行为退缩，自信心下降，兴趣减退，不愿主动与人交往；懒于做事，严重时个人生活不能自理。

4. 躯体化症状　受"空巢"不良情绪，可导致一系列的躯体症状和疾病，如失眠、早醒、食欲不振、头痛、乏力、心慌气短、消化不良、心律失常、高血压、冠心病等。

（三）护理措施

1. 建立新型的家庭关系，减轻老年人对子女的心理依恋　我们国家的父母多是以子女为中心的家庭情感和生活格局。当子女成人后因工作或婚姻不得不"离巢"时，父母就会出现不适应。因此，对进入中老年的家庭应及早地将家庭关系的重心由纵向的亲子关系转向横向的夫妻关系，要做好子女长大后终有一天会"离巢"的思想准备，不要过高期望和依赖子女，可运用现代通讯方式保持与子女沟通。

2. 充实生活内容，应对"空巢"到来　孩子离家后父母要注意培养业余爱好，如种花、养鸟、练习书法、欣赏音乐等，有助于排解心中的孤独和思念情绪。

3. 亲情慰藉，情感支持 对于子女的培养，要让他们从小懂得关心体贴父母、尊敬长辈的社会伦理道德。子女常回家看看，并在生活上给予照顾。对离异或丧偶的老年人可遵照其意愿，帮助其重新组建家庭。或进入老年公寓，过上充实愉快又丰富多彩的晚年生活。

六、高楼住宅综合征

高楼住宅综合征是指长期居住在城市的高层闭合式住宅里，很少到户外活动，与外界交往较少而引起的一系列生理和心理上异常反应的一组症候群。常发生于长期居住在高楼而深居简出的老年人。

（一）原因

由于高龄或疾病所致的身体活动受限，或家庭和社会支持不够，使居住在高楼中的老年人不方便下楼而逐渐产生的生理和心理问题。

（二）表现

1. 身体方面 易出现躯体症状，如失眠、心悸气短、头痛、乏力等。

2. 心理方面 精神空虚，无所事事。表现为烦躁不安、意志消沉、悲观、不愿外出、不愿社交，严重者出现抑郁、失去自信心而有自杀倾向。

（三）护理措施

1. 经常户外活动 鼓励老年人进行户外活动，增加活动量。

2. 增加人际交往 鼓励老年人多与邻居来往，增进邻里友谊；多参加社区活动，消除寂寞感。

3. 保持乐观情绪 面对生活负性情绪时应及时进行自我调整，保持平稳乐观情绪。

4. 加强心理疏导 已患病老年人应及时进行心理疏通，必要时就医治疗。

项目四 老年人心理健康的维护与促进

进入老年期，人体各器官和组织结构、功能方面逐渐出现衰退，老年人的生理、心理、社会诸方面会发生一系列的变化，且人格也会发生某种变化。老年人的心理是否健康，会直接影响着其自身健康和生活质量，同时也影响着其衰老的速度。故维护与促进老年人的心理健康是老年护理的重要内容。

一、老年人心理健康的概念及标准

（一）心理健康的概念

第三届国际心理卫生大会提出：所谓心理健康，是指在身体、智力，以及情感上与他人的心理健康不相矛盾的范围内，将个人心境发展成最佳状态。具体表现为身体、智力、情绪十分协调；适应环境、人际关系中彼此能谦让；有幸福感；在工作和职业中，能充分发挥自己的能力，过高质量的生活。

（二）老年人心理健康标准

中国心理学家经过科学研究，制定出老年人心理健康的标准：

1. 认知正常 是正常生活的最基本的心理条件，是心理健康的首要标准。主要体现在：感、知觉正常，判断事物基本准确；记忆力良好；逻辑思维健全；想象力丰富；具有一般的生活能力。

2. 情绪健康 乐观稳定的情绪是情绪健康的重要标志。老年人应经常保持愉快、乐观而平稳的心态，并能适当宣泄不愉快的情绪。

3. 关系融洽 有自知之明，不卑不亢。人际关系良好，乐意帮助他人，也受他人欢迎。

4. 环境适应 要积极融入变化的社会，多和他人交流，坚持学习新的事物，正确认识并接受社会现状。

5. 行为正常 能坚持正常的生活、学习、工作和活动，其行为符合自己年龄特征及在各种场合的身份和角色。

6. 人格健全 以积极进取的人生观为核心，积极的情绪多于消极的情绪；能正确评价自己和外界事物，不固执己见；意志坚强，正确应对各种生活事件。

二、老年人心理健康维护与促进的原则和措施 📱微课2

（一）维护和促进老年人心理健康的原则

1. 适应原则 强调个体与环境的和谐一致，保持良好的适应状态，注重心身统一。

2. 发展原则 人和环境均在发展变化中，心理健康要考虑到处于不同年龄阶段的个体心理的可变性及外在环境所能提供的条件和变化，达到动态平衡。

3. 系统原则 人既是生物的人、社会的人，也是具有自我意识的人。而人所生活的环境也是一个历史发展的综合体。维护人的心理健康应从自然、社会、文化、道德、生物等多方面、多角度、多层次考虑。

（二）维护和促进老年人心理健康的措施

1. 引导老年人树立正确的生死观，保持乐观情绪 教育老年人充分认识到人的生老病死是不可抗拒的自然规律，克服对衰老与死亡的恐惧，树立积极的生活态度，过好生命中的每一天，找到日常生活的意义和乐趣。

2. 教会老年人客观评价自我健康状况，正确了解自己 有些老年人对疾病过分忧虑，自我健康状况评价过低，感到自己老而无用，缺乏自信，常常产生抑郁情绪；而过高地估计自己的健康状况，去做力所不能及的事情，则容易发生意外。因此，老年人应客观评价自我健康状况，保持积极乐观的态度。

3. 教育老年人正确面对离退休问题，调整好心态 在离退休前，作好思想上的准备，安排好离退休后的生活。到了晚年，有些人觉得对社会、对人民做出了贡献，不负此生，得以欢娱晚年。也有些人过去成就不高，哀叹"少壮不努力，老大徒伤悲"，对未来忧心忡忡，这种态度对老年人是很不利的。他们需要心理调整，需要鼓舞、支持，以使胸襟开阔。

4. 坚持学习，老有所事 老年人应"活到老学到老"。将学习所得，加上自己过去的知识和经验，参加社会活动，做些有益于集体、有益于公众的事，把自己余年中尚存的潜能发挥出来，使生活过得有意义。

5. 培养兴趣爱好，丰富生活内容 如何把闲逸的生活时间安排得饶有乐趣，丰富多彩，这是老年人心理卫生的一个重要问题。老年人应培养多种兴趣与爱好，既丰富生活内容、激发对生活的兴趣，又可以协调、平衡神经系统的活动，更好地调节全身各系统、各器官的生理活动，对推迟和延缓衰老能起积极作用。

6. 保持良好的人际关系，有益于心理健康 作为老年人不要倚老卖老、指手画脚、发号施令，而应实事求是，承认"弱者"的地位；作为晚辈，则应该理解老年人的心理状态，体谅他们各种能力的衰退现象及当前的处境与心情，更多地给予安慰、体贴和照顾。以助人为乐为本，互敬互助，保持良好的人际关系，有益于心理健康。

7. 防治躯体疾病，维持身心健康 定期体检，做到早预防、早发现、早治疗。保持安心、平静、乐观心态是取得良好疗效的重要因素。

8. 改善和加强社会的老年心理卫生服务 进一步树立和发扬尊老敬老的社会风气，通过立法维护老年人的合法权益，充分发挥社会支持系统的作用，为老年人提供良好的心理、社会环境，为实现"健康老龄化"奠定基础。

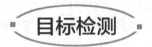

答案解析

一、选择题

（一）A1 型题

1. 老年人对下列哪种情况记忆力较差

    A. 刚听过或看过的事物　　　　　　　　　B. 曾感知过而又在眼前呈现的事物

    C. 电话号码　　　　　　　　　　　　　　D. 与过去有关的事物

    E. 具有逻辑性的事情

2. 下列关于老年人心理老化特点描述错误的是

    A. 身心变化不同步　　　　　　　　　　　B. 心理发展具有潜能和可塑性

    C. 心理变化体现出获得与丧失的统一　　　D. 心理变化的个体差异比较大

    E. 老年期心理状态必然走向紊乱和衰退

3. 下列关于老年人智力说法正确的是

    A. 液态智力常衰退明显　　　　　　　　　B. 晶态智力常衰退明显

    C. 专业知识能力属于液态智力　　　　　　D. 常识属于液态智力

    E. 老年人的智力一般不会明显衰退

（二）A2 型题

4. 王某，68 岁，丧偶 1 年，独居，不常出门，不愿与人交往，沉默寡言，有时偷偷流泪，睡眠质量差，经常失眠。王某可能的诊断

    A. 老年期焦虑　　　　　　B. 空巢综合征　　　　　　C. 老年期抑郁

    D. 老年期痴呆　　　　　　E. 更年期综合征

5. 张某，72 岁，老家在农村，半年前被儿子接到城市住在 33 层楼，最近一个月一直郁郁寡欢，不喜外出，经常望着窗外发呆。张某可能的诊断

    A. 老年期焦虑　　　　　　B. 老年期抑郁　　　　　　C. 空巢综合征

    D. 老年期痴呆　　　　　　E. 高楼综合征

6. 喻某，男，61 岁，退休前是某卫生局局长。今年来经常一个人在家喝酒，不愿出门，不愿与家人交流。

    A. 老年期焦虑　　　　　　B. 空巢综合征　　　　　　C. 老年期抑郁

    D. 离退休综合征　　　　　E. 更年期综合征

（三）A3 型题

（7～10 题共用题干）

周某，女，71 岁，1 年前长期在儿子家带孙，现在孙子长大了，周某不喜欢城市生活而回老家。目前一个人独居，经常回忆带孙的快乐时光，甚至有时候一个人喃喃自语，时常唉声叹气，茶饭不思，最近体重明显下降 5kg。

7. 该老年人可能存在哪方面的健康问题

    A. 老年期焦虑   B. 老年期抑郁   C. 空巢综合征

    D. 老年期痴呆   E. 高楼综合征

8. 可能存在的首优护理问题是

    A. 生活自理缺陷   B. 思维过程紊乱

    C. 营养失调：低于机体需要量   D. 焦虑

    E. 恐惧

9. 健康指导的重点是

    A. 经常户外活动   B. 增加人际关系

    C. 保持乐观情绪   D. 指导家属注重老人的精神赡养

    E. 培养兴趣爱好

10. 下列关于此类健康问题的护理措施错误的是

    A. 正确面对"空巢"   B. 指导老人安排合适的社交活动

    C. 不提倡丧偶老人再婚   D. 发挥子女对老人的精神赡养作用

    E. 健全社会化养老保障机制

(11~13 题共用题干)

李某，女性，68 岁，1 年前老伴诊断肺癌，之后李某每个月去医院进行体检，近 1 个月体检次数更频繁，甚至怀疑本地医院的医疗水平，常伴有全身乏力、胸闷心慌、食欲减退等不适。

11. 该老年人可能存在哪方面的健康问题

    A. 疑病   B. 空巢综合征   C. 老年期抑郁

    D. 老年期痴呆   E. 高楼综合征

12. 可能存在的首优护理问题是

    A. 生活自理缺陷   B. 思维过程紊乱

    C. 营养失调：低于机体需要量   D. 焦虑

    E. 恐惧

13. 下列关于此类健康问题的护理措施错误的是

    A. 正确面对"空巢"   B. 指导老人安排合适的社交活动

    C. 找更好的医院检查查明原因   D. 保持乐观情绪

    E. 培养兴趣爱好

二、综合问答题

老化引起的记忆、智力、思维、人格改变的特点有哪些？

书网融合……

重点回顾   微课1   微课2   习题

模块六　老年人安全用药护理

学习目标	知识目标： **1. 掌握**　老年人的用药原则和护理措施。 **2. 熟悉**　老年人常见的药物不良反应。 **3. 了解**　老年人用药的特点。 技能目标： 能对老年人的合理用药进行正确指导。 素质目标： 培养认真求实、勤奋好学、勇于实践的优秀品质，具有良好的团队协作精神。

📖 导学情景

情景描述： 王爷爷，73岁，患有冠心病、高血压病史20余年，生活基本能自理。由于长期服药对药物产生厌恶，常自行将服用药物早晨一并服用。但为了增强抵抗力，常进补西洋参、鹿茸、黄芪等。近几天，因发生泌尿系统感染，看某电视台广告说某药可以完全控制他的所有症状，马上让家人给他买。结果出现尿少、水肿、头痛、恶心症状，去医院就诊。住院治疗好转后回家。

情景分析： 王爷爷，有冠心病、高血压多年病史，需长期服药而对药物产生厌恶，同时会自行加用药物、补药，老人的服药依从性下降。

讨论： （1）王某的治疗用药合理、安全吗？他的要求可以满足吗？

（2）作为护理人员，应如何对该老年人进行用药指导？

学前导语： 随着年龄的增长，老年人肝肾等器官功能均发生退行性变化，对药物吸收、分布、代谢和排泄等能力均下降，不良反应发生率升高。因此，了解老年人用药特点，观察用药过程、反应，正确指导老年人安全用药是老年护理工作的主要职责之一。

合理用药是防病、治病、促进老年人健康的重要手段。老年人常患多种疾病，治疗常常合并使用多种药物，且用药时间长。但伴随增龄，老年人各脏器的组织结构和生理功能发生退化尤其是肝肾功能减退，药物不良反应的发生率高达青年人的2～3倍。因此，护理人员必须做好老年人安全用药护理。

项目一　老年人药动学和药效学特点

随着年龄的增长，老年人各脏器的组织结构和生理功能逐渐出现退行性改变，药物代谢动力学和药物效应动力学也发生了相应改变，对药物的吸收、分布、代谢和排泄与青壮年人有明显的差异，影响了药物的疗效，导致了某些不良反应的发生。

一、老年药动学特点

老年药动学是老年药物代谢动力学的简称，是研究药物在老年人体内的吸收、分布、代谢和排泄过程及药物浓度随时间变化规律的科学。其改变有以下特点。

（一）药物的吸收

老年人体内环境的变化对药物的吸收等方面会产生影响。如老年人唾液分泌减少，胃肠及肝血流量减少，胃肠道蠕动减慢，胃排空时间延长，胃酸分泌减少，导致胃液 pH 升高影响药物的溶解，干扰药物的吸收，因而达不到使用药物的预期效果。而对于半衰期长、容易蓄积于体内的药物，如长效洋地黄制剂，则容易造成过量、中毒等。所以，老年人用药时必须考虑其对药物吸收能力的改变。

（二）药物的分布

药物的分布是指药物吸收进入人体血液循环后向各组织器官及体液转运的过程。其分布取决于人体内血流量的多少、血浆蛋白结合率、机体的组成成分及药物的理化性质。影响老年人药物分布的原因如下：

1. 细胞内液减少 老年人心排出量低，血液灌注量不足，细胞内液减少致机体总水量减少，故水溶性药物如乙醇、吗啡等分布容积减小，血药浓度增加。

2. 脂肪比例增加 老年人脂肪组织增加，非脂肪组织逐渐减少，使脂溶性药物如安定、利多卡因等在老年人组织中分布容积增大，药物作用持续较久，半衰期延长。

3. 血浆白蛋白含量减少 老年人血浆蛋白含量减少，使与血浆白蛋白结合率高的药物如苯妥英钠、地高辛等的游离型成分增加，分布容积加大，药效增强，易引起不良反应。因此，应减少剂量。

（三）药物的代谢

肝脏是药物代谢的重要器官。老年人肝脏的血流量和细胞量比成年人降低 40% ~ 65%。肝脏微粒体酶系统的活性也随之下降，肝脏代谢速度只有年轻人的 65%。因此，药物代谢减慢，半衰期延长，易造成某些主要经肝脏代谢的药物蓄积。如老年人使用利多卡因、普萘洛尔、保泰松和异戊巴比妥等后，血药浓度增高，半衰期延长。即使肝功能正常的老年人，可能损害肝脏的药物如呋喃妥因、四环素、红霉素、异烟肼等，也很容易引起胆汁郁积和肝细胞的损害。故老年人的用药量应为年轻人的 1/2 ~ 2/3。

（四）药物的排泄

老年人药物主要排泄途径有肾、呼吸道、皮肤汗腺。其中，大多数药物及其代谢产物经肾脏排泄。老年人的肾脏体积减小，肾小球和肾小管的基底膜增厚，肾血流减少至 50%，其滤过、分泌、重吸收功能均减退。故老年人使用主要经肾脏排泄的药物时，药物容易在体内蓄积，发生不良反应。因此，老年人用药剂量应减少，给药间隔应适当延长，特别是地高辛、氨基糖苷类抗生素等尤需引起注意。如患失水、低血压、心力衰竭或其他病变，可进一步损害肾功能，用药更应小心，最好能监测血药浓度。

二、老年药效学特点

老年药效学是老年药物效应动力学的简称，是研究药物的效应及其作用机制，以及药物剂量与效应之间的规律。老年药效学发生改变是由于机体效应器官对药物的反应随年龄增长而发生的改变，其改变有 2 方面的特点。

（一）对药物的敏感性发生改变

1. 对大多数药物的敏感性增高、作用增强 主要表现为对中枢神经系统药、抗凝血药、利尿药及抗高血压药的敏感性增高，如吗啡、地西泮、维拉帕米、沙丁胺醇等药效可增强。

2. 对少数药物的敏感性降低 如多巴胺、异丙肾上腺素、异丙托溴铵等药效均降低。

（二）对药物的耐受性降低

1. 多药合用耐受性明显下降 老年人单一用药或少数药物合用的耐受性较多药合用为好，如利尿药、镇静药、安定药各一种分别服用，耐受性较好。若同时合用，则患者不能耐受，易出现体位性低血压。

2. 对易引起缺氧的药物耐受性差 老年人呼吸系统、循环系统功能降低，应尽量避免使用此类药物。如哌替啶对呼吸有抑制作用，禁用于慢性阻塞性肺气肿、支气管哮喘、肺源性心脏病等患者，慎用于老年患者。

3. 对排泄慢或易引起电解质失调的药物耐受性下降 老年人由于肾调节功能和酸碱代偿能力较差，对于排泄慢或易引起电解质失调的药物的耐受性下降。故药物使用剂量宜小，间隔时间宜长。

4. 对肝脏有损害的药物耐受性下降 老年人肝功能下降，对利福平及异烟肼等损害肝脏的药物耐受力下降。

5. 对胰岛素和葡萄糖耐受力降低 由于老年人大脑耐受低血糖的能力较差，易发生低血糖昏迷。

此外，老年人对洋地黄类强心苷十分敏感，应用时慎防洋地黄中毒。老年人凝血功能减弱，抗凝血药的用量也应减少。

👁 **看一看**

用药依从性

用药依从性（compliance），指病人按医生规定进行治疗、与医嘱一致的行为。一般采用 Morisky 问卷进行评价，问卷有 4 个问题：

1. 你是否有忘记服药的经历？

2. 你是否有时不注意用药？

3. 当你自觉症状改善时，是否曾停药？

4. 当你用药自觉症状更坏时，是否曾停药？

评价标准：4 个问题的回答均为"否"，即为依从性佳；4 个问题只有 1 个或 1 个以上回答为"是"，为依从性差。

项目二 老年人用药特点和用药原则

因老年人药物代谢和用药的特异性特点，在老年人用药时，一定要权衡利弊，保证其用药安全。

一、老年人用药特点

（一）用药种类多、药物不良反应常见

老年人体弱多病，联合用药机会多，用药复杂，加上老年人药物动力学改变，老年人用药出现不良反应率高。因此，要有针对性地选用药物，合理地确定药物剂量，以减少不良反应的发生率。

（二）用药依从性差

1. 知识缺乏　老年人常常到非正规医疗机构购药，多科就诊，多处方用药，用药剂量不准确，服药方法和方式不当，或未完全按服药要求用药等造成不合理用药。

2. 认知能力和理解能力下降　老年人常常过高估计自己的药品知识，或对药物滥用、不合理应用造成的危害认识不足。

3. 记忆力减退　错用、漏用、重复用药。

4. 经济和家庭因素　老年人小病不就医，大病乱投医，患病后家庭支持力量不足。

5. 用药存在的误区

（1）症状控制不佳随意加药、换药，症状缓解立即停药。

（2）漏服后下次加倍补回来。

（3）盲目跟从别人用药。

（4）药越补越好，越新越好，越贵越好。

（5）容易相信各类广告、药商的宣传，私自买药。

（三）对抗生素产生耐药性

老年人的预防用药或长期使用抗生素，增加了微生物的耐药性，加之老年人免疫力下降，二重感染的机会增多。

❓ 想一想

何谓老年人选药的"6先6后"原则？

答案解析

二、老年人选药原则

1. 先明确诊断，后用药　用药前要先评估老年人的健康史、既往用药史及目前用药情况，仔细分析机体的异常是老化引起还是病理损害所致，做出正确诊断。根据用药指征选择疗效肯定、毒副作用小的药物。

2. 先非药物疗法，后药物疗法　老年慢性病要重视非药物疗法如饮食疗法、运动疗法、针灸、按摩等。如高脂血症患者，首选调整饮食结构，改善生活方式。除急症和器质性病变外，老年人治病，能不用药就不用药。

3. 先老药，后新药　老年人用药时应首选老药，慎用新药。因老年人往往未参与新药的临床预试验，新药可能对其产生意外的毒副作用。

4. 先外用药，后内服药　为了减少对老年人机体的毒害作用，能用外用药治疗的疾病如皮肤病、扭伤等，最好不用内服药物治疗。

5. 先内服药，后注射药　老年人心、肝、肾等脏器功能减退，能用内服药使疾病缓解时，最好不用注射剂。

6. 先中药，后西药　中药"与食物同源"，毒副作用明显低于西药，对老年人来说相对更安全。

另外，老年人应慎用或不用敏感药物，如降压药中的胍乙啶，抗生素中的四环素、链霉素、庆大霉素，巴比妥类镇静催眠药等。慎用麻黄、甘草和大黄。忌滥用维生素、滋补药或保健药。

三、老年人用药原则

根据老年人的药物代谢特点和用药特点，要求我们对老年人用药时遵循正确的用药原则，做到安全、有效。

1. 五种药物原则 许多老年人多病共存，常常多药合用。部分老年人仍存有"药味多，用量大，花钱多，疗效好"的错误观点。在国外，曾有统计指出，同时接受 5 种以下药物，药物不良反应发生率为 6% ~ 8%；同时用 6 ~ 10 种升至 40%；同时用 15 ~ 20 种以上药物时，药物不良反应发生率升至 70% ~ 80%。老年人联合用药品种越多，药物不良反应发生率越高，因此，用药品种要少，最好在 5 种以下，治疗时分轻重缓急。

2. 小剂量和递增原则 因药动学和药效学的改变，老年人用药应从小剂量（成人剂量的 1/4 ~ 1/3）开始。老年人个体差异大，有效剂量可相差数倍至数十倍，应密切观察用药反应，逐渐增至最合适剂量。

3. 择时原则 根据疾病、药动学和药效学的昼夜节律，选择最合适的用药时间。如抗心绞痛药物的应用要求其有效时间能覆盖心绞痛发作的高峰时段，变异型心绞痛多在 0：00 ~ 6：00 点发作，主张睡前用长效钙拮抗剂，也可在睡前或半夜用短效拮抗剂，注意调整次晨用药时间等。

4. 及时停药原则 应随时了解老年人的病情和用药情况，根据病情及时调整、更换或停用药物。凡疗效不确切、毒副作用大、不必要的药物均应及时停用。

5. 简洁原则 用药方案简洁明了，尽可能减少药物种类和给药次数，避免间歇和交替用药。药物标记（名称、用法、剂量）应醒目清晰，剂型要适合老年人服用，包装要易开启。

6. 监测原则 密切观察老年人用药后的病情变化和用药反应，定期监测血药浓度和肝肾功能，及时发现药物不良反应。

项目三　老年人常见的药物不良反应

药物不良反应（简称 ADR）是指正常剂量的药物用于预防、诊断、治疗疾病或调节生理功能时出现的有害的和与用药目的无关的反应。包括药物副反应、毒性反应、过敏反应、耐药性、成瘾性、停药反应等。国外有统计资料显示，住院患者中发生药物不良反应约为 3%，其中 60 岁以上者占 40%，发生率高出青年组 15 倍。

一、常见的药物不良反应

1. 体位性低血压 老年人由于压力感受器敏感性下降、血管运动中枢调节功能减退，使用降压药、扩血管药等药物时更易发生体位性低血压，应特别做好防护，预防跌倒。

2. 精神症状 老年人中枢神经系统对某些药物的敏感性增高，可引起精神错乱、抑郁和痴呆等。如老年人使用中枢抗胆碱药安坦时，小剂量也会发生精神紊乱；患痴呆症的老年人使用左旋多巴，可引起大脑兴奋，从而加重痴呆；另有报道，老年人服用洋地黄、消心痛、皮质激素等，可引起抑郁症。

3. 耳毒性 老年人由于内耳毛细胞数目减少，听力都有不同程度的减退，易受药物影响而产生前庭损害，出现眩晕、头痛、恶心和共济失调等。耳蜗损害时可出现耳鸣、耳聋等。所以，老年人应尽量避免使用庆大霉素、链霉素等耳毒性药物，必须用药时，则应减少用药剂量。

4. 尿潴留 老年男性常有前列腺增生肥大等，使用阿托品、颠茄片等药物时，易引起尿潴留，同时因眼压增高还可诱发青光眼，故用药需谨慎。

5. 药物中毒 老年人机体重要脏器功能明显减退，尤其是肝脏解毒作用、肾脏排毒功能明显下降。因此，老年人用药时容易出现药物中毒。

二、药物不良反应的特点

（一）发生率高

1. 生理因素 老年人肝肾功能减退，对药物的代谢、排泄能力下降，半衰期延长，易在体内蓄积产生毒性。

2. 病理因素 老年人年老多病，脏器功能减退，对药物的耐受性差；对疾病或不适的感受性降低，易出现误诊误治。

3. 药物因素 研究显示，药物不良反应的发生率与用药种类成正比，老年人常一人多病、用多种药物，因而发生 ADR 的概率高。

4. 服药依从性差 老年人服药依从性差，不能严格遵医嘱用药。

（二）程度和后果较严重

老年人发生 ADR 的程度较高，后果较严重。如多种药物都可使老年人发生体位性低血压，导致晕厥、跌倒，甚至死亡。

（三）表现特殊

1. 症状不典型，与原发病不易鉴别 如精神错乱、记忆力减退、便秘、尿失禁、跌倒等，易与老年病症状相混淆。

2. 特有的"老年病五联症" 即精神异常、大小便失禁、跌倒、不思活动和生活能力丧失。其中以精神异常（如对时间、人物、地点、定向力障碍，精神错乱，情绪不稳等）和继发于体位性低血压的晕厥、跌倒最常见。

练一练

以下老年人药物不良反应发生率高的原因，错误的是

A. 多药联用　　　　　　　　　　　B. 年老对疾病和不适的感受性差

C. 健康观问题，故意不服药　　　　D. 肝肾功能衰竭

E. 遵守医嘱程度不高

答案解析

3. 药物矛盾反应多见 老年人用药治疗后易出现与用药治疗效果相反的特殊不良反应。如应用激素抗过敏反而引起过敏反应，用硝苯地平治疗心绞痛反而导致心绞痛。

项目四　老年人安全用药护理

护理人员加强药学知识的学习，熟悉药物商品名和通用名，注意药物配伍禁忌，根据老年人的用药特点合理选用药物，并密切观察用药反应，维护老年人的用药安全。

一、护理评估

（一）用药史评估

询问老年人以往和现在的用药情况，包括药名、剂量、用法、效果和不良反应，建立完整的用药记录。了解老年人对药物的认知情况。特别注意询问是否有曾引起过敏或不良反应的药物。

（二）各系统功能状况评估

全面评估老年人各系统器官的功能状况，如肝、肾功能的生化指标。如肾功能明显减退者，应尽量避免用经肾脏排泄的药物。

（三）服药能力评估

1. 视力　老年人由于视力下降，对药物形状相近、颜色相似、药瓶标签与内容不符，以及过期药物等不能及时发现，常出现误服现象。

2. 听力与理解能力　65 岁以上的老年人中约 1/3 存在有不同程度的听力障碍，造成多服药或少服药或将服药时间混淆。

3. 记忆力　由于老年人近期记忆减退，易导致漏服药或重复服药现象。

4. 阅读能力　部分老年人由于文化水平低或视力下降而不能阅读和使用说明书，存在盲目用药问题。

5. 其他　如获取药物能力、启药瓶能力、吞咽能力等都不同程度地影响老年人的用药。

（四）心理 - 社会状况评估

了解老年人的文化程度、饮食习惯、家庭经济状况，老年人对当前治疗方案和护理计划的了解、认识程度，家庭支持状况，对药物有无依赖、恐惧等心理。

二、常见护理问题

1. 执行治疗方案无效　与老年人理解力、记忆力减退，经济困难等有关。

2. 不依从行为　与老年人的健康观，有关知识和技能缺乏，照料者的支持照顾不够，经济紧张有关。

3. 潜在的并发症：药物不良反应　与老年人生理功能减退，用药种类多，个体差异大有关。

三、护理措施

用药护理的目的是老年人能自觉或在家属的协助下遵医嘱用药，了解药物的作用、用法、注意事项和不良反应，按时用药，疗效好，无不良反应发生。具体护理措施如下。

（一）选择合理的给药途径

1. 口服给药　口服最常用、最安全、最方便，但不能用于急诊患者。

2. 皮下或肌内注射　对患糖尿病需长期皮下注射胰岛素的老年人，注射前要认真选择注射部位，并有计划地交替更换。注射针头要长短要适宜。

3. 静脉给药　适用于患急重症的老年人。选择静脉给药时，一般每天输液量应控制在 1500ml 以内，生理盐水不超过 500ml。输注葡萄糖之前，必须明确老年人有无糖尿病。

4. 其他途径　根据老年人的病情和安全性等综合考虑选用其他给药途径，如舌下含化、雾化吸入、直肠给药等。

❤️ 护爱生命

暖心智能药盒

大多数老年人健忘，子女又不能时刻陪在老人身边，常出现忘记吃药、不按时吃药、不按量吃药等问题。智能药盒能提醒老人按时、按量吃药，方便老年人携带药品并能提醒其按时吃药。

老年智能提醒药盒种类繁多，功能有所侧重。有的药盒甚至可以通过腕带固定于手腕上，具有音频提醒的功能，由设定按键进行时间设定，通过扬声器来进行提醒。

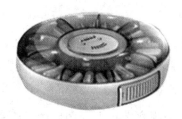

（二）指导老年人合理用药

1. 严格遵医嘱用药 按时按量，不擅自增减药量或停药，不随意混用其他药物。

2. 不滥用滋补药、保健药、抗衰老药和维生素 身体健康的老年人通过良好的生活方式、合理饮食、适宜的运动等即可延年益寿，一般不需要服用滋补药。体弱多病者，应在医务人员的指导下恰当选用保健药。

3. 掌握服药技巧 服用药片多时，可分次吞服，以免发生误咽。吞咽片剂或胶囊有困难时，可选用液体剂型。药物刺激性大或异味较重时，可用吸管吸服，服药前后要漱口。

4. 注意药物与食物之间的相互作用 服药期间，烟、酒、茶均要节制。尼古丁、乙醇可使多种药物毒性增加，茶中鞣酸可使药物失去活性。

（三）注意观察和处理药物的不良反应

护理人员注意发现药物不良反应的早期症状，正确、及时处理，提高用药安全。如降压药首选利尿药和 β 受体阻断药，从小剂量开始，坚持长期用药，但 β 受体阻断药禁用于慢性阻塞性肺部疾病和周围血管性疾病。用药中要注意动态监测血压，要注意提醒其站立、起床、转身时动作要缓慢，预防直立性低血压。

（四）口服用药指导 🅔微课

1. 服药剂型 缓释片释放慢，易致吸收量增加，产生毒性，尽量不用。

2. 服药时间 需空腹、饭时、饭后、睡前服用的药物应按要求服用。

3. 服药用水 内服药片或胶囊时，要用适量温开水送服。补铁剂不要用茶水，枸橼酸铋钾不能用牛奶送服。

4. 服药的体位 用药的姿势以站立最佳，坐位也可。卧床时，尽可能抬高头部。

5. 用药方式 舌下含服硝酸甘油者不可吞服，控释片、缓释片以及肠溶片不宜掰碎后服。

6. 用药配伍 维生素 B_{12} 不宜与制酸剂如氢氧化铝等同服，若需同服可间隔 4~5 小时。红霉素与普鲁苯辛不可同用，若需同服可在服红霉素 2 小时后服用。链霉素与庆大霉素等氨基糖苷类抗生素要避免任何 2 种合用。

7. 定期复查 对造血系统有抑制作用的药物，一定要注意定期检查血常规。对肝脏或肾脏有损害作用的药物，必须定期复查肝功能或肾功能。

8. 用药后特殊反应 如服用维生素 B_2 后尿液呈黄绿色，服用利福平后尿、唾液、汗液等排泄物呈橘红色，铋盐可使粪便呈黑色等。告知老人这些为正常用药后的改变，应坚持服药。

（五）药物保管

定期帮助老年人整理药柜，丢弃过期和变质的药品。药物应在有效期内合理服用。

（六）行为监测

将药物依次固定放在老人易见、易取处，使用闹铃或醒目小卡片等提醒老人按时服药。鼓励老人写服药日记和病情自我观察记录。服药依从性好时，及时给予表扬和鼓励。

（七）建立良好医护患关系

认真听取老人对治疗方案的意见，鼓励老人表达治疗、用药过程中的感受，并根据其意愿和实际情况酌情调整。发现老人存在不依从服药时，及时与其交谈并分析说明，帮助解除疑虑。

（八）家属协助督查用药

1. 注意观察用药后反应 指导家属观察老年人服药后的反应和病情变化。一旦发生异常，立即停药，送老年人及时就诊。

2. 协助老年人按时按量服药 对于自理能力尚好的老年人，家人应督促、检查其按时按量服药。对于自理能力差者，家人或照料者应耐心协助，如帮助老人打开药品包装，提前配好药。

3. 学会使用必要的护理用具 经济条件允许者，可为老年人购买体温计、血压计等，并学会使用，以随时监测生命体征。

四、安全用药指导

护理人员要运用通俗易懂、简捷明了的话语或老年人能接受的方式讲解用药的目的、用量、用法、疗程、副作用和注意事项等，并附以书面说明。同时，也可以在药品标签上以醒目的颜色和大字标明药品的名称、剂量和用法。要及时评价老人的服药行为和用药知识掌握程度，以避免药物不良反应的发生。指导家属照料、关心老年人，帮助老年人不断提高自我管理能力和服药依从性。

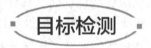

答案解析

一、选择题

（一）A1 型题

1. 老年人在用药期间，一旦出现新的症状，最简单，最有效的干预措施是

    A. 增加药物剂量   B. 减少药物剂量   C. 暂停用药

    D. 密切观察新症状   E. 调整用药时间

2. 有关提高老年人服药依从性的行为治疗措施错误的是

    A. 行为监测   B. 刺激   C. 控制

    D. 强化行为   E. 弱化行为

3. 有关老年药效学改变的特点错误的是

    A. 对大多数药物的敏感性增高   B. 对大多数药物的作用减弱

    C. 药物耐受性下降   D. 药物不良反应发生率增加

    E. 用药依从性降低

（二）A2 型题

4. 患者使用依那普利治疗高血压，两天后患者无诱因出现干咳，患者应怎么做

    A. 暂时停药，立即医院就诊   B. 坚持用药   C. 换药使用

    D. 使用镇咳药   E. 使用抗菌药

5. 患者变异性心绞痛，一般建议在什么时间点使用长效硝酸酯类药物

    A. 中午   B. 中午   C. 下午

    D. 睡前   E. 没有要求

6. 男性，79 岁，因社区获得性肺炎住院治疗。高血压控制良好，曾使用氟喹诺酮类药物（具体不详）出现谵妄、兴奋。青霉素皮试阴性，入院后不宜选择下列哪种药物进行抗感染治疗

    A. 哌拉西林他唑巴坦   B. 头孢哌酮   C. 头孢三嗪

    D. 亚胺培南西司他丁钠   E. 左氧氟沙星

（三）A3 型题

（7~9 题共用题干）

患者，男性，84 岁，因社区获得性肺炎住院治疗，平素身体健康，除偶尔服用安眠药辅助睡眠外，未使用其他药物。常规给予阿莫西林克拉维酸钾 + 左氧氟沙星抗感染治疗，用药第二天夜里，患者出现兴奋，不肯平卧，并大声说话。

7. 护士应首先考虑可能的是什么问题

    A. 左氧氟沙星的不良反应   B. 躁狂

    C. 阿莫西林克拉维酸钾的不良反应   D. 患者正常

    E. 失眠

8. 下面的处理方案中，哪个不合理

    A. 停用左氧氟沙星   B. 静推地西泮   C. 静滴碳酸氢钠

    D. 嘱卧床休息   E. 停用阿莫西林克拉维酸钾

9. 对患者进行用药教育时，下面哪种说法更加合理

    A. 您以后使用左氧氟沙星时，需告知医师您这次的反应

    B 您以后使用喹诺酮类药物时需告知医师您这次的反应

    C. 您以后用药时如有药品含有沙星这两个字，你需要告知医师您这次的反应

    D. 您不可以再使用左氧氟沙星

    E. 您不可以再使用喹诺酮类药物

二、综合问答题

1. 老年人的用药原则都包括哪些内容？

2. 老年人常见的药物不良反应有哪些？

三、实例解析题

王爷爷，72 岁，确诊高血压 16 年，前列腺增生 5 年，其他状况良好，定期服用洛汀新（盐酸贝那普利）降压，血压控制良好，波动在（120~140）/（85~95）mmHg。一天前，出现起立后双眼黑矇、乏力、耳鸣，平卧数分钟后，症状缓解。患者平时经常因失眠服用安定等镇静药，还喜欢服用西洋参等多种滋补品。

    问题：1. 王爷爷为何会出现起立后双眼黑矇、乏力、耳鸣等症状？

          2. 医务人员应对他进行哪些健康教育？

书网融合……

重点回顾   微课   习题

模块七　老年人康复护理与急救护理

<table>
<tr><td rowspan="1">学习目标</td><td>
知识目标：

1. **掌握**　老年康复护理的原则；院前急救的原则。
2. **熟悉**　老年人康复护理的内容；院前救护的内容。
3. **了解**　康复的三级预防；康复医疗服务体系。

技能目标：

能实施一般康复护理技术；能对老年人常见意外实施急救。

素质目标：

培养急救意识、爱伤观念，具有良好的团队协作精神。
</td></tr>
</table>

📖 导学情景

情景描述：张某，女，72 岁。一个星期前老伴发现她言语不清，右侧肢体无力，到医院急诊就诊，颅脑 CT 显示为"脑梗死"，收住神经内科治疗，既往有高血压病史 30 年。查体示：神志清，生命体征平稳，言语不清，右侧面瘫，右上肢感觉减退，肌力 1 级，右下肢感觉减退，肌力 1 级，大小便失禁。

情景分析：张奶奶发病后主要表现为言语不清、右侧肢体偏瘫、肌力 1 级、大小便失禁，结合其病史及辅助检查，诊断为脑梗死。护理人员应做好急性期护理，待病情稳定后及早进行康复护理。

讨论：（1）现阶段，该患者主要的护理问题有哪些？

　　　　（2）如何制定符合张某的康复护理措施？

学前导语：老年期由于自身生理功能退化或受急慢性疾病的影响，易发生肢体功能障碍、残疾、生活自理能力下降，严重影响生活质量甚至死亡。所以，必须做好老年人的康复护理和急救护理。

老年期因器官功能退化，认知、感知觉及肢体活动能力下降，或受急慢性疾病的影响，老年人易发生肢体残疾、生活自理能力下降，严重影响生活质量，并加速其老化甚至死亡。因此，康复护理与急救护理成为老年人照护工作的重要组成部分。

项目一　老年人康复护理

老年人是各类慢性疾病的主要发病人群，容易引起功能障碍或缺失，影响其身心健康。早期、正确的康复护理可帮助老年人及老年慢性病患者维持和改善机体功能，最大限度地恢复或维持其自理能力，促进身心健康，提高生活质量。

一、老年康复护理的内容

老年康复护理是以老年人或老年患者为对象，以自我康复为中心，采用与日常生活活动密切联系的运动功能训练等方法，改善因伤病、衰老、残疾或自理能力减退引起的生理、心理和社会功能障碍的护理技术。与治疗护理、基础护理等不同的是，老年康复护理内容不仅涉及创伤和疾病导致的残疾和功能障碍，还包括衰老导致的日常生活自理能力下降、心理和社会适应能力改变等。

（一）康复护理程序

1. 护理评估　即收集资料，从老年患者入院或家庭访谈开始，系统、全面了解其发病史、身体状况、生活习惯等，明确残疾、康复的程度以及影响康复的相关因素，尤其要重视精神、心理和社会因素对他们的影响。

2. 护理诊断　康复护理诊断是根据收集到的资料确定康复对象功能障碍和健康问题的过程，包括生理、心理和行为等各方面。常见的康复护理问题有活动能力障碍、吞咽障碍、思维改变、沟通障碍、照顾者角色困难等。

3. 护理计划　结合康复治疗的计划，对收集的资料进行分析和判断，确定符合患者需要的康复护理目标，制定可行的康复护理计划。

4. 护理实施　根据计划选择时间、场地和康复支具等，配合康复治疗师实施各项康复护理措施。此阶段应尽早开始、循序渐进。

5. 护理评价　应根据老年人的活动能力情况对康复效果进行整体、动态地评价。

（二）康复护理观察与评估

1. 病情观察与记录　老年患者合并症多，病情复杂多变，且临床表现不典型，容易发生误诊、漏诊。护士应具备高度的责任心，认真观察其病情变化并做好记录。

2. 衰老的观察与评估　衰老程度与年龄、生活环境、生活方式、精神状态和遗传等因素相关。护士应仔细评估影响老化、延缓衰老的利弊因素，合理制定康复护理计划。

3. 功能障碍程度的评估　包括老年患者失去的和残存的功能、在康复训练过程中残疾程度和功能恢复的情况，如运动功能障碍、感知功能和言语功能的恢复等。在康复过程中，要随时进行功能评价，一旦发现新问题或变化，应适时调整康复护理措施。

（三）预防畸形和并发症的发生

预防为主的新康复观贯穿于创伤和疾病恢复的全过程。老年康复护理的重要内容之一就是预防创伤和疾病导致的继发性残疾或并发症的发生。

（四）康复活动与训练

根据病因不同和康复目的不同，老年患者康复训练模式可分为脑卒中模式、废用综合征模式和痴呆模式。后两者因康复目的类似而合并，故以脑卒中模式和废用综合征模式为主。护士应学习和掌握各种康复功能训练技术，实施"安全第一、循序渐进、体现个体化和科学性"的康复训练，促进患者早日康复。

1. 脑卒中模式　是针对日常生活功能急剧减退如脑卒中、骨折和脊髓损伤等开发的康复模式。康复目的主要是促进功能的恢复，最大限度地利用残存功能，提高代偿性的活动能力。训练内容包括肢体功能训练、呼吸训练运动、吞咽和言语功能训练等。

2. 废用综合征模式　是针对生活功能逐渐减退开发的康复模式。其康复目的首先是预防废用综合征，其次是早期发现日常生活功能减退的现象，以通过康复训练早期恢复。训练内容包括床上活动、就餐、更衣、排泄等日常生活活动能力训练和认知能力训练等。

？ 想一想

脑卒中模式、废用综合征模式有哪些不同？

答案解析

（五）心理护理

1. 了解患者心理特点　护士应采取不同的沟通方式，了解老年人的思想顾虑以及心理需求。

2. 观察与记录　通过护士与老年患者的密切接触，观察其在不同状态下的情绪变化和精神、心理动态，并进行记录与分析。

3. 心理支持　应用心理学的理论和方法对老年人出现的各种情绪变化、心理障碍和异常行为进行疏导、支持，以恢复其心理健康。

4. 社会性康复护理　老年患者会出现心理或行为上的变化，导致社会适应性障碍。护士应与家庭、社区等社会支持系统协作，协助老年人建立良好的适应性。

（六）辅助器具使用指导及训练

常用的康复器具有助行器、假肢和各种矫形器等。康复护士必须熟悉和掌握康复器具的使用方法和注意事项等，并教会患者在日常生活中正确使用。

（七）营养护理

应根据患者的病情、体质和营养状况，制订合适的营养护理计划，使患者的营养需求得到保障。

二、老年康复护理的原则

1. "自我护理" 导向　康复护理应积极发挥老年人主动性，注重与其日常生活活动相结合的 "自我护理" 模式。

2. 功能训练贯穿康复护理始终　早期功能锻炼，可以预防残疾的发生与发展；后期功能训练，可最大限度地保存和恢复机体功能。因此，康复功能训练应贯穿于护理全过程。

3. 重视心理护理和整体康复　护士应重视老年患者的心理护理和整体康复，帮助患者摆脱不良情绪，积极配合各种康复训练和治疗。

4. 提倡协作精神　康复护理人员要充分与康复治疗小组的其他成员合作，共同实现康复目标。另外，还要依靠并支持家属及社会支持系统参与康复护理，促使患者全面康复。

三、老年慢性疾病康复的层次

老年人常见慢性病如慢性阻塞性肺疾患、痴呆、脑卒中等的康复，具有持续性、退行性、多样性和致残性特点。要实现全面康复的目标，必须合理选择康复医疗服务体系，循序渐进地组织和开展康复护理活动。

（一）康复的三级预防

1. 一级预防　也称病因预防。指预防致残损伤或疾病的发生，是针对致病因素的预防措施，例如预防接种、供应净水系统、限购精神类药物等。也可通过开展多种形式的公共卫生健康教育，改变人们的不良生活方式，积极控制慢性疾病和老年病，减少因病致残，能降低70%的残疾率。

2. 二级预防　也称临床前期预防。指损伤或疾病已经发生，但通过 "早发现、早治疗、早康复"，尽快稳定病情，防止合并症、功能障碍和继发性残疾发生，可降低10% ~ 20%的残疾发生率。例如要防止躯体疾病之后再出现精神障碍。此阶段尽早介入康复治疗和护理很关键。

3. 三级预防 也称临床预防。指残疾已发生，且已知不可逆转的时候，积极防止其恶化为失能或残障的过程，包括有效的康复治疗及护理方法、各种矫形器和支具材料等辅助。此阶段以防止继发性残疾或严重功能障碍出现，提高生活质量和重返社会为主要目标。

（二）康复医疗服务体系

为满足老龄化社会带来的日益增长的康复医疗服务需求，卫生部提出了多层次、多阶段康复医疗服务体系的概念，明确不同层级康复医疗机构的功能定位，实现患者层级医疗、分阶段康复和双向转诊。

1. 综合医院 综合医院的康复医学科要立足于疾病急性期的早期康复，并为患者转入专业康复机构或回归社区、家庭做好准备。

2. 康复医院 以治疗稳定期患者为主，提供专科化、综合性的康复服务。同时，还需加强与区域内的老年病院、慢性病院和护理院等延续性医疗机构的分工合作。

3. 基层医疗卫生机构 社区卫生服务中心和乡镇卫生院可为恢复期患者提供基本康复医疗服务、残疾预防和健康教育，鼓励开展中医传统康复治疗技术。条件允许者，可提供居家康复护理服务。

（三）老年慢性疾病康复

1. 功能、形态障碍的康复 包括控制原发疾病和基本功能障碍，预防继发性综合征。

（1）控制原发疾病及功能障碍：对脑血管意外、糖尿病、冠心病等的急性和亚急性期，可选择综合医院的康复科进行治疗。综合医院各学科之间的协作可以有效控制原发疾病，监测病情变化，为功能康复创造条件。

（2）预防继发性合并症的发生：在病情稳定 48 小时后即可开始康复计划，预防并发症的发生。

2. 能力障碍的康复 针对恢复期、后遗症期已发生功能障碍或残疾的患者，进行恢复功能性活动能力为主的康复治疗与护理。严重障碍者如脑卒中、颅脑损伤、截肢或脊髓损伤者，应转入康复中心或病房接受 3 个月以上的康复训练。

3. 社会障碍的康复 对出院后居家康复、社区康复的老年患者，需要及时评估环境对康复的影响，并有效调动患者及家属的主动参与。

（1）改善周围环境：设立无障碍设施，居室及通道加强照明等，降低老年患者意外跌倒的发生。

（2）调动患者及家属积极参与：在整个康复过程中，应鼓励患者及家属积极参与。

（3）帮助患者重返社会：康复护理就是帮助患者进行恢复性、适应性的训练，恢复应有的社会生活。

四、康复护理基本技术 ⒠微课1

（一）日常生活活动能力训练（ADL 训练）

ADL 训练是指导和训练老年患者进行日常生活活动、恢复病前生活、延缓衰老的重要步骤，能最大限度地恢复日常生活技能。

1. 饮食动作训练 包括准备食物、维持平稳坐姿、餐具抓握、食物咀嚼和吞咽等动作的训练。维持坐位平衡训练时可先以靠背支撑坐稳，再训练无靠背的自行坐稳，再由坐在靠背椅上到坐在凳子上，并训练在坐位做前后、左右改变重心。进食训练时先模仿进食，训练手部的协调动作，再准备易被拿取的食物，练习进食。餐具训练时，先训练抓握木条，然后再训练勺、筷、刀叉等。吞咽困难者，在意识清楚并能喝水时，可试行自己进食，先从糊状食物稀粥开始，继之半流质、从少量过渡到正常饮食。

2. 穿脱衣裤训练　偏瘫患者穿衣时患侧为先、脱衣时健侧为先，训练穿脱不同式样的衣服、鞋子、袜子等，如患者活动受限、穿脱衣困难，可改良衣裤款式如加宽，加拉链、搭扣、松紧带等。

3. 个人卫生活动训练　如洗脸、刷牙、洗澡、修饰、大小便及便后卫生等训练，先健侧操作、后患侧练习，必要时使用辅助器具如水龙头协助拧毛巾等。

4. 家务活动　在老年人愿意且体力允许的范围内参与家务劳动，注意防止意外发生。

（二）肢体摆放与体位的转换、转移技术

1. 良肢位的放置　良肢位又称为抗痉挛体位，具有防止挛缩畸形、减轻痉挛、保持躯干和肢体功能状态的作用，应在发病后立即开始。常见的康复体位有仰卧位、侧卧位（健侧/患侧）、半卧位、坐位（床上/轮椅）和俯卧位等。注意避免压迫患侧肢体，保持各关节处于功能位，并用软枕保护及固定。

2. 体位转换技术　一般每隔1~2小时变换体位一次，并有专人看护或协助完成。

（1）主动翻身训练：分主动向健侧翻身和主动向患侧翻身。主动向健侧翻身时，患者双手掌心相对、十指交叉握手以支撑患侧上肢，注意患手拇指置于健手拇指上方（又称为Bobath握手），健腿插入患腿下方。双手伸直上举做左右摆动，借助摆动惯性翻转双上肢和躯干，在护士协助下翻转骨盆。主动向患侧翻身时，需有护士协助，扶住肩部和膝部帮助患侧肢体旋转，靠健侧上下肢的摆动来完成翻身动作。

（2）被动向健侧翻身：将患侧膝关节屈曲，双手紧贴，由护士协助先翻转肩和臀部，再翻转臀部和足底，使头部及躯干呈侧卧位，下肢自然半屈位并垫枕头固定。

（3）被动向患侧翻身：护士先将患侧上肢置于外展90°位置，避免受压和后缩，双手引导患侧的肩与膝关节，让患者自行把健侧身体转向患侧落于支撑枕上。若是昏迷或体力较差患者，则按向健侧翻身方法协助患者翻身。

（4）主动坐起：指患者在健侧卧位下自行从床上卧位转换成床边坐起。起身时，双腿交叉置于床边且患腿在上。利用健侧上肢肘关节支撑床面将身体抬起，腕关节支撑床面，完成坐起动作。

（5）辅助坐起：由护士协助完成坐起动作。将患腿放在健腿上，移动双腿到床边，扶起患者上半身，同时放下双腿至床下，后分开双腿调整坐姿。

👁 **看一看**

Bobath 技术和 Bobath 握手

Bobath 技术由英国物理治疗师 Bobath 夫妇根据英国神经学家 Jachson 的"运动发育控制理论"，经过多年的康复治疗实践而逐渐形成，是治疗中枢神经系统损伤引起的运动功能障碍最有效的康复治疗方法之一。

Bobath 握手的作用：患者可以主动自助活动，积极参与治疗；防止手的屈曲挛缩；避免腕屈及前臂旋前畸形；上臂屈曲练习，防止肩关节继发性活动受限；前臂伸展有助于抑制屈肘肌群的痉挛。

---

3. 体位转移技术　包括床上移动、站立与步行训练、轮椅训练等，也分为主动转移和被动转移。

（1）床上移动训练：下肢运动障碍者，可自行靠双手掌支撑身体使臀部离开床面，有助于肢体代偿性的康复。

（2）站立与步行训练：站立训练包括扶站、平衡杠内站立、独立站立及单足交替站立等。移动训练时需循序渐进，先站立、后步行，先平地、再斜坡、上下楼梯训练，并可借助拐杖、扶手等辅助器具进行。

（3）轮椅移动训练：丧失行走能力的老年患者常借助轮椅完成日常活动，患者需在护士或专业康复师指导下独立或辅助完成移动训练。①从床上到轮椅。偏瘫患者移动时，轮椅面向床尾、置于患者健侧，与床呈 30°～45°角，固定轮椅。协助患者从床上坐起，双足着地，健足伸向患侧足后方，健侧手抓轮椅较远侧扶手，起身并以健肢为轴心转动身体坐到轮椅上，调整好身体后，松刹车。双下肢瘫痪患者移动时，轮椅直角对床、固定，患者背向轮椅在床上坐起，借双手支撑向轮椅靠近，抓住轮椅扶手后坐入，松刹车慢慢离床，再次固定轮椅、放双足于踏板上，松刹车。②从轮椅到床上。主动移动时，轮椅朝向床头、固定，患者用健手抬起搁脚板，身体慢慢前移直到双足着地，抓住床扶手，身体前移用健侧肢体站起，转身坐到床边，移开轮椅，将双足移到床上。被动移动时，护士与患者相对，双膝关节抵住患者患侧膝关节，从肩部环抱患者，然后借上肢和躯体的力量将患者扶起，慢慢转移重心，臀部移向床铺坐下。

（三）呼吸与放松训练

1. 呼吸训练 老年患者因合并慢性支气管炎、慢性阻塞性肺气肿等，必须加强呼吸功能训练。

（1）腹式呼吸训练：练习时，患者仰卧位或坐位，腹部放松，经鼻缓慢深吸气，同时腹部隆起；呼气时缩唇将气缓慢吹出（同吹蜡烛法），同时收缩腹肌，促进横膈上抬。吸气与呼气的时间比约为 1:2，初期每次练习 1～2 分钟，逐渐增加至每次 10～15 分钟，每日 2 次。

（2）抗阻呼气训练：即在呼气时施加阻力的呼吸训练方法。患者处于舒适放松体位，闭嘴经鼻深吸气，呼气时口唇缩成吹哨状，使气流缓慢地呼出，吸气与呼气的时间比约为 1:2。

2. 放松训练 通过主动地松弛肌肉及精神放松，缓解肌肉痉挛及疼痛，调节自主神经、改善睡眠的锻炼方法。主要有渐进性放松法和放松体操 2 种。

（1）渐进性放松法：患者取舒适的坐位或卧位，闭上眼睛，全身放松。将注意力集中于呼吸，在吸气时放松，并默念"放松"；逐渐将注意力集中于身体不同部位，一般从头开始，由颈到肩、臂、手、躯干、臀、腿和脚，放松全身的肌肉。结束时应缓慢睁眼，休息数分钟后慢慢起身。

（2）放松体操：一般在活动结束前，安排 5～10 分钟的放松练习。按照头颈部、上肢、躯干、下肢的顺序进行肌肉和关节的舒展活动，慢慢将全身肌肉放松，恢复平稳呼吸。

（四）运动训练

运动训练是通过器械、徒手或借助患者自身参与，以主动和/或被动运动的方式来改善患者全身或局部运动功能、感觉功能。

1. 基本原则 老年康复运动训练需遵循"因人而异、安全第一、循序渐进、主动参与、持之以恒"等原则。

2. 内容与方法 运动训练主要包括关节功能、神经肌肉、肌力和耐力等的训练，可以取主动或被动运动的方式进行，或根据运动训练的目的进行肌肉等长收缩、等张收缩及等速运动，根据条件徒手或选择器械辅助训练等。

项目二 老年人的急救护理

老年人机体功能退变、反应迟钝，加上慢性疾病的影响，很容易发生意外，甚至造成严重的后果。及时发现老年人的病情变化，实施正确的紧急救护，可显著提高他们在突发事件中的治愈率和存活率。

一、急救原则

（一）基本原则

1. 先评估后施救 目击者或者到达现场的第一个施救人员开展急救前，一定要先进行快速地环境评估，立即使患者脱离危险环境。

2. 急救与呼救并重 在实施急救前，先拨打120，陈述清楚简要的情况。并现场大声呼救，寻求帮助。

3. 先复苏后固定 急救时，无论患者存在何种外伤或急症，只要判定发生了心跳呼吸骤停，就应立即实施心肺复苏术，待心跳、呼吸恢复后再进行外伤固定等处理。

4. 先重伤后轻伤 对多发性或群体性创伤抢救时，应合理安排抢救顺序。如先处理心跳呼吸骤停、窒息、大出血、休克等危重情况，再进行伤口包扎等。

5. 先止血后包扎 对外伤出血患者，应先采取指压法或止血带止血，然后再进行伤口保护与包扎。

6. 先救治后运送 经现场必要的止血、包扎和固定等处理后，患者病情得到控制，再尽快转运到就近医院，接受更系统的监护和治疗，保证抢救连续、有效。

7. 抢救记录要及时 等待转运过程中，应抓紧时间进行抢救记录，也可以用手机等拍摄记录，以避免纠纷。

（二）急救特点

1. 合并症多 老年人发生急症或意外损伤时，合并症多发。

2. 症状体征不典型 老年人发病时，自觉症状不典型，往往延误救治时机。

3. 病情变化快、重 老年患者机体抵抗力差，病情变化快，应激状态下容易发生水电解质、酸碱平衡紊乱等，严重者出现脏器功能衰竭。

二、急救的首要环节

（一）基本概念

1. 院前急救 又称现场急救或院外急救，包括进行现场救护、转运及途中救护和运送等。可分为广义和狭义2种。

（1）狭义的院前急救：指专职的急救医护人员或相关人员进行的紧急医疗活动，包括入院前的现场紧急处理和途中监护运送至医院的过程。

（2）广义的院前急救：救护人员或目击者均可实施的紧急医疗救治，可大大提高患者的存活率和治愈率。

2. 重要性 老年人在发生如急性脑血管意外等伤害时，如能接受快速而有效的院前急救可以大大降低患者的死亡率、伤残率。发病1小时内为抢救"黄金时间"，6小时内为"白银时间"，6小时以上则称为"白布单时间"（死亡时间）。

（二）院前急救的任务和目的

院前急救的任务是采取及时有效的急救措施和技术，最大限度地减轻患者的痛苦，降低致残率，减少死亡率。包括维持生命、防止病情加重、促进恢复3方面。

（三）院前救护内容

1. 现场评估与呼救 医护人员应在保证自身和患者安全的前提下，用最短的时间进行快速地检查和判断，再实施救护。

（1）环境评估：医护人员在到达现场后、实施抢救前，应先迅速判断现场异常情况、自身和伤者及旁观人群是否身处险境等，尽快让患者脱离危险区。

（2）病情评估：在环境安全的前提下，施救者应快速、简捷地对患者进行初步检查。评估病情一定要分轻重缓急，可边评估边救治。①判断意识。轻拍重喊，轻拍老人肩部，大声呼喊，观察老人神志是否清醒。②评估气道。观察气道是否通畅，如气道梗阻者则不能说话及咳嗽。③判断呼吸。危重者变快、变浅，不规则，叹息样或停止。④判断循环。判断大动脉脉搏是否可触及或异常，观察面色、口唇、甲床、皮肤黏膜颜色是否苍白或青紫。⑤其他评估。时间允许时，应快速进行全身评估，包括头、颈、胸、腹、骨盆、脊柱和四肢等。

（3）紧急呼救：目击者应第一时间进行呼救，也是自救的方法。①拨打急救电话。我国各地医疗急救中心统一呼救电话号码为120，有些地方还开通了老年急诊服务热线，或直接在老年人手机上设置"SOS"键。②呼救时的注意事项。电话呼救要简洁、准确，须讲明患者的基本情况及现场地址。呼救的同时可进行初步急救。如遇群体伤或灾害事件，应动态地向急救调度中心汇报现场情况。

2. 现场患者分类与急救标识 根据伤情严重程度可以进行简单分类，并用不同颜色的伤病情识别卡予以标识，贴在患者的左胸部或其他明显部位。

（1）重伤：即危重症患者给予红色标签，需立即采取急救措施，优先处置、转运。

（2）中度伤：即重症患者，可在现场处理后由专人观察下送往医院救治，给予黄色标签。

（3）轻伤：即轻症患者，可延期处置、转运，给予绿色标签。

（4）死亡：即濒死或死亡者，给予黑色标签，暂不做处置。

3. 实施现场救护 根据初步诊断和评估，对患者实施救护措施，维持其基本的生理功能，等待进一步的救治。

（1）摆好救护体位，注意保暖：①心搏骤停者，采用复苏体位。②昏迷者或舌后坠伴呕吐者，应采用平卧位头偏向一侧或屈膝侧俯卧位。③休克患者，取中凹位。④面部朝下必须要移动者，应整体翻转，即头、肩、躯干同时转动始终保持在同一轴面上。

（2）维持呼吸系统功能：护理措施包括清除痰液及分泌物、吸氧等，以保持呼吸道通畅。

（3）维持循环系统功能：包括测量生命体征，对急危重患者进行心电监护，对心脏、呼吸骤停者，立即行胸外心脏按压。

（4）维持中枢神经系统功能：强调在现场急救，实施基础生命支持时，即开始注意脑复苏。

（5）及时建立静脉通道：尽量选用静脉留置套管针。

（6）心理护理：护士要运用安慰性语言、非语言性交流手段等给患者及家属安全感和信任感。

（7）保存断离的肢体：及时妥善处理好断离肢体。如手指或肢体被截断时，将断离面用生理盐水冲洗后，用无菌纱布包好放入塑料袋内，同时将碎冰放在袋外，以供再植。不可将断离肢体直接放入碎冰中。

（8）对症处理：对外伤者进行止血、包扎、固定等。应用药物或其他方法，进行降温、引流、解毒、解痉、止血等。

4. 转运及途中监护 转运包括搬运和运输。最好由受过专项训练的转运团队组织实施。危重患者转运中的监护和生命支持必不可少。

（1）转运时机：危重患者病情稳定或相对稳定后，无直接威胁生命因素存在，可考虑进行转运。否则，应暂缓。

（2）转运原则：①危重患者需由有经验的专业急救人员护送。②有家属随行的，应请家属签字，并配合转运。③运输工具必须可靠、适用和稳定。④通讯和联络必须通畅。

（3）转运工具的选择：运载工具根据院前急救任务、患者的数量、性质、区域环境等来确定。

（4）正确搬运：应根据患者病情、伤情选择正确的搬运方法，动作要轻巧、迅速。搬运过程中注意伤情变化，并及时做急救处理。

（5）转运途中监护：转运急诊患者要加强转运中的监护和生命支持，对突发状况能做出及时反应。①安置体位。应根据病情安置和调整患者在转运途中的体位。②严密监测病情变化。观测患者病情和生命体征，使用心电监护仪者，应持续进行心电监测；气管插管患者，要给氧或机械通气；妥善固定各种插管；动态检查和观察创伤紧急治疗后的效果；做好清醒患者的沟通和心理护理。③途中病情变化的处理。院前急救包括转运途中病情变化时的紧急处置。应正确实施院前急救技术，针对具体伤情变化进行对症处理，必要时停车急救。④特殊患者的处理。工作人员接触和运送特殊患者时，应做好自身防护。对于有特殊需要的患者，应在途中采取避光、避声等刺激或防震的措施。⑤记录。记录要客观、真实、准确、及时。

❤ 护爱生命

"国卫医发〔2020〕19号"文件《关于印发进一步完善院前医疗急救服务指导意见的通知》，指出到2025年，建成与我国社会经济发展水平相适应的政府主导、覆盖城乡、运行高效、服务优质的省、地市、县三级院前医疗急救服务体系，使院前医疗急救人才队伍长足发展，服务保障能力全面提升，社会公众急救技能广泛普及。

1. 地市级以上城市和有条件的县及县级市设置急救中心（站）。

2. 合理布局院前医疗急救网络，城市地区服务半径不超过5公里，农村地区服务半径10~20公里。

3. 以地级市为单位，按照每3万人口配置1辆救护车，以县域为单位，根据县域人口的300%估算人口基数，按照每3万人口1辆的标准配备救护车，合理配置救护车类型，其中至少40%为负压救护车。平均急救呼叫满足率达到95%。

4. 全国120急救电话开通率达到100%。院前急救病历书写率达到100%。危急重症现场医疗监护或抢救措施实施率达到98%。

5. 地市级以上急救中心设立统一指挥调度信息化平台。与本级区域健康信息平台、二级以上综合医院信息系统实现数据共享。

6. 独立设置的急救中心（站）急救医师数量满足服务需求。

生命至上，生命高于一切！党和政府一直以来以人为本，执政为民，进一步完善院前医疗急救服务体系，不断提高抢救反应速度、抢救能力与水平，是典型的民心与德政工程，对我国医疗急救事业的发展特别是院前医疗急救服务的发展具有里程碑式的意义。

三、常见意外的急救与护理

（一）老年创伤 🔲 微课2

老年患者创伤的发生率越来越高，常见老年创伤类型有交通伤、跌伤、烫伤或烧伤等。

1. 交通伤　交通事故伤渐渐成为导致老年患者创伤的首要原因，尤其是城市中60~69岁的老年人群，更容易发生意外。

（1）病情评估：交通事故发生突然，容易发生四肢与脏器的损伤。①初级评估。老年人因骨质疏松、骨的硬度和强度减弱，在外力作用下易出现骨折。通过观察患者神志、面色、外出血情况，老人主诉及受伤时的姿势等，先判定与处理致命伤，如多发伤、挤压伤等。②进一步评估。处理威胁生命的损伤后，再进行系统的全身评估，见表7-1。

表7-1　交通伤现场进一步评估程序

部位	评估内容
头面部	检查有无开放性伤口，如撕裂伤、挫伤等
颈部	检查颈椎有无压痛和畸形，气管是否居中，有无颈静脉怒张等
胸部	检查有无挫伤，两次呼吸运动是否对称，有无压痛、骨擦音和皮下气肿
腹部	检查有无压痛、反跳痛和肌紧张，听诊肠鸣音有无异常，叩诊有无移动性浊音
骨盆	检查有无压痛，骨盆是否稳定
四肢	检查有无畸形、肿胀和骨擦音，肢体活动情况
脊柱	检查有无肿胀和畸形

（2）急救与护理：①紧急呼救。应立即拨打急救电话。②保证环境安全。施救前，在距现场200米外放置警示牌。③现场救护。意识障碍者，应予平卧位，头偏向一侧，以保持呼吸道通畅；呼吸停止者，应立即安置复苏体位进行心肺复苏；外伤及骨折患者要及时进行止血、包扎、固定等初步急救措施。④院内救护。加强病情观察与监护；保持呼吸道通畅，必要时给予气管插管及人工通气；维持体液平衡，记录24小时出入量；完善各项检查，做好急诊手术准备；药物护理，包括预防性使用抗生素、糖皮质激素等；对症护理；做好心理护理。

2. 跌伤　跌倒与坠床等都是老年人群最常见的安全问题，要特别重视第一时间的判断与处理，避免对其造成进一步的损害。

（1）病因分析：老年人跌倒主要与环境设施、着装、视力减退、肢体功能障碍、突发疾病或药物影响有关。对环境、身体感知觉变化不敏感，极易发生跌倒等意外。

（2）临床表现：①损伤类型。包括开放性损伤和闭合性损伤。因老年人大多有骨质疏松，除常见的软组织损伤外，容易合并骨折的发生，且要警惕内脏损伤。②损伤部位。摔倒或撞击部位不同，发生损伤的部位也有差异。摔倒时前仆者，以四肢摔伤为主。臀部着地者，易发生股骨颈骨折；间接外力冲击可引起腰椎骨折。头部创伤可出现头痛、意识改变、剧烈呕吐、耳鼻出血等。

（3）急救与护理：①基本原则。目击老人摔倒或发现倒地老年人时，不应急于将其扶起，以免加重病情。②老人自救。老年人在摔倒后，如感觉局部疼痛、活动受限，应保持平卧位姿势，及时拨打求助电话。③评估与观察。发现老年人意外摔倒时，应先观察其意识与神态。意识清楚者，应询问老人摔倒的情况及对跌倒过程是否有记忆，评估有无剧烈头痛或口角歪斜、言语不利、手脚无力等发生脑卒中的可能，有无局部疼痛、四肢活动及感觉异常等；意识不清者，立即拨打急救电话，并根据病情进行现场救护。④损伤的急救处理。根据不同损伤类型进行紧急处理，严重创伤者应尽快送医院救治。有外伤、出血的，给予止血、包扎；伴骨折的，及时进行固定和伤口保护；肌肉拉伤或扭伤者，需及时制动并给予冷敷处理。颅脑损伤伴呕吐者，头偏向一侧，并清理口、鼻腔呕吐物；伴耳鼻出血者，切忌勿用纱布、棉花、手帕去堵塞，否则可导致颅内高压、继发感染。有抽搐者，移至平整软地面或身体下垫软物，必要时牙间垫较硬物，防止舌咬伤，不要硬掰抽搐肢体。如呼吸、心跳停止者，应立即进行心肺复苏。在确认无脊柱损伤时才可搬动患者，动作缓慢平稳。⑤原发病的急救处理。及时明确发病原因，并进行正确处理。心绞痛急性发作患者，置于平卧位休息，吸氧，给予硝酸甘油或消心痛，如病情未改善，考虑心肌梗死可能，并对症处理。脑血管意外者，同样保持平卧位，可适当抬高头部，保持呼吸道通畅，并及时送入医院进行进一步救治。

3. 烫伤与烧伤

（1）常见原因：老年患者烧、烫伤的常见原因有4个方面。①热力烧伤。沐浴时水温过高、热水袋使用不当、进食过快等，容易发生烫伤。②火焰烧伤。多见于冬季烤火取暖或使用电热毯等。③电烧伤。如触电、雷击导致皮肤表面的损伤。④化学烧伤。指强酸、强碱接触导致的皮肤损伤。

（2）院前急救：烧烫伤救治的最早环节就是现场急救，应迅速脱离致伤源，并及时给予救治，做好转运准备。①迅速脱离致伤因素。热液烫伤要尽快脱去热液浸湿的衣服，注意不要弄破水疱，必要时剪开衣服；火焰烧伤首先要脱离火源，迅速脱去着火的衣服或扑灭火焰；电烧伤需立即切断电源，再接触患者，合并心跳呼吸停止时，应立即进行心肺复苏；化学烧伤应尽快脱去被化学物质浸湿的衣服，用大量清水冲洗皮肤30分钟以上。②抢救患者生命。若发现心搏骤停、大出血或开放性气胸等危急情况时，应先抢救生命。对头颈部烧伤或怀疑有呼吸道烧伤者，应保持呼吸道通畅，做好气管切开准备。③冷疗处理。用冷水冲洗、浸泡或湿敷是最为有效、经济的手段。一般用15～20℃的冷水。化学烧伤应先用干或者半干毛巾轻轻擦去皮肤上的化学物质，再进行冷水冲洗。冷疗时间一般以停止冷疗后创面不再剧烈疼痛为止，多需半小时到一小时左右，较小的创面一般4～6小时，直至不疼为止。注意询问老人感受，观察循环情况。④保护创面。现场可用清洁布巾保护，尽可能保留水疱的完整性。⑤液体治疗。尽快建立静脉通道进行补液治疗。⑥快速安全转运。重伤员经现场稳定病情后，需及时转送至医院接受进一步救治。

（3）护理要点：烧烫伤患者重点要做好补液护理、创面护理，避免并发症的发生。①补液护理。迅速建立静脉通道，按补液原则补液。密切观察病情变化，记录患者中心静脉压和24小时出入水量。②呼吸道护理。救护头面部烧伤患者时，要观察鼻毛及口腔黏膜，听说话声音是否嘶哑，判断有无合并呼吸道损伤及其严重程度，必要时协助医生实施气管切开术，保持气道通畅。③创面护理。包扎疗法适用于四肢或躯干烧伤患者，应注意患肢处于功能位。暴露疗法主要用于头颈面、会阴部或大面积烧伤的患者。④并发症护理。老年烧伤患者要特别警惕肺部感染、皮肤感染和泌尿系感染等并发症的发生。⑤饮食护理。根据病情需要应尽早选择高蛋白、高热量、高维生素饮食。⑥心理护理。护理人员应及时疏导患者，让患者及家属积极配合治疗与护理。

（二）噎食与窒息

老年患者因吞咽功能减退，容易发生噎食，严重者可导致窒息。

1. 原因 噎食的常见原因有以下4个方面。

（1）疾病因素：偏瘫、失语、活动受限的老年人，咀嚼无力、吞咽困难，容易造成食物卡在喉部。加之，老年人脑干和颈髓神经中枢受损导致进食反射功能下降或缺失，气管异物不易咳出，导致呼吸困难。

（2）进食习惯：部分老年人吃东西时常习惯说话、笑闹。若进食太快、食物太大，容易发生噎呛。

（3）义齿影响：戴义齿的老年人不易感觉到食物的大小，从而引起噎呛。

（4）食物因素：在进食硬质食物时，或进食黏软大块的食物时，也容易发生噎食。

2. 临床表现 老年人噎食常发生在进餐、饮酒时。对于既往有高血压、冠心病病史的老年患者，易被误诊为冠心病发作而延误了抢救时机。所以，尽早识别气道异物梗阻的表现是抢救成功的关键。

（1）典型表现：患者感到极度不适，常常不由自主地以一手呈"V"字形紧贴于颈前喉部，不能言语、表情苦恼，称为海姆立克征象。有的则出现面色苍白或发绀，肢体抽搐，严重者致呼吸停止。

（2）气道梗阻程度：紧急评估气道的梗阻程度，及时处理危及生命的因素。①不完全阻塞。表现为剧烈呛咳或咳嗽不止、呼吸困难、面色及口唇黏膜出现青紫。②完全阻塞。表现为患者不能说话、不能咳嗽、不能呼吸、面色灰暗青紫，继而出现昏迷倒地、窒息，最后呼吸停止。

3. 评估与判断 如果发现老年人进食突然中断，手指口腔或压住胸口、颈部，不能说话并出现窒息的痛苦表情，应首先考虑食物阻塞气道，需立即给予抢救。通过快速判断现场环境和患者意识，决定施救方法。

4. 海姆立克急救法 由美国医生海姆立克先生发明，主要用于气道梗阻时的急救。根据施救时患者体位不同可分为卧式、坐式和站立式急救法。

（1）清醒患者的急救：可以选择腹部冲击法或胸部冲击法。①腹部冲击法。对在清醒状态下突然发生噎食窒息的患者，应立即选择立位腹部冲击法进行施救（图7-1）。施救者站在患者背后，一脚放在患者两腿之间，两脚前后分开站稳，双臂环抱患者腰部，嘱患者弯腰、低头，左手握拳以拇指侧抵住患者脐部与剑突的中间位置，右手握住左手，用快速向内、向上的冲击力挤压患者腹部4~6次，待把食物挤压到口腔时，用食指勾出或鼓励患者咳嗽吐出。注意千万不要用手指直接捅食物，或用手掌击打其后背。

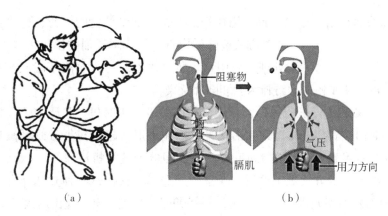

（a）　　　　　　　　　（b）

图7-1 腹部冲击法示意图（a）及解剖原理（b）

②胸部冲击法。如患者过度肥胖，可协助患者采取坐位或站立位。施救者位于患者身后，将手臂由患者腋下环绕，左手握拳置于患者胸骨中部，右手握住左手，同样方法进行冲击，将异物取出。③老年患者自救。患者将上腹部抵压在椅背、桌边和栏杆等坚硬处，连续弯腰挤压腹部4~6次，可连续反复数次，直至异物吐出。

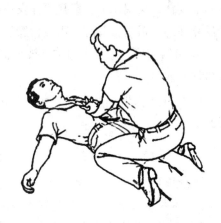

图7-2 卧位腹式冲击法

（2）意识不清患者的急救：对意识不清发生噎食的患者，应立即置于侧卧位或平卧位，头偏向一侧，用手指钩出口中残留食物，采取卧位腹式冲击法施救（图7-2）。①将患者置于仰卧位，施救者骑跨在患者髋部两侧。②一只手掌跟置于患者脐部与剑突的中间位置处，与另一只手掌根重叠。③两手合力快速向内、向上有节奏地冲击患者腹部，一般4~6次，可重复操作若干次。④检查口腔，如异物被冲出，可用手指将异物取出，注意不要推入气道深处。⑤检查呼吸心跳，如无心跳立即实施心肺复苏术。⑥食物被取出后，开放气道，给予高浓度吸氧，并及时吸出残留患者口鼻腔内的食物残渣和分泌物。需进一步观察和治疗者，应快速转运，途中持续生命体征监护。

5. 健康指导 在日常护理中应训练噎食与窒息发生的各项预防措施。

（1）加强训练：饭前做"饭前准备操"。做深呼吸运动，伸展肌肉，保持良好心情。

（2）食物软烂：一般以软质、易咀嚼的食物为宜。

（3）体位合适：进食宜采取坐位或半卧位，避免平卧位。

（4）细嚼慢咽：一次放入口中的食物要适量，进食时要避免谈笑和进食过急。

（5）适当喝水：固体与流质交替喂。

（三）急性中毒

老年人的急性中毒常以生活性中毒为主，包括药物、食物和一氧化碳中毒等。救护时以尽快明确毒物性质、立即终止毒物接触、清除或中和未吸收毒物、排出已吸收毒物为基本原则。

1. 药物中毒　老年患者因主动或误服过量药物，会导致中枢神经系统受抑制，若不及时抢救可出现昏迷、呼吸循环衰竭，甚至死亡。

（1）临床表现：①农药中毒。多表现为头晕、头痛、恶心呕吐、多汗、胸闷、视力模糊、瞳孔缩小、肌肉抽搐等，严重者可出现昏迷、脑水肿和呼吸麻痹。②镇静催眠药中毒。表现为头痛、眩晕、语言不清、视物模糊、反应迟钝、感觉障碍、动作不协调，判断力、定向力障碍，严重者可出现谵妄、狂躁、幻觉等。

（2）紧急救护：①快速评估。尽快了解服用药物的名称、剂量及时间。②迅速清除毒物。脱去被沾染的衣服，冲洗皮肤，通过洗胃、导泻等方式清除体内毒物。③解毒剂的使用。建立有效静脉通道，选择相应的解毒剂或拮抗剂。④进一步处理。对中毒较重的患者，可行血液灌流，加速药物排泄，并加强心电监护，维持水电解质平衡，预防肺水肿和肺部感染等。

（3）洗胃护理要点：彻底洗胃是药物中毒救治成功的关键。①时机。除腐蚀性毒物中毒外的所有服毒患者，均应在6小时内洗胃。老年患者因消化吸收功能减退，超过6小时或更长时间者也应予洗胃。②洗胃模式。老年患者可选择电动洗胃机间歇洗胃，即电动洗胃机洗胃3~5个循环后分离胃管，用腹部按摩、注射器冲洗抽吸的方式人工洗胃。③洗胃液选择。根据毒物种类选择合适的洗胃液。老年患者洗胃液宜选用35℃左右温开水，每次灌洗300~500ml，快进快出、先出后入、出入量基本相等，反复冲洗，直到洗出液澄清、无色、无味、无残渣为止。④病情观察。洗胃过程中密切观察生命体征及病情变化，警惕出血、穿孔等并发症的发生。⑤拔除胃管。停止洗胃时，胃管保留24小时以上，便于反复洗胃。最后拔管时，需经胃管注入20%甘露醇100ml，导泻后拔出胃管。

2. 食物中毒　老年人因进食被细菌侵蚀或变质的食物而发病，若在养老院中要警惕群体性食物中毒事件的发生。

（1）临床表现：中毒者一般于进餐后发病，突然出现腹痛、腹泻、恶心、呕吐等，严重者可造成脱水。

练一练

下列陈述中哪个是正确的？

A. 吞服毒物中毒者，无论中毒轻重，也无论何种毒物，均应积极洗胃

B. 吞服毒物中毒昏迷者，不可洗胃

C. 洗胃结束后，应予以导泻

D. 洗胃时，每次注入的灌洗液愈多，效果愈好

E. 以上陈述都不正确

答案解析

（2）救护要点：①发病早期可采取催吐、洗胃、导泻、灌肠等方式，促进毒物的排出。昏迷患者不宜催吐，注意水电解质的平衡。②对症护理。呕吐严重者不必洗胃，适当禁食；能饮水者，鼓励其喝含盐饮料，不能饮水者，遵医嘱补液。③加强病情观察。注意洗胃过程中的病情观察，是否存在迟发性中毒反应等。④健康教育。注意饮食卫生，不食变质或不洁食物。

3. 一氧化碳中毒　因老年患者忘关煤气、天然气而造成中毒，多见于冬春季，或密闭环境中。

（1）临床特点：中枢神经系统受损最明显。①轻度中毒。患者表现为头痛、头晕、恶心呕吐，甚至短暂性晕厥等。②中度中毒。除上述症状外，可出现口唇黏膜呈樱桃红色、神志不清、昏迷，对疼痛刺激有反应，各种反射减弱。③重度中毒。深昏迷，各种反射消失，可出现各种并发症。严重缺氧者，可因呼吸衰竭而死亡。

（2）救护要点：①现场救护。立即开窗通风，或将老年人移至温暖、通风的房间，脱离危险的环境。如发现呼吸困难或停止时，实施心肺复苏术。②保证氧气吸入。持续面罩给氧，流量 5～10L/min，缺氧严重者早期高压氧治疗。③病情观察与记录。加强生命体征监测，尤其是呼吸与体温；准确记录出入量，积极防治脑水肿。④健康教育。加强宣传，尤其冬春季节。

（四）中暑

1. 原因　在高温或烈日曝晒下，老年人多因身体衰弱、散热困难、体内热量过度蓄积无法调节而发病。

2. 临床表现　老年人常感觉全身乏力、头痛、头晕、口渴、出汗，体检发现脉搏细速，体温升高，严重时发生昏迷、抽搐、心力衰竭或呼吸衰竭而死亡。由于反应较慢，症状明显时一般都已处于中度中暑状态。因此，要及时发现其先兆中暑症状，如食欲减退、软弱无力、心悸胸闷、注意力不集中、体温正常或略高等，采取紧急应对措施。

3. 急救与护理

（1）立即脱离高温环境：迅速将老年人移至阴凉、通风的地方，并解开衣裤，以利呼吸和散热。

（2）采取降温措施：清醒状态下，缓慢饮用 500～1000ml 含盐的清凉饮料如淡盐水、冷西瓜水、绿豆汤等。可在头部、腋窝、腹股沟处用冰袋冷敷，或全身冷水擦洗，并按摩四肢皮肤，使皮肤血管扩张，加速血液循环，待肛温降至38℃，可停止降温。

（3）密切观察体温变化：密切监测降温效果。如体温持续在38.5℃以上者，可给予口服水杨酸类解热药，如阿司匹林、吲哚美辛等。

（4）补液护理：尽快建立静脉通道，遵医嘱补充等渗葡萄糖盐水或生理盐水，改善周围循环。

（5）加强基础护理，防止并发症：做好基础护理，如口腔护理、皮肤护理、高热惊厥护理、饮食护理等，同时要防止急性肾衰竭、肝衰竭、脑水肿、心跳呼吸骤停等并发症的发生。

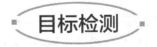

答案解析

一、选择题

（一）A1 型题

1. 协助患者上下轮椅时，错误的操作是

　　A. 轮椅椅背与床尾平齐或与床成30°～45°角　　　　B. 扶患者坐起，穿袜、鞋

　　C. 轮椅放在靠近患肢一侧　　　　　　　　　　　　D. 嘱患者尽量靠后坐

　　E. 嘱患者勿向前倾身

2. 以下哪项不属于 ADL 训练

　　A. 呼吸训练　　　B. 穿衣训练　　　C. 二便训练　　　D. 洗澡训练　　　E. 修饰训练

3. 简单而迅速地确定心脏骤停的指标是

　　A. 呼吸停止　　　　　　　　　B. 血压下降　　　　　　　　　C. 瞳孔散大

D. 意识消失，无大动脉搏动   E. 呼之不应

4. 关于院前患者的转送，下列哪项错误

    A. 对昏迷患者，应将头偏向一侧

    B. 生命体征尚不稳定的患者应暂缓汽车长途转送

    C. 途中严密观察病情

    D. 未妥善固定各种导管

    E. 途中不能中断抢救

5. 休克时患者的体位应处于

    A. 半卧位   B. 头低足高位   C. 头与下肢抬高 10～30°

    D. 头高足低位   E. 侧卧位

6. 现场急救时应优先转运的患者是

    A. 已死亡的患者   B. 伤情严重但救治及时可以存活的患者

    C. 经救护后伤情已基本稳定的患者   D. 骨折已固定者

    E. 以上都是

7. 一氧化碳中毒的特征性临床表现是

    A. 呼吸困难   B. 恶心、呕吐   C. 休克

    D. 口唇呈樱桃红色   E. 疲乏、无力

8. 老年人口服中毒已超过 6h 也应彻底洗胃，其原因是

    A. 毒物作用引起肠蠕动加快   B. 毒物作用引起胃蠕动加快

    C. 毒物作用引起幽门梗阻   D. 胃排空减慢，毒物仍可滞留在胃

    E. 口服中毒者，洗胃是唯一的治疗方法

（二）A2 型题

9. 张兰，女，67 岁，因误服"农药"来院就诊。检查：浅昏迷，呼气有大蒜味，瞳孔 3mm，血压及脉搏正常，心肺无异常，尿潴留。下列护理措施中错误的是

    A. 用茶叶水洗胃   B. 平卧位，头偏向一侧

    C. 氧气吸入   D. 留置导尿

    E. 随时清除呼吸道分泌物

10. 刘建国，男，70 岁，被人发现昏倒在地，可闻及有煤气味，发现者考虑老人呼吸微弱，于是就地做人工呼吸，120 急救人员到场后指责抢救者错误的是

    A. 未及时撤离现场   B. 未及时供氧   C. 未及时用兴奋剂

    D. 未及时输液   E. 未及时注射激素

（三）A3 型题

(11～13 题共用题干)

患者男性，76 岁，因天气寒冷，于睡前烧炭火取暖，清晨邻居发现其昏迷不醒，送入医院，查体：血压 90/50mmHg，体温 39℃，呼吸 28/分，心率 108 次/分，面色苍白，口唇呈樱桃红色。

11. 该患者最可能的诊断是

    A. 有机磷农药中毒   B. 误服强酸溶液   C. 误服不洁食物

    D. 一氧化碳中毒   E. 酒精中毒

12. 应给予的护理措施不包括

    A. 给予持续低流量吸氧   B. 给予物理降温

C. 密切观察神志变化　　　　　　　　　　　D. 及时采血测定碳氧血红蛋白

E. 根据医嘱及时给予甘露醇

13. 一氧化碳中毒最好的氧疗措施是

A. 低流量持续吸氧　　　　　　　　　　　　B. 高流量间歇吸氧

C. 氧气湿化瓶内加酒精　　　　　　　　　　D. 静脉注射双氧水

E. 高压氧

二、综合问答题

1. 老年康复护理的原则有哪些?

2. 老年人急救护理的基本原则?

书网融合……

重点回顾

微课1

微课2

习题

模块八　老年期机体各系统的变化及护理

项目一　老年期呼吸系统的变化及护理

<table>
<tr><td rowspan="1">学
习
目
标</td><td>

知识目标：

1. **掌握**　老年期呼吸系统常见疾病的护理措施。
2. **熟悉**　老年期呼吸系统常见疾病的临床表现。
3. **了解**　老年期呼吸系统结构和功能的变化。

技能目标：

能正确实施老年期呼吸系统常见疾病患者的健康指导。

素质目标：

具备严谨求实的科学态度和救死扶伤的人道主义精神，具备良好的团队协作精神，养成关爱老年人、热爱老年护理的良好职业道德风尚。
</td></tr>
</table>

导学情景

情景描述： 孙某，男，70岁，患慢性阻塞性肺病10年。1周前，因外出受凉后咳嗽咳痰，痰为白色黏液样，以清晨明显，伴气促、呼吸困难，不思饮食。查体：呼吸28次/分，血压130/85mmHg，口唇及指端发绀，双肺布满干性啰音，可闻及哮鸣音，心脏听诊未闻及异常。患者近3日出现畏寒发热，体温波动在37.5～38℃之间。

情景分析： 慢性阻塞性肺病（简称COPD）是老年呼吸系统常见疾病之一，老年人的发病率和死亡率较高。主要包括慢性支气管炎和阻塞性肺气肿，两者合并存在约占患者的85%。在有诱发因素的作用下，COPD患者可出现急性发作表现，表现为不同程度的咳嗽、咳痰、气短、喘息或呼吸困难加重、痰量增加、痰液黏稠，还可有不同程度的发热。

讨论：（1）该患者主要的护理措施有哪些？

　　　　（2）如何指导其进行正确的家庭氧疗和呼吸训练？

学前导语： 随着增龄，老年人呼吸系统的结构发生退行性变，功能也日渐减退，呼吸系统疾病多发。学习老年人呼吸系统的变化及常见疾病的临床特点，正确实施护理，对实现健康老龄化具有重要意义。

伴随增龄，老年人呼吸系统的结构发生了退行性变，功能也日渐减退。研究表明，老年人肺活量、呼吸效能、最大摄氧量比年轻人降低几乎一半。长期接触空气中的有害气体、致敏源、粉尘、细菌等，进一步损害了呼吸系统的生理功能，影响了气体交换。因此，护理人员熟悉老年人呼吸系统的变化及常见疾病的临床特点，正确实施护理，对提高其的生活质量具有重要意义。

一、老年期呼吸系统结构和功能的变化 微课1

1. 鼻　老年人鼻黏膜变薄，腺体萎缩，分泌功能减退，削弱了鼻对吸入气体的加温、加湿、清洁及过滤作用，导致其防御功能下降，容易发生呼吸道感染。鼻腔比较干燥，血管收缩力差、脆性增加，容易发生血管破裂而出血。

2. 咽　老年人咽黏膜和淋巴组织萎缩，特别是腭扁桃体明显萎缩，不能充分发挥其防止下呼吸道感染的第一道门户作用，患下呼吸道感染的机会大大增加。老年人咽喉黏膜、肌肉退行性变或神经通路障碍时出现吞咽功能失调，进食流食易发生呛咳，甚至误咽诱发窒息。

3. 喉　老年人喉黏膜变薄，上皮角化，甲状软骨钙化，防御反射迟钝，发生吸入性肺炎的概率增多。喉部肌肉和弹性组织萎缩，声带弹性下降，所以老年人的发音没有年轻时洪亮。

4. 气管、支气管　老年人气管、支气管黏膜上皮萎缩，分泌能力下降，部分纤毛倒伏，因此防御和清除能力下降，易患老年性支气管炎。老年人细支气管黏膜萎缩，杯状细胞数量增多、分泌亢进，但清除能力下降，引起黏液滞留，致管腔狭窄，气道阻力增加；细支气管壁弹性减退及其周围肺组织弹性牵引力减弱，呼吸时阻力增高，使残气量增加，影响分泌物的排出，易继发感染。同时，支气管内分泌型 IgA 分泌减少，局部防御功能低下，感染向下蔓延，所以老年人容易发生肺部感染。

5. 肺　"老年肺"是老年人肺组织老化的概括，其特点为：肺组织的顺应性差；肺实质减少而含气量增多；肺泡数量少但泡腔大；肺泡壁薄，壁间血细血管及血流量均减少；肺泡管及呼吸性支气管均增大；长期吸入的尘粒沉积在肺组织中呈灰黑色。"老年肺"以上变化，必然导致通气和换气功能下降。

6. 胸廓和呼吸肌　由于老年人普遍发生骨质疏松和椎骨退行性变，出现桶状胸。肋软骨钙化使胸廓活动幅度受到限制。呼吸肌萎缩，深吸气时膈肌活动减少（膈肌收缩时的下降幅度每减少1cm，可使肺容量减少250ml）呼吸效能降低。因此，健康的老年人在体力活动后也易引起胸闷、气短。以上改变又可造成咳嗽、排痰动作减弱，致使痰液不易咳出，造成呼吸道阻塞。故老年人易发生肺部感染，而感染又可进一步导致肺功能损害，甚至引起呼吸衰竭。

？ 想一想8-1

老年人由于生理性死腔增多，常出现哪种肺部叩诊音？

答案解析

二、老年期呼吸系统常见疾病患者的护理

（一）护理评估

1. 健康史

（1）既往史：询问老年人的既往病史，有无长期接触燃料废气、粉尘、油烟等，有无食物、药物、植物、粉尘等过敏史，有无上呼吸道感染、慢性支气管炎、肺气肿、过敏性鼻炎等病史。评估其精神状态、情绪变化、睡眠质量和体重，有无睡眠中被憋醒等情况。有无呼吸系统疾病的住院史、创伤史或手术史，有无吸烟、饮酒史等。

（2）用药史：询问老年人是否服用过抗生素、糖皮质激素、免疫抑制剂等。

（3）家族史：询问家族中有无慢性支气管炎、支气管哮喘等患者。

2. 身体评估

（1）一般状况：生命体征、营养状况、精神状况、饮食及食欲等方面情况是否改变，如慢性呼吸衰竭患者是否食欲下降，哮喘患者有无睡眠障碍等。

（2）体位与皮肤黏膜：观察皮肤颜色有无异常，是否有发绀；有无压疮。

（3）头、颈部：有无鼻翼扇动、扁桃体肿大、气管移位、颈静脉怒张等。

（4）胸部：观察有无呼吸速率、节律和深度异常，胸廓两侧运动是否对称，是否有肺泡呼吸音改变及异常呼吸音，有无干、湿啰音等。

3. 心理社会评估

（1）评估患者对疾病知识的了解程度，其性格特点和精神状况，是否存在焦虑、恐惧、抑郁等不良情绪。

（2）询问患者的家庭经济状况，文化、教育背景，其家庭成员对所患疾病等的认识，以及对患者的关怀和支持程度等。

4. 辅助检查

（1）肺功能检查：完全无创测定肺功能，对判断病情严重程度及进展、预后和治疗效果具有重要意义。

（2）白细胞计数及分类：约半数以上老年肺炎患者白细胞总数增高，也有少数病例白细胞总数降低，但通常中性粒细胞超过80%。

（3）动脉血气分析：早期无异常，病情进展到一定程度，可出现低氧血症、高碳酸血症和酸碱平衡失调等。

（4）痰液检查：痰涂片和痰培养，以及药敏试验，可检出病原菌，为选用敏感抗生素的依据。

（5）X线检查：对老年肺炎诊断非常重要，发病24小时后可见肺部有新的浸润灶。

（6）计算机断层摄影（CT）、核磁共振摄影（MRI）：能较准确地评价支气管周围炎和肺气肿、肺大泡等病变。

👁 **看一看**

何为呼吸暂停、低通气、呼吸紊乱指数？

1. 呼吸暂停 口和鼻气流完全停止至少10秒以上。

2. 低通气 口、鼻气流降低到正常气流强度的50%以下，并伴有血氧饱和度下降≥4%。

3. 呼吸紊乱指数 是平均每小时睡眠呼吸暂停次数加低通气的次数。

（二）一般护理

1. 环境 为老年人提供安静、舒适、整洁的休息环境。调节室温为18~20℃、湿度50%~60%。注意休息，尤其是发热患者应卧床休息。

2. 饮食 提供清淡易消化、高热量、高蛋白、高维生素的饮食，多饮水，每日至少饮水1500ml，以利于痰液的稀释和排出。对于营养失调的患者，加强饮食护理，必要时给予鼻饲或静脉营养支持。

3. 病情观察 密切观察病情变化，监测生命体征。发热者，可采用物理降温。咳嗽咳痰者，应密切观察痰液颜色、量和性状及患者是否能自行咳出痰液。呼吸困难者，应密切观察患者的呼吸状况及呼吸困难类型。有条件者，可检测动脉血气变化、血氧饱和度。

4. 生活护理 戒烟酒。注意保暖，加强皮肤及口腔护理。视病情安排适当活动，以不感到疲惫、不加重病情为宜。活动无耐力者，应合理安排休息与活动量。肥胖者应减肥。

5. 用药护理 选择合适的给药途径。在老年人用药过程中，需仔细监测药物的疗效及不良反应，如应用解热药物时，剂量要小，降温速度不宜过快，以免大量出汗导致虚脱。指导患者勿滥用药物，如排痰困难者勿服用强镇咳药。

6. 心理护理 老年人呼吸系统疾病常为慢性反复发作，迁延不愈。大多数患者会产生焦虑、恐惧甚至绝望等心理，加上家人对患者的支持系统常随病程的延长而日渐薄弱。因此，护士应注重患者与家属的沟通，聆听患者的倾诉，做好心理疏导。与老人共同制定和实施康复计划，增强战胜疾病的信心。

♥ **护爱生命**

由于大气污染、吸烟、工业发展所致的理化因子、生物因子吸入以及人口年龄老化等因素，近年来呼吸系统疾病如肺癌、支气管哮喘的发病率明显增加，慢性阻塞性肺疾病居高不下（40岁以上人群中超过8%）。呼吸系统疾病（不包括肺癌）在城市的死亡病因中占第四位（13.1%），在农村占第三位（16.4%）。

从2002年底以来，在世界范围内暴发的传染性非典型肺炎（严重急性呼吸综合征，SARS）、禽流感、新冠肺炎，侵入体内主要的靶器官是肺，其传染性强，病死率特别是老年人的病死率高。

因此，护理人员应熟悉老年人呼吸系统结构和功能的变化，倡导健康的生活方式，指导老年人采取有效的防控措施，减少呼吸系统疾病的发生，以提高老年人的生活质量。

（三）老年肺炎患者的护理

老年肺炎是发生于老年人的终末气道、肺泡和肺间质的炎症。因老年人免疫功能下降、呼吸系统退行老化，其肺炎的发病率和死亡率都高于中青年，且随增龄不断上升，是老年患者感染性疾病死亡的首要因素，居总死亡率第5位。

1. 临床表现 🅔 微课2

（1）症状不典型：老年人肺炎的症状不典型，病情进展快，加之基础疾病症状的掩盖，易漏诊而延误治疗。可无明显的寒战、畏寒、胸痛、发热、咳嗽等肺炎表现，而常以全身无力、嗜睡、精神异常、表情淡漠、意识障碍等精神症状为首发。或出现较突出的消化道症状，如腹胀、恶心、呕吐、腹痛、腹泻等。少数患者发病突然，出现呼吸困难、血压下降、发绀、心率增快等症状。

部分患者可出现轻微或中度发热，体温大多在37~38℃之间，只有15%患者达38℃以上。呼吸浅快，易出现发绀。

（2）体征无特异性：老年肺炎患者典型的肺实变体征少见，25%的患者肺部呼吸音完全正常，大部分患者肺部可有啰音、呼吸音改变，啰音多局限于肺底部。

（3）易出现多器官功能损害：随着增龄，老年人免疫功能降低，对炎症反应能力下降；多有营养失调；加之老年肺炎症状、体征不典型，诊治延迟等因素，易出现多器官功能损害甚至衰竭等严重并发症。

2. 护理措施

（1）加强病情观察：观察意识、生命体征、心率、心律、尿量及胸痛的变化；咳嗽、咳痰情况，痰量、颜色、气味、性质，留标本做细菌培养和药敏试验；有无面色苍白、四肢湿冷、血压下降、脉搏细速、尿量减少等休克征象；观察血常规、血气分析指标的变化。

（2）保持呼吸道通畅：帮助卧床患者经常改变体位，加强翻身、叩背等。遵医嘱给予雾化吸入，以利于痰液排出。

（3）饮食护理：饮食宜清淡易消化，给予高热量、高蛋白、丰富维生素的流质、半流质饮食，避免油腻、辛辣、刺激性食物。戒烟酒。鼓励多饮水，每天饮水 2000ml 以上。注意口腔卫生，每天用生理盐水或 2.5% 的碳酸氢钠漱口 1~2 次。

（4）合理氧疗：给予 2~4L/min 氧气吸入。

（5）用药护理：及早给予抗生素，原则"早期，足量，重症者联合用药、适当延长疗程"，注意抗菌药物的个体化使用。使用头孢类药物时，告诫患者用药前后 1 周不能饮酒。教会老人气雾剂的正确使用和保管。

（6）心理护理：关心、安慰患者，指导患者有效咳嗽，做好生活护理，使其以积极的心态配合医护工作。

3. 健康指导

（1）疾病相关知识指导：向患者及其家属介绍肺炎发生的病因和诱因、常见症状等，做到早发现、早治疗。可接种肺炎疫苗，定期随访。

（2）生活指导：注意休息，生活规律，劳逸结合，避免受凉、淋雨、过度疲劳、吸烟、饮酒等诱发因素。保持室内空气新鲜，温湿度适宜。

（3）饮食指导：补充足量优质蛋白、维生素、微量元素，适当食用木耳、萝卜、芝麻等滋阴润肺食物。

（4）用药指导：遵医嘱按时服药，熟悉药物的用法、不良反应等，能进行自我监测。

（5）康复训练：教会患者腹式呼吸的方法，并要求每日锻炼 3~5 次，持续时间因人而异。此外，可配合步行、登楼梯、体操等全身运动，以提高通气储备。

（四）慢性阻塞性肺病患者的护理

慢性阻塞性肺病（简称 COPD）是由于慢性气道阻塞引起通气功能障碍的一组疾病。主要包括慢性支气管炎和阻塞性肺气肿。慢性支气管炎是感染或非感染因素引起气管、支气管黏膜及其周围组织的慢性炎症；慢性阻塞性肺气肿是慢性支气管炎最常见的并发症，是因为炎症造成不同程度的气道阻塞，导致终末细支气管远端的气腔持久性扩大、过度充气，并伴有气道壁的破坏。两者合并存在约占患者的 85%，老年人 COPD 发病率和死亡率较高。

1. 临床表现　COPD 起病缓慢、病程较长。突出症状为慢性咳嗽、咳痰，晨间起床时尤为明显，夜间有阵咳或排痰。痰液一般为白色黏液或浆液性泡沫性痰，偶可带血丝，以清晨痰量较多，急性发作期可有脓性痰。早期活动后出现气短或呼吸困难，后逐渐加重甚至休息时也感到气短。部分患者特别是重度患者或急性加重时出现喘息和胸闷，晚期患者会出现体重下降、食欲减退等全身症状。

早期可无异常体征，随疾病进展出现桶状胸，部分患者呼吸浅快，严重者可有缩唇呼吸、发绀等。叩诊呈过清音，心浊音界缩小，听诊两肺呼吸音减弱，部分患者可闻及干、湿性啰音。

2. 护理措施

（1）加强病情观察：观察咳嗽、咳痰、呼吸困难的程度，痰的颜色、性状和量；神志变化；心理状态；饮食情况；皮肤颜色和温湿度以及尿量；定时监测血气分析和电解质酸碱平衡情况。

（2）保持呼吸道通畅：根据病情采取适当的卧位。教会患者有效咳嗽，采取正确的叩背排痰方法或用振动排痰机协助排痰。病情允许的情况下，也可采取体位引流。痰多黏稠者鼓励适当多饮水，每天给予雾化吸入 2~3 次。

（3）氧气吸入：给予低流量、低浓度持续吸氧，做好氧疗护理。

（4）基础护理：保持病室清洁、空气清新，做好口腔护理和生活护理等。

（5）用药护理：老年人用药应充分，疗程应稍长，且治疗方案应根据监测结果及时调整。①支气管舒张剂。包括 β 受体激动剂、抗胆碱药物和茶碱类药物。β 受体激动剂以吸入性作为首选，大剂量使用可引起心动过速、心律失常等。抗胆碱药物同 β_2 受体激动剂联合吸入可加强支气管舒张作用，常见副反应有口干、口苦等。茶碱类使用过程中要监测血药浓度，当大于 15mg/L 时，恶心、呕吐等副作用明显增加。②糖皮质激素。对 COPD 患者不推荐长期口服糖皮质激素，长期吸入仅适用于有症状且治疗后肺功能有改善者。③止咳药。可待因有麻醉中枢镇咳作用，不良反应有恶心、呕吐、便秘等。④祛痰药。盐酸氨溴索为润滑性祛痰药，不良反应轻。

（6）心理护理：COPD 患者病程迁延不愈，对自己的生活满意度下降，同时会进一步加重失眠。医护人员应与家属相互协作，鼓励参加各种团体活动，发展个人的社交网络，消除不良情绪。

3. 健康指导

（1）疾病相关知识指导：教育和督促患者戒烟，避免粉尘和刺激性气体的吸入，少去人群密集的公共场所，及时根据气候变化增减衣物，预防感冒，及时治疗慢性支气管炎等疾病。

（2）饮食指导：给予高热量、高蛋白、丰富维生素的清淡易消化食物，可少量多餐，保证营养摄入。鼓励适当多饮水，每天饮水 2000ml 左右。

（3）活动指导：指导患者坚持进行呼吸功能锻炼，如缩唇呼吸、腹式呼吸等。

（4）氧疗指导：①注意供氧安全。②观察氧疗效果。如吸氧后呼吸困难缓解、心率减慢、发绀减轻，表明氧疗有效。③如出现意识障碍，呼吸过度表浅、缓慢，可能为二氧化碳潴留加重，应根据动脉血气分析结果调整吸氧流量。④保持吸入氧气的湿化，避免呼吸道干燥及气道黏液栓的形成。⑤做好氧疗装置的管理，定期更换、清洁、消毒。

（5）康复训练：与老年患者及其照顾者共同制定个体化的康复锻炼计划。呼吸功能锻炼包括有效咳嗽、腹式呼吸、缩唇呼吸等。

练一练8-1

护士告诉慢性阻塞性肺气肿患者因为痰液黏稠应多饮水，其原因是因为多饮水可以

A. 补充出汗等所丢失的水分　　　　　　B. 加速细菌排出

C. 加速毒素及炎性分泌物排出　　　　　D. 降低出血性膀胱炎的发生率

E. 促进痰液稀释而容易排出

答案解析

（五）支气管哮喘患者的护理

支气管哮喘（简称哮喘），是由多种细胞（如嗜酸性粒细胞、T 淋巴细胞、肥大细胞、中性粒细胞、气道上皮细胞等）和细胞成分参与的气道慢性炎症。主要特征有气道慢性炎症、气道高反应性、广泛多变的可逆性气流受限及病程延长而导致气道结构改变，即"气道重塑"。老年哮喘是指发生 60 岁以上老年人的哮喘病。

1. 临床表现　典型临床表现为反复发作性喘息、胸闷、气急、咳嗽、呼气性呼吸困难伴有哮鸣音等，常在夜间或凌晨发作或加重，多数患者可自行或治疗后缓解。呼吸道感染是最常见的诱因。可导致气胸、肺不张、肺气肿、肺源性心脏病等并发症。

2. 护理措施

（1）休息与活动：为患者提供安静、舒适、温湿度适宜的环境。有明确过敏源者，应尽快消除过敏源。病室不宜摆放花草，避免使用皮毛、羽绒或蚕丝织物等。根据病情提供舒适体位，如端坐呼吸者提供床旁桌支撑，以减少体力消耗。

（2）饮食护理：提供清淡、易消化、足够热量的饮食。尽量避免食用鱼、虾、蟹、蛋类、牛奶等。

戒烟酒。

（3）生活护理：哮喘发作时，应每天进行温水擦浴，勤换衣服和床单，保持皮肤清洁、干燥和舒适。

（4）氧疗护理：遵医嘱给予鼻导管或面罩吸氧，吸氧流量为 1～3L/min，吸入氧浓度一般不超过 40%。

（5）病情观察：观察哮喘发作的前驱症状，如鼻咽痒、喷嚏、流涕、眼痒等黏膜过敏症状。哮喘发作时，观察患者意识状态、呼吸频率、节律、深度。监测呼吸音、哮鸣音变化，监测动脉血气分析结果和肺功能。哮喘严重发作时如经治疗病情无缓解，需做好机械通气的准备。

（6）用药护理：①糖皮质激素。控制气道炎症最为有效，给药途径包括吸入、口服和静脉用药等。吸入药物治疗的全身性不良反应少，口服用药宜在饭后服用。② β_2 肾上腺素受体激动剂。为控制哮喘急性发作的首选药物。用药方法有定量气雾剂吸入、持续雾化吸入等，也可用口服或静脉，首选定量吸入法。③茶碱类。具有舒张支气管平滑肌、强心、利尿、兴奋呼吸中枢和呼吸肌等作用，仍为目前控制哮喘症状的有效药物，与糖皮质激素合用具有协同作用。④抗胆碱药。有舒张支气管及减少痰液的作用，常用药物有溴化异丙托品等。

（7）心理护理：哮喘新发和重症发作的患者，通常会出现紧张甚至惊恐不安的情绪。应多巡视病房，给予患者心理疏导和安慰，消除过度紧张情绪，对减轻哮喘发作症状和控制病情有重要意义。

3. 健康指导

（1）疾病相关知识指导：提高患者对哮喘的诱发因素、控制目的和效果的认识，以有效控制哮喘的发作。

（2）生活指导：指导患者有效控制诱发哮喘发作的各种因素，如避免摄入引起过敏的食物，避免强烈的精神刺激和剧烈运动，避免持续喊叫等过度换气动作。不养宠物，避免接触刺激性气体并预防呼吸道感染。外出保暖。缓解期，应适当参加体育锻炼、耐寒锻炼。

（3）病情监测：指导患者识别哮喘发作的先兆表现和病情加重的征象。学会哮喘发作时进行简单的紧急自我救治。做好哮喘日记，为疾病预防和治疗提供参考资料。

（4）用药指导：遵医嘱用药。指导患者了解自己所用各种药物的用法、用量及注意事项，掌握正确的给药技术。

（5）心理指导：精神心理因素在哮喘的发生发展过程中起重要作用。应给予患者心理疏导，使患者保持有规律的生活和乐观情绪。积极参加体育锻炼，有效减轻患者的不良心理反应。

（六）支气管扩张患者的护理

支气管扩张简称支扩，是由于急、慢性呼吸道感染和支气管阻塞后，反复发生支气管炎症导致支气管壁结构破坏，引起的支气管异常和持久性扩张。患者大多有婴幼儿时期麻疹、百日咳或支气管肺炎等病史。

1. 临床表现　老年患者由于机体抵抗力下降可无发热或仅表现为低热，慢性咳嗽，咳大量脓痰，痰量与体位改变有关。50%～70%的患者有不同程度的反复咯血，可为痰中带血或大量咯血。同时伴乏力、食欲不振、消瘦、贫血等慢性感染中毒症状。听诊：在下胸部、背部可闻及固定且持久的局限性粗湿啰音，有时可闻及哮鸣音。部分患者出现杵状指。

2. 护理措施　老年支气管患者除了按呼吸系统的常规护理外，还需特别注意以下护理措施。

（1）体位引流：①引流前准备。监测生命体征和肺部听诊，明确病变部位。引流前15分钟遵医嘱给予支气管扩张剂，备好排痰用纸巾或可弃去的一次性容器。②体位选择。抬高病肺位置，引流支气管开口向下，有利于分泌物随重力作用排出。但颅脑外伤、胸部创伤、咯血、严重心血管疾病和患者状况不稳定者，不宜采用头低位进行体位引流。③引流时间。每天1~3次，每次15~20分钟。一般饭前1小时，饭后或鼻饲后1~3小时进行。④注意病情观察。观察患者有无出汗、脉搏细弱、头晕、疲劳、面色苍白等症状，评估患者对体位引流的耐受程度。如患者出现心率超过120次/分、心律失常、高血压、眩晕或发绀等，应立即引流并通知医生。⑤增强引流效果。在体位引流过程中，鼓励患者做腹式呼吸，辅以胸部叩击或震荡等措施，以提高引流效果。⑥引流后护理。体位引流后，协助患者采取舒适体位，给予清水或漱口液漱口。观察引流物的性状并记录。听诊肺部呼吸音的改变，评价体位引流的效果。

（2）潜在并发症护理：①大咯血的护理。应安排专人护理并安慰患者，小量咯血者以静卧休息为主。大量咯血者绝对卧床休息；保持口腔清洁、舒适；及时清理患者咯出的血块及污染的衣物、被褥，有助于稳定情绪；对精神极度紧张、咳嗽剧烈的患者，可给予小剂量镇静剂或镇咳剂；注意保持呼吸道通畅，对痰液黏稠无力咳出者，可吸痰；咯血时应轻轻拍击健侧背部，嘱患者不要屏气，以免诱发喉头痉挛，导致窒息；密切观察病情，注意患者咯血的量、颜色、性质及出血的速度，生命体征及意识状态的变化。②窒息的抢救。应立即取头低脚高45°，俯卧位，头偏向一侧，轻拍背部，迅速排出在气道和口咽部的血块，或直接刺激咽部以咳出血块；必要时，用吸痰器进行机械吸引，并给予高浓度吸氧。做好气管插管、气管切开的准备及配合工作，以解除呼吸道阻塞；对老年体弱、肺功能不全者，应用镇静剂和镇咳药后，应注意观察呼吸中枢和咳嗽反射受抑制情况，以便早期发现呼吸衰竭。

（3）饮食护理：大量咯血者应禁食。小量咯血者宜进少量温、凉流质饮食，多饮水，多食富含纤维素食物，以保持大便通畅。

3. 健康指导

（1）指导患者自我监测病情。患者和家属应学会识别病情变化的征象，一旦发现症状加重，应及时就诊。

（2）养成良好的生活习惯。鼓励患者参加体育锻炼，劳逸结合，以维护心、肺功能状态。

（3）说服患者主动摄取必需的营养素，以增加机体抗病能力。

（4）及时治疗上呼吸道慢性病灶（如扁桃体炎、鼻窦炎），戒烟，避免受凉，预防感冒，减少刺激性气体吸入等措施对预防支气管扩张有重要的意义。

（5）指导患者及其家属学习和掌握有效咳嗽、胸部叩击、雾化吸入及体位引流的排痰方法，长期坚持，以控制病情的发展。

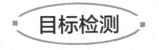

答案解析

一、选择题

（一）A1 型题

1. 下列疾病的临床表现中有呼气性呼吸困难的是

    A. 气道狭窄梗阻　　　　　B. 肺气肿　　　　　C. 大叶性肺炎

    D. 肺癌　　　　　　　　　E. 大量胸腔积液

2. 慢性支气管炎并发肺气肿时的主要症状是

    A. 夜间阵发性呼吸困难　　B. 逐渐加重的呼吸困难　　C. 咳嗽

    D. 劳力性呼吸困难　　　　E. 咳痰

3. 患者，女性，63 岁，COPD 病史十年，入冬后受凉感冒急性发作入院。患者痰多黏稠不易咳出，今晨翻身时突然出现面色发绀，烦躁不安，护士应立即采取的措施是

    A. 给患者吸痰   B. 叩击患者胸部   C. 震荡患者胸部

    D. 指导患者有效咳嗽   E. 湿化气道

（二）A2 型题

4. 患者，女性，62 岁，慢性支气管炎，慢性阻塞性肺气肿病史 5 年，本次因发热、咳嗽、咳痰，进行性呼吸困难加重入院。患者经治疗后病情好转准备出院，护士进行出院健康指导时告诉患者呼吸训练的目的是

    A. 减少胸痛

    B. 减轻呼吸困难

    C. 使呼气时间延长，有利于肺内残气的排出，从而改善呼吸功能

    D. 减少痰液

    E. 提高呼吸频率

5. 男性，72 岁，患慢性肺心病 6 年，今日咳嗽、咳痰加重，发绀明显，给予半坐卧位的目的是

    A. 使回心血量增加   B. 使肺部感染局限化

    C. 使膈肌下降，呼吸通畅   D. 减轻咽部刺激及咳嗽

    E. 促进排痰，减轻发绀

6. 患者女性，67 岁，患肺心病 5 年，现患者呼吸困难，呼吸衰竭，出现精神症状，给氧的方法是

    A. 低流量、低浓度持续吸氧   B. 高流量吸氧   C. 低流量间断吸氧

    D. 乙醇湿化给氧   E. 加压给氧

7. 诊断慢性阻塞性肺气肿的金指标是

    A. 痰培养

    B. 肺功能检查（确定气流受限、判断病变程度）

    C. 血象检查（白细胞计数）

    D. 心电图

    E. 胸片

8. 张某，男，69 岁，有 COPD 病史 10 余年，今日发绀明显，咳嗽、咳痰，颈静脉怒张，腹胀，恶心，心律不齐。患者目前最重要的治疗措施为

    A. 用利尿剂降低心脏前负荷   B. 用洋地黄药物增加心脏泵功能

    C. 用血管扩张剂降低右心前后负荷   D. 氧疗改善呼吸功能

    E. 机械通气，上呼吸机

（三）A3 型题

（9～10 题共用题干）

李某，男，68 岁。因进行性呼吸困难入院治疗。患者神志清楚，咳嗽，咳痰，痰多黏稠，活动后气喘加重。实验室检查：FEV1（第一秒用力呼气容积）和第一秒用力呼气容积（FEV1）占用力肺活量（FVC）之比值（FEV1/FVC）均降低，$PaCO_2$ 55mmHg，PaO_2 55mmHg。

9. 医嘱要求立即为该患者实施氧疗，根据患者目前的情况，最为适宜的氧疗方法是

    A. 呼吸机辅助呼吸   B. 长期家庭氧疗   C. 面罩吸氧

    D. 鼻导管持续低流量吸氧   E. 持续气道正压通气

10. 下列哪项不是评价患者氧疗有效的指标

    A. 患者呼吸困难减轻   B. 患者呼吸频率减慢   C. 患者心率加快

    D. 患者发绀减轻   E. 患者活动耐力增加

二、综合问答题

1. 慢性肺心病患者急性发作期如何吸氧？

2. 支气管扩张主要症状有哪些？

三、实例解析题

患者，女性，65 岁。因咳嗽、喘息 3 天，氨茶碱治疗无效收入院。查体：血压正常，R24 次/分，P130 次/分。端坐位，张口喘息，大汗淋漓，口唇轻度发绀，两肺叩诊过清音，呼气明显延长，伴广泛哮鸣音，心律整齐，心音正常，未闻杂音，腹部（-），下肢不肿。1 年前春、秋天曾有类似发作，但程度轻，口服氨茶碱后缓解，未引起注意，此次发作以来，进食较少，4 小时前排尿 300ml。入院后其家人一直陪伴。

问题：（1）患者最可能的医疗诊断是什么？

      （2）症状缓解后应进行哪些方面的健康指导？

书网融合……

📄 重点回顾   ⓔ 微课1   ⓔ 微课2   ⏱ 习题

项目二　老年期消化系统的变化及护理

学习目标

知识目标：

1. **掌握**　老年期消化系统常见疾病的护理措施。

2. **熟悉**　老年期消化系统常见疾病的临床表现。

3. **了解**　老年期消化系统结构及功能的变化。

技能目标：

能正确实施老年期消化系统常见疾病患者的健康指导。

素质目标：

能为老年人进行心理抚慰、实施人文关怀、公平对待老年人，尊重老年人的隐私权。

具备良好的团队协作精神，养成关爱老年人、热爱老年护理事业的良好职业道德风尚。

📖 **导学情景**

情景描述：李某，男，72 岁，因右下腹部轻度隐痛，伴恶心、呕吐、腹泻，在当地卫生所保守治疗 1 天，无效后转入我院，查体：T 37.8℃ P 102 次/分，R 22 次/分，BP 130/85mmHg。全腹有轻度肌紧张与反跳痛，以右下腹部为著。化验：WBC 10×10^9。腹部 B 超提示阑尾炎。入院 2 小时后手术，术中见阑尾坏死穿孔，大网膜包裹，腹腔内脓液及渗出液约 200ml。术后联合应用抗菌药，7 天痊愈出院。

情景分析：老年人急性阑尾炎是几种特殊类型的阑尾炎之一，发病率低。老年人机体功能减退，反应能力低下，以致临床表现和病理变化不一致，腹痛、恶心、呕吐，腹膜刺激征以及全身发热和白细胞增高，均甚轻微。

讨论：（1）该患者主要的护理措施有哪些？

（2）老年人阑尾炎有哪些特点？其原因是什么？

学前导语：伴随增龄，老年人消化系统会发生一系列的老化改变，功能也日渐减退，呼吸系统疾病多发。学习老年人消化系统的变化及常见疾病的临床特点，正确实施护理，对实现健康老龄化具有重要意义。

步入老年期，老年人消化系统会发生一系列的老化改变，如胃肠蠕动减慢，肝、胰的重量减轻且胆汁、胰消化酶分泌减少，易发生营养不良、胃肠道疾病、胰腺炎、肝胆疾病等，且消化道肿瘤的发病率提高。因此，护理人员熟悉老年人消化系统的变化及常见疾病的临床特点，正确实施护理，对提高老年人的生活质量具有重要意义。

一、老年期消化系统结构和功能的变化

1. 口腔

（1）唾液腺：老年人唾液腺萎缩，分泌减少，其每日分泌量仅为年轻人的1/3，导致口腔的自洁能力下降，出现口干、说话不畅及吞咽困难。唾液中的淀粉酶含量减少，影响了对淀粉的消化作用。

（2）牙齿及牙周组织：随年龄增长，牙龈萎缩，牙釉质变薄、发黄，使釉质下牙本质神经末梢外露，故老年人对冷、酸、甜、咸、辣等刺激过敏产生疼痛，并易发生感染；牙槽骨萎缩，牙齿部分或全部脱落，咀嚼能力下降明显，从而影响营养的吸收，容易发生营养不良。

（3）味蕾：随着年龄增长，味蕾逐步萎缩，数量也相应减少，味觉功能逐步减退，从而影响人体对营养的摄取。

（4）口腔黏膜：老年人口腔黏膜上皮萎缩，表面过度角化、增厚，失去对过冷、过烫、过酸、过咸等食物、药物等的防御作用，易引起慢性炎症甚至发生溃疡。

2. 食管 老年人食管黏膜逐渐萎缩，食管上端横纹肌收缩力减弱，导致不同程度的吞咽困难。食管蠕动及收缩力减弱，引起排空延迟，进食减少。食管下括约肌张力减弱，易导致胃内容物反流，使老年人反流性食管炎、食管癌以及误吸的发生率增加。食管平滑肌萎缩，食管裂孔增宽，周围肌肉无力，易导致食管裂孔疝的发生。

3. 胃 老年人胃黏膜变薄，平滑肌萎缩，弹性下降，胃腔扩大，易出现胃下垂。胃腺体萎缩，胃酸分泌减少，60岁胃酸分泌减少到正常水平的40%～50%，对细菌杀灭作用减弱；老年人出现不同程度的肠上皮化生，幽门螺旋杆菌感染率也明显高于年轻人，导致慢性胃炎、胃溃疡、胃癌的发生率增加。胃蛋白酶、脂肪酶及盐酸等分泌减少，消化功能减退，影响蛋白质、维生素、铁等营养物质的消化，故老年人易发生营养不良、缺铁性贫血等。

4. 肠 老年人肠上皮细胞数目减少、小肠黏膜和肌层萎缩，小肠吸收功能减退，导致营养吸收不良；结肠黏膜萎缩，结肠壁的肌肉变薄易致结肠憩室；老年人大肠黏液分泌减少，肠蠕动减弱，肠内容物排空延长，水分重吸收增加，易导致便秘；骨盆底部肌肉萎缩及提肛肌无力，直肠缺乏支托，当腹内压增高时，易出现直肠脱垂；老年人肛门括约肌张力降低，易导致大便失禁。

5. 肝 肝实质细胞减少、变性，肝脏萎缩，体积缩小、重量减轻，使其储存、合成蛋白质能力下

降，肝糖原储存减少。纤维组织增生，容易导致肝纤维化。肝功能减退，肝脏对药物的清除率降低，易发生药物不良反应，故老年人长期服用经肝脏代谢的药物时应减少剂量、延长给药时间间隔。

6. 胆囊和胆道 随着增龄，老年人胆道黏膜萎缩，肌层肥厚，弹性纤维减少，胆囊壁张力减低，易发生胆囊穿孔和胆囊下垂；Oddi 括约肌张力减退易使胆汁逆流引起胰腺炎；胆汁量减少、浓度较高、胆固醇的含量增高，易产生胆囊炎、胆结石等疾病。

7. 胰腺 正常成人胰腺重量为 60~100g，50 岁后逐渐减轻，胰液分泌减少，消化酶也减少。胰脂肪酶减少，影响老年人对脂肪的消化吸收，易发生脂肪泻。老年人胰岛萎缩，β 细胞减少，分泌胰岛素不足，糖代谢能力下降。胰岛素生物活性下降，细胞膜上胰岛素受体减少，导致葡萄糖耐量降低，容易患老年性糖尿病。

❓ 想一想8-2

老年人长期服用经肝脏代谢的药物，应注意哪些问题？

答案解析

二、老年期消化系统常见疾病患者的护理

（一）护理评估

1. 健康史

（1）现病史：询问患者患病的起始情况和时间，主要的症状，包括其部位、性质、程度、是渐进性或间歇性、持续性发作，症状加重或缓解的规律。检查及治疗经过，包括用过何种药物，剂量、用法及治疗的效果，是否遵从医嘱。饮食、大、小便情况。体重有无变化等。

（2）既往史：询问患者过去的健康状况，是否曾患过可能影响消化功能的疾病，以及有无这些疾病的常见表现如吞咽困难、胃部烧灼感、食欲不振、恶心、呕吐、便秘、黄疸等。询问患者口腔卫生情况，进餐是否规律，有无烟、酒不良嗜好；有无外伤及手术史；有无传染性疾病以及是否到过疫区等。

（3）用药史：询问患者既往的用药情况，以及有无药物过敏史。

（4）家族史：询问家族中是否有干燥综合征、肝炎、消化道肿瘤等患者。

2. 身体评估

（1）一般状况：生命体征、精神状况、意识状态、营养状况有无异常。

（2）皮肤和黏膜：观察皮肤黏膜有无黄染、肝掌、蜘蛛痣等肝胆疾病表现。频繁呕吐、腹泻的患者应注意皮肤有无干燥、弹性减退等脱水表现。消化系统出血的患者应注意皮肤有无苍白等变化。

（3）腹部检查：腹部外形是否膨隆或凹陷，有无胃型、肠型和蠕动波，腹壁紧张程度，有无压痛、反跳痛、有无肝、胆、脾肿大，有无腹部包块，Murphy 征是否阳性，肠鸣音是否正常等。

（4）直肠指检：观察指套有无红染，是否触及肿块以及肿块的大小、位置等。

3. 心理社会评估

（1）评估患者对疾病知识的了解程度，其性格特点和精神状况，是否存在焦虑、恐惧、抑郁等不良情绪。

（2）询问患者的家庭经济状况，文化、教育背景，其家庭成员对所患疾病等的认识，以及对患者的关怀和支持程度等。

4. 辅助检查

（1）实验室检查：血液、尿液、粪便检查，腺体分泌量测定，十二指肠引流液及腹水检查等。

（2）内镜检查：纤维胃镜、胆道镜、腹腔镜、纤维乙状结肠镜检查等。

（3）影像学检查：X 线检查，B 型超声检查，CT、MRI 检查等。

（4）其他：食管酸灌注试验、食管测压试验、活组织检查和脱落细胞检查等。

（二）一般护理

1. 环境 为老年人提供安静、舒适、整洁的休息环境。调节室温为 18~20℃、湿度 50%~60%。注意休息，尤其是腹痛患者应卧床休息。

2. 饮食护理

（1）合理膳食：指导老人少食多餐，缓慢进食。选择柔软、清淡的食物，如稠稀饭、面条、鱼肉及瘦肉沫和蔬菜等，尽量选用蒸或煮等烹调方法。对于食欲极差、进食困难、不能进食的老年人，必要时给予鼻饲饮食或静脉营养支持。避免暴饮暴食和进食刺激性食物以及浓茶、咖啡，以免加重消化道黏膜损伤。

（2）有水肿或腹水的患者应少食含钠高的食物如咸菜、酱油、腌制品等。应给予低盐或无盐饮食，进水量限制在每日 1000ml 左右。

3. 病情观察 密切观察生命体征的变化。观察皮肤黏膜的颜色、弹性、有无脱水征。观察呕吐物的颜色、量和性质。准确记录 24 小时的出入量，测量腹围、体重，监测血清电解质和酸碱平衡的变化。

4. 生活护理 养成良好的生活习惯，戒烟酒，注意保暖。加强皮肤及口腔护理。有体液不足时应卧床休息。变换体位时动作要慢，以免引起直立性低血压。腹痛急性发作的患者应卧床休息，可通过听音乐、深呼吸等方法转移注意力。

5. 用药护理 遵医嘱正确用药并观察药物疗效及不良反应。制酸剂宜在餐前半小时服用，对胃肠道有刺激性的药物在餐后半小时服用。

6. 心理护理 老年人消化系统疾病或为慢性反复发作、迁延不愈，或为急性发作、病情危重。大多数患者会产生焦虑、恐惧甚至绝望等心理，家人对患者的支持系统也常随病程的延长而日渐薄弱。因此，护士应注重患者与家属的沟通，聆听患者的倾诉，做好心理疏导。与老人共同制定和实施康复计划，增强战胜疾病的信心。

（三）口腔黏膜干燥症患者的护理

口腔干燥症为唾液量分泌减少而导致的主观不适感，在老年人中很常见，健康老年人中约有 40% 诉说口腔干燥。可因唾液腺的功能退化、阻塞和成分的改变所致，也可与药物原因导致唾液分泌量减少有关。唾液有冲洗口腔、加强味觉、辅助发音、保护口腔黏膜和促进消化的作用。唾液分泌减少，可影响口腔卫生、味觉、牙列的保持以及食物的吞咽。

1. 临床表现 最常见的症状是口干，并常有口腔灼热感、疼痛、敏感性降低、干硬的食物难以下咽和吞咽困难等症状。口腔黏膜干燥缺少光泽，唾液黏稠如胶，舌运动受阻，舌苔干燥，嘴唇干燥、脱屑，口角皲裂。严重者可出现口唇、口腔黏膜溃疡。最主要的并发症为牙齿的龋坏。

2. 护理措施

（1）增加唾液的分泌：对药物所致唾液减少（某些镇静药、降血压药、阿托品类药，以及具有温补作用的中药等）引起的口腔干燥症，应减少药物用量或更换其他药物。如唾液腺尚保留部分分泌功能，可咀嚼口香糖、含青橄榄或无糖的糖果刺激唾液分泌。

（2）重视对牙齿、牙龈的保健：早晚正确刷牙、餐后漱口。养成每日叩齿、按摩牙龈的习惯，以促进局部血液循环，增强牙周组织的功能和抵抗力。

3. 健康指导

（1）饮食指导：多食用滋阴清热生津食物，如豆豉、丝瓜、鲜藕、芹菜、黄花菜、甲鱼等。水果可选择西瓜、甜橙、梨等。忌食辛辣、香燥、温热食品，如酒、红茶、咖啡、油炸食物、羊肉、狗肉，以及葱、姜、蒜、辣椒、胡椒、花椒、茴香等。

（2）5分钟系统化口腔护理法：①用含漱药液浸润口腔，棉签擦拭口腔黏膜（1分钟）。②用舌刷从舌的后方往前面轻擦10次，以擦去舌苔（30秒）。③用圆形牙刷清洁牙面。必要时，对口腔黏膜也进行清洁（2.5分钟）。④自己用含漱药液漱口（1分钟）。通过系统口腔护理，使舌苔清洁，口臭、牙龈出血、肿胀减轻，增进食欲，精神好转。

（3）叩齿和按摩牙龈：每日晨起或入睡时上下牙齿轻轻对叩数十下，能促进牙体和牙周组织血液循环。用坚实的手法压口唇角、唇上部及底部以按摩牙龈，每日2~3次，每次2~3分钟。

（四）食管裂孔疝与反流性食管炎患者的护理

食管裂孔疝是指部分胃囊经膈食管裂孔进入胸腔所致的疾病。反流性食管炎系指因胃和/或十二指肠内容物反流入食管，引起食管黏膜的炎症、糜烂、溃疡和纤维化等病变，属于胃食管反流病。随着年龄的增长，膈周管膜、食管周围韧带松弛和腹腔内压力升高等因素，使老年人食管裂孔疝的发病率增高，男性多于女性，85%~90%为滑动性裂孔疝。食管裂孔疝的解剖基础所致的食管反流，可造成反流性食管炎，而食管炎又促使食管纵肌收缩，导致牵引性食管裂孔疝，二者互为因果、相互促进。肥胖、老年慢性支气管炎等疾患增加了腹腔内压力，是该病的诱发因素。

1. 临床表现

（1）胸痛：疼痛由反流物刺激食管引起，发生在胸骨后，可放射至颈、肩背、耳部和上肢，由反流物刺激食管引起。疼痛的性质为烧灼感或针刺样疼痛。

（2）烧心和反流：烧心是指胸骨后或剑突下烧灼感，常由胸骨下段向上延伸。反流是指胃内容物在无恶心和不用力的情况下涌入咽部或口腔的感觉，含酸味或仅为酸水时称反酸。烧心和反流常在餐后1小时出现，卧位、弯腰或腹压增高时可加重，部分患者烧心和反流症状可在夜间入睡时发生。烧心和反流，是反流性食管炎最常见的症状。

（3）吞咽困难：食管痉挛或功能紊乱可呈间歇性吞咽困难。如由食管狭窄引起，呈持续或进行性加重。

（4）并发症：可导致食管狭窄、食管出血、食管穿孔、Barrett食管等并发症。

2. 护理措施

（1）休息与活动：餐后取直立位或散步，避免餐后仰卧增加腹压。睡眠时取高枕位。避免睡前饱食和右侧卧位，避免反复弯腰及抬举动作。

（2）饮食：饮食宜少食多餐，避免过饱。减少酒、茶、糖、咖啡等摄入。高酸性食物可损伤食管黏膜，应限制柑橘汁、西红柿汁等酸性食品。

（3）用药护理：可选用制酸剂如雷尼替丁、西咪替丁，质子泵抑制剂如奥美拉唑，黏膜保护剂如硫糖铝，促动力药如西沙必利等进行治疗。避免使用降低食管下段压力的药物，如抗胆碱能药、地西泮、喘定、前列腺素E等。避免服用四环素类、硫酸亚铁等药物。

（4）内镜检查治疗前的护理：介绍内镜检查、治疗过程，消除老人的紧张情绪。胃、十二指肠镜检查，治疗前禁食8小时、禁饮4小时。术前取下义齿，遵医嘱给予阿托品。

（5）钡餐检查的护理：术后遵医嘱给予缓泻剂，评估有无腹胀、肠蠕动音，观察排便情况。

（6）手术治疗护理：①术前护理。手术前改善老年人的营养状态，纠正水、电解质失衡。应用抗生素，术前插鼻管持续吸引。②术后护理。术后易出现胃无张力，需胃肠减压，注意保持管道通畅。避免给予吗啡，以防止老人术后早期呕吐。肠蠕动恢复及肛门排气后，可进食流质饮食，避免给予易产气的食物，1周后逐步过渡到饮食。

（7）心理护理：耐心细致地向老年人解释引起胃不适的原因，教会减轻胃不适的方法和技巧，减轻其恐惧心理。为老年人创造参加各种集体活动的机会，如家庭娱乐、朋友聚会等，增加其归属感。

3. 健康指导

（1）生活指导：饮食宜清淡、低脂，多吃蔬菜，避免刺激性食物，少食多餐。特别是晚餐，餐后不宜立即卧床。睡眠时取头高位。避免增加腹内压的因素，如腰带不要束得过紧、注意防止便秘、肥胖者应减轻体重。

（2）用药指导：指导老年人掌握促胃肠动力药、抑酸药的种类、剂量、用法及注意事项。

（3）就诊指导：如出现呕血，血色由咖啡色转成鲜红色，便血次数增加，大便变稀或出现头晕、眼花、出冷汗等，要及时就诊。

（五）胆石症患者的护理

胆石症指发生在胆囊和胆管的结石。胆结石主要是因胆汁成分的改变、胆汁淤滞和胆道内细菌感染而引起，是胆道系统的常见病、多发病。老年人免疫功能低下、反应迟钝，腹痛、发热和白细胞增高不如青壮年明显，加之腹壁肌肉萎缩，临床症状和腹部体征不典型，误诊率高；随着人口老龄化的不断加速，老年胆石症急诊率不断增加，且易并发胆囊坏死、穿孔甚至发生中毒休克而导致死亡。因此，老年胆结石患者确诊后，应首选手术治疗，择期手术更佳。重症患者必须手术治疗时，应以简单、迅速、有效为原则。

1. 临床表现

（1）胆囊结石：大多数老年人胆石症的临床表现与病变程度不相称，早期诊断困难，易延误，一般无绞痛症状。较大的结石不易引起梗阻，可长期无典型症状，常伴恶心、呕吐、食欲不振、腹胀、腹部不适等非特异性消化道症状。胆绞痛是胆囊结石的典型症状，表现为突发性右上腹阵发性疼痛，或持续性疼痛阵发性加剧，常向右肩背部放射；常于饱餐、进油腻食物后胆囊收缩，或在睡眠改变体位时致结石移位并嵌顿于胆囊颈部，使胆汁排出受阻，胆囊强烈痉挛所致。

（2）肝内、外胆管结石：肝外胆管结石分为原发性和继发性，前者是在胆管内形成，后者是胆囊结石排入并停留在胆管内。当结石阻塞胆管并继发感染时可出现典型的查科（Charcot）三联征。肝内胆管结石可无症状或有肝区和患侧胸背部持续性胀痛不适，可并发肝脓肿、肝硬化、肝胆管癌等。肝内、外胆管结石合并感染可引起急性梗阻性化脓性胆管炎，表现为雷诺（Reynolds）五联征。

👁 **看一看**

何为查科（Charcot）三联征、雷诺（Reynolds）五联征？

1. 查科（Charcot）三联征即腹痛、寒战高热、黄疸。

2. 雷诺（Reynolds）五联征为腹痛、寒战高热、黄疸、休克、中枢神经系统抑制。

2. 护理措施

（1）饮食护理：对保守治疗的急性胆囊炎患者，应指导其选择清淡饮食，忌油腻、忌饱餐。病情严重且拟手术者予应禁食和胃肠减压，遵医嘱静脉补充水、电解质、维生素等营养物质。

（2）观察病情：严密监测患者生命体征及腹痛的程度、性质和腹部体征变化。若腹痛进行性加重且范围扩大，出现压痛、反跳痛、腹肌紧张等，同时伴有寒战、高热的症状，提示胆囊穿孔或病情加重。

（3）用药护理：遵医嘱及时合理应用抗生素，控制胆囊炎症。对诊断明确且疼痛剧烈者，可遵医嘱通过口服、注射等方式给予消炎利胆、解痉、止痛的药物以缓解疼痛。中医治疗以"疏肝利胆、清热化湿、消石通便"为原则，如中成药"胆石散"有解痉、止痛、消炎、溶石、排石的功效。

（4）手术治疗的护理：根据病情做好术前准备工作。术后严密观察生命体征、腹部体征及引流液情况。若患者出现发热、腹胀和腹痛等腹膜炎表现，或腹腔引流液呈黄绿色胆汁样，及时报告医师并协助处理。

（5）心理护理：针对老年患者的年龄、文化程度、性别等特点主动、积极地进行引导，为患者提供科学的、易于理解的医学知识。让患者清晰地认识到手术对疾病的帮助作用，从而消除各种顾虑，积极配合手术和相关的治疗。

3. 健康指导

（1）饮食指导：少量多餐，进食低脂、高维生素、富含膳食纤维的饮食。

（2）疾病知识指导：告知患者胆囊切除后出现消化不良、脂性腹泻的原因，解除其焦虑情绪。

（3）出院指导：出院后如果出现黄疸、陶土样大便等情况应及时就诊。未行手术治疗的胆石症患者应定期复查或尽早手术治疗。

（六）急慢性胰腺炎患者的护理

急性胰腺炎是胰腺及其周围组织被胰腺分泌的消化酶自身消化的化学性炎症，是常见的急腹症之一。慢性胰腺炎是由于胆道疾病等因素导致的胰腺实质慢性、进行性损害和纤维化的病理过程。急、慢性胰腺炎在老年人中较多见，并随年龄增长有逐渐增多趋势。老年胰腺炎并发症多且严重，病死率高。其主要病因有胆道疾病、过量饮酒、暴饮暴食、高脂血症、药物损伤、感染、手术等。

1. 临床表现

（1）急性胰腺炎：腹痛是本病的主要症状，常于饱餐和饮酒后突然发作，多位于左上腹，可放射至左肩及左腰部。胆源性胰腺炎始于右上腹，逐渐转移至左侧。多伴有恶心呕吐。部分老年人临床症状不典型，腹膜刺激症状不明显甚至无腹痛，而以低体温、休克、高血糖、器官衰竭为首要表现。

（2）慢性胰腺炎：症状多不典型，在疾病发作的缓解期中上腹可有钝痛或隐痛甚至无痛，食欲减退，饭后腹胀、不能耐受油腻食品，易并发糖尿病。

（3）出血坏死性胰腺炎：主要表现为高热、脱水、四肢厥冷、感觉迟钝、意识模糊、心率增快，甚至休克。

2. 护理措施

（1）病情观察：严密监测生命体征，严格记录24小时出入量。观察腹痛性质及伴随症状，是否伴有发热、黄疸、恶心、呕吐的性状及量等。

（2）饮食护理：应静脉补充能量、维生素、微量元素、纠正水电解质及酸碱平衡。平时忌油腻食物、忌暴饮暴食、忌烟酒。

（3）对症护理：诊断明确的患者应禁食、胃肠减压。遵医嘱应用抗生素、抗休克、纠正水电解质失衡等。

（4）出血性坏死性胰腺炎：应尽早手术治疗。

（5）心理护理：护士应介绍同种疾病治疗成功的病例，告知患者良好的心态利于康复。并根据病情，允许家属陪护，以减轻患者孤独、抑郁的情绪。

3. 健康指导

（1）疾病知识指导：积极预防和治疗胆道疾病，特别是结石性胆囊炎。

（2）生活指导：规律进食，少食多餐，平衡膳食和合理营养。忌高脂肪及油腻食物，宜进食易消化的碳水化合物类食物。避免暴饮暴食、酗酒。

（3）出院指导：手术患者出院后4～6周避免过度劳累和提举重物，定期复查。

（七）急性阑尾炎患者的护理 微课

急性阑尾炎是指阑尾发生的急性炎症反应。老年人痛觉迟钝，淋巴管发生退行性改变，大网膜萎缩，阑尾动脉硬化，易致阑尾缺血、坏死或穿孔。

1. 临床表现 ①大部分老年人阑尾炎腹痛不强烈，转移性右下腹痛少见；腹肌无明显紧张，以腹部不适、隐痛、便秘为主诉。在发病早期易与老年人常有的便秘、慢性胃炎所导致的腹部不适、隐痛相混淆而致误诊。体温和血白细胞升高不明显。②临床表现轻而病理改变重，容易延误诊断和治疗。③合并症多。常合并心血管疾病、呼吸系统疾病、糖尿病等，使病情更复杂、严重。

练一练8-2

老年人急性阑尾炎的特点是

A. 临床表现轻，病理变化重   B. 腹痛剧烈

C. 腹膜刺激征明显   D. 体温升高明显

E. 白细胞计数升高明显

答案解析

2. 护理措施

（1）观察病情：严密观察患者的精神状态、生命体征、腹部症状及体征。诊断未明确之前禁用镇静止痛剂如吗啡等，以免掩盖病情。老年人急性阑尾炎病情严重、多变，应及时手术治疗，同时积极治疗其原发疾病。如心血管患者，除一般监测外应增加心电监护，以随时了解心律、心率的变化等；对呼吸功能障碍的老年人，要严密监测呼吸功能情况，保持呼吸道通畅。

（2）加强术后护理：①切口护理。注意观察伤口出血情况，特别是内出血。保持切口敷料清洁、干燥，及时更换渗血、渗液污染的敷料。观察切口愈合情况，及时发现切口感染的征象。②活动。手术后当天即可起床活动，以防止肠粘连的发生。1个月内要避免腹内压增加的活动。③饮食护理。术后患者禁食，排气、肠蠕动恢复后，可进流质、半流质、软饭、普食。1周内忌给予牛奶、豆制品、甜食等，以免腹胀。

3. 健康指导

（1）饮食指导：对于手术治疗的患者，指导术后饮食的种类及数量，鼓励患者循序渐进，避免暴饮暴食。盛夏酷暑切忌贪凉过度。

（2）活动指导：向患者介绍术后早期离床活动的意义，鼓励患者尽早下床活动，促进肠蠕动恢复，防止术后肠粘连。

（3）出院指导：若出现腹痛、腹胀等不适，应及时就诊。

（八）直肠癌患者的护理

中国人结、直肠癌发病率居恶性肿瘤第三位。直肠癌以腹膜返折为界分为上段直肠癌和下段直肠癌，老年人多发。早期直肠癌根治手术后，5年生存率达90%以上，晚期则低于20%。所以，要提高直肠癌手术根治率和生存期，关键在于早期诊断和早期合理的治疗。

1. 临床表现 早期无明显症状，易被忽视。当癌肿影响排便或破溃出血时才出现症状。

（1）直肠刺激症状：便意频繁，排便习惯改变。便前常有肛门下坠、里急后重和排便不尽感，晚期可出现下腹部痛。

（2）肠腔狭窄症状：癌肿侵犯致肠腔狭窄，大便变形，便条变细。若肠管发生部分梗阻，可表现为腹痛、腹胀、肠鸣音亢进等不完全性肠梗阻症状。

（3）黏液血便：为癌肿破溃感染症状。表现为大便表面带血及黏液，甚至脓血便。

（4）其他症状：癌肿侵犯前列腺、膀胱，可出现尿频、尿痛、血尿。癌肿侵及骶前神经，可发生骶尾部持续性剧烈疼痛。晚期出现肝转移时，可出现腹水、肝大、黄疸、贫血、消瘦、浮肿、恶病质等症状

❤ 护爱生命

世界卫生组织最新数据显示，2020 年全球新发癌症 1929 万例，其中我国新发癌症 457 万人，平均每分钟有 8 人被确诊癌症，占全球 23.7%。新发病例数位列前十的癌症分别是：肺癌、结直肠癌、胃癌、乳腺癌、肝癌、食管癌、甲状腺癌、胰腺癌、前列腺癌和宫颈癌。中国癌症发病有一个明显特点：排名前 6 的癌种中，4 种是消化道肿瘤。

护理人员应做好消化道肿瘤的三级预防工作。改变人群不良饮食习惯，如暴饮暴食、饮食无规律、腌熏烤炸类食物等；鼓励老年人多食粗纤维食物、合理运动，定期进行健康查体。以降低消化道肿瘤的发病率及死亡率。

2. 护理措施

（1）手术前护理：①饮食护理。术前应补充高蛋白、高热量、丰富维生素、易消化的少渣饮食。对于贫血、低蛋白血症的患者，应给予少量多次输血。对于脱水明显的患者，应注意纠正水、电解质及酸碱平衡的紊乱，以提高患者对手术的耐受力。②肠道准备。术前 12～24 小时口服复方聚乙二醇电解质散 2000～3000ml 清洁肠道，术前 3 日口服肠道不易吸收的抗菌药，补充维生素 K，术日晨留置导尿管以免术中损伤膀胱。

（2）手术后护理：①饮食护理。术后禁食、胃肠减压，静脉补充水和电解质。2～3 日后，肛门排气或造口开放后即可停止胃肠减压，进流质饮食；若无不良反应，进半流质饮食，1 周后改进少渣饮食，2 周左右可进普食。食物应以高热量、高蛋白、丰富维生素、低渣为主。②病情观察。每半小时监测血压、脉搏、呼吸 1 次，病情平稳后延长间隔时间；观察腹部及会阴部切口敷料，若渗血较多，应估计出血量，做好记录，并通知医生给予处理。③引流管的护理。保持腹腔及骶前引流管通畅，妥善固定，避免扭曲、受压、堵塞及脱落；观察记录引流液的颜色、质、量；及时更换引流管周围渗湿和污染的敷料。

（3）肠造口的护理：患者应取左侧卧位，防止造口流出物污染腹部切口。造口开放前应外敷凡士林或生理盐水纱布，及时更换外层渗湿敷料，防止感染。造口开放初期应保持造口周围皮肤清洁、干燥，及时用中性皂液或 0.5% 氯己定（洗必泰）溶液清洁造口周围皮肤，再涂上氧化锌软膏；观察造口周围皮肤有无红、肿、破溃等现象。每次造口排便，以凡士林纱布覆盖外翻的肠黏膜，外盖厚敷料，起到保护作用。

（4）心理护理：应关心、体贴老年患者，及时解答患者提出的问题，尽量满足其合理要求。指导患者及家属术前通过图片、模型及实物等，向患者解释造口的目的、部位、功能、术后可能出现的情况，以及相应的处理方法，使其了解人工造口不会对其日常生活、工作造成太大影响，以提高其治疗疾病的信心。同时，应争取家庭、社会的支持系统，从多方面给患者以心理支持和关爱。

3. 健康指导

（1）知识宣教：帮助老年人及家属了解直肠癌的癌前期病变，如结直肠息肉、腺瘤等；改变高脂肪、高蛋白、低纤维的饮食习惯。

（2）造口指导：介绍造口护理方法和护理用品；指导患者出院后扩张造口，每1～2周1次，持续2～3个月；若出现造口狭窄，排便困难，及时就诊；指导患者养成习惯性的排便行为。

（3）饮食指导：造口患者出院后维持均衡饮食，定时进餐，避免生、冷、硬及辛辣等刺激性食物；避免进食木耳、菌菇、玉米、芹菜等难消化及纤维过长易成团食物；避免进食易引起胀气的食物，如洋葱、豆类、啤酒等。

（4）人工肛门袋指导：①人工肛门袋的选择及安放。根据患者情况及造口形状选择肛门袋，清洁造口及其周围皮肤并待其干燥后，除去肛门袋底盘外的粘纸，对准造口贴紧周围皮肤，袋口的凹槽与底盘扣牢，袋囊朝下，尾端反折，并用外夹关闭。必要时用有弹性的腰带固定人工肛门袋。②人工肛门袋的清洁。当肛门袋内充满1/3的排泄物时，需及时更换清洗。可用中性皂或0.5%洗必泰溶液清洁皮肤，擦干后涂上锌氧油，以保护皮肤。

（5）出院指导：出院后每3～6个月复查1次。指导患者坚持术后化疗。

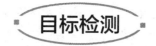

目标检测

答案解析

一、选择题

（一）A1 型题

1. 下列关于老年期肝脏变化的叙述，错误的是

    A. 肝细胞变性、数量减少   B. 肝结缔组织减少   C. 肝功能减退

    D. 肝解毒功能下降   E. 合成蛋白能力下降

2. 下列为使用人工肛袋患者提供的护理，不正确的是

    A. 观察造口有无并发症，如便秘、肠梗阻

    B. 保持造口周围皮肤清洁

    C. 进食应有规律，养成定时排便的习惯

    D. 应尽可能多地进食富含粗纤维的食物，防止便秘

    E. 袋口要对准造口盖紧，袋囊向下

3. 急性胰腺炎，腹痛明显者禁食，禁水的时间为

    A. 8 小时   B. 12 小时   C. 24 小时   D. 1～3 天   E. 3～5 天

4. 胆道系统疾病的护理，下列哪项是错误的

    A. 给予低脂易消化饮食

    B. 阻塞性黄疸的患者应口服维生素 K

    C. 在非手术治疗期间应严密观察病情

    D. 应用药物排石时，应检查大便视有无结石排出

    E. 手术后一般应给予氧气吸入

5. 急性重症胆管炎的治疗原则是

    A. 等休克纠正后择期进行手术

    B. 在抗休克的同时，应尽早进行胆道减压，胆管引流术

    C. 应尽量采用非手术疗法

    D. 需行急性胆囊引流术

    E. 使用有效抗生素控制感染

（二）A2 型题

6. 患者，男，56 岁，1 天前右下腹有转移性腹痛，麦氏点有固定的压痛，现腹痛突然加重，范围扩大，下腹部有肌紧张，应考虑是
    A. 单纯性阑尾炎   B. 化脓性阑尾炎   C. 坏疽性阑尾炎
    D. 阑尾周围脓肿   E. 阑尾穿孔

7. 患者，女，62 岁。剑突下刀割样疼痛 4 小时，寒颤、高热伴黄疸。既往有类似发作史。查体：神志淡漠，T 39.5℃，血压 80/60mmHg，脉搏 130 次/分，剑突下压痛，肌紧张，肝区叩击痛。WBC 26×10^9/L，中性粒细胞 95%。应考虑
    A. 急性胰腺炎   B. 胆道蛔虫病
    C. 急性胆管炎   D. 急性梗阻性化脓性胆管炎
    E. 溃疡病穿孔

8. 患者，男，72 岁。便血 3 个月，准备行直肠指检。你作为护士应为该患者安置的体位是
    A. 左侧卧位   B. 右侧卧位   C. 胸膝位
    D. 截石位   E. 蹲位

9. 患者，男，72 岁，因进食油腻食物急性腹痛 10 小时来院急诊，诊断胰腺炎最可靠的依据是
    A. 尿淀粉酶测定   B. 血清脂肪酶测定   C. 血清淀粉酶测定
    D. 血常规   E. 血生化

10. 患者，男，67 岁，行胆道切开取石 + "T" 形管引流术，术后第 4 天观察引流液发生下列哪种情况时，提示胆总管下端有阻塞
    A. 引流量过多   B. 引流量过少，色深   C. 引流液混浊
    D. 引流量少而色淡   E. 引流液棕色稠厚而清

（三）A3 型题

(11 ~ 13 题共用题干)

患者，男，70 岁。6 个月前无明显诱因出现粪便表面有时带血及黏液，伴大便次数增多，每日 3 ~ 4 次，时有排便不尽感，但无腹痛。曾于当地医院按 "慢性细菌性痢疾" 治疗无效。发病以来体重下降 3kg。

11. 该患者应疑为
    A. 右半结肠癌   B. 直肠癌   C. 结肠炎
    D. 慢性痢疾   E. 直肠息肉

12. 诊断明确后，行 Dixon 术，术后 5 天，患者仍无排便，以下措施错误的是
    A. 口服缓泻剂   B. 鼓励患者多饮水
    C. 轻轻顺时针按摩腹部   D. 低压灌肠
    E. 增加饮食中的膳食纤维含量

13. 若患者术后 7 天出现下腹痛，体温升高达 38.9℃，下腹部中度压痛、反跳痛，应高度怀疑术后出现了哪种并发症
    A. 切口感染   B. 吻合口瘘   C. 吻合口狭窄
    D. 尿潴留   E. 肠粘连

二、综合问答题

1. 如何对肠造口患者进行饮食指导？
2. 老年人阑尾炎典型的临床表现有哪些？

三、实例解析题

孙某，男，65 岁。上个月共同生活 38 年的老伴因脑卒中去世，独居。自诉最近 1 个月出现血便，排便时有里急后重，排便不尽感。发病以来体重下降 3kg。

问题：（1）根据获得的资料，还需为孙某做哪些检查，首选的检查是？

（2）完善检查后，该患者诊断为直肠癌，准备行直肠癌根治术，术前应进行哪些准备？

书网融合……

重点回顾　　　　微课　　　　习题

项目三　老年期心血管系统的变化及护理

学习目标

知识目标：

1. **掌握**　老年期心血管系统常见疾病的护理措施。

2. **熟悉**　老年期心血管系统常见疾病的临床表现。

3. **了解**　老年期心血管系统结构和功能的变化。

技能目标：

能正确实施老年期心血管系统常见疾病患者的健康指导。

素质目标：

具备严谨求实的科学态度和救死扶伤的人道主义精神，具备良好的团队协作精神，养成关爱老年人、热爱老年护理的良好职业道德风尚。

导学情景

情景描述：闫某，男，78 岁，冠心病已 11 年。早餐后突感心前压榨样疼痛，并伴有大汗，烦躁不安，口含硝酸甘油不能缓解而急诊入院。查体：T 37℃，P 91 次/分，R 27 次/分，BP 90/58mmHg，心电图 $V_1 \sim V_5$ 导联出现宽而深的 Q 波。临床诊断为广泛前壁心肌梗死。

情景分析：急性心肌梗死临床上多有剧烈而持久的胸骨后疼痛，休息及服用硝酸酯类药物不能完全缓解，伴有血清心肌酶活性增高及进行性心电图变化，可并发心律失常、休克或心力衰竭，常可危及生命。随着我国人口老龄化和冠心病的年轻化，近年来的数据表明心肌梗死的发病率逐年升高。

讨论：（1）该患者的紧急救治措施有哪些？

（2）主要的护理问题有哪些？

（3）如何做好老人的心功能康复护理？

学前导语：随着增龄，老年人心血管系统的结构发生退行性变，功能也日渐减退，心血管系统疾病多发。学习老年人心血管系统的变化及常见疾病的临床特点，正确实施护理，对实现健康老龄化具有重要意义。

随着年龄的增长，老年人心血管系统在形态结构和生理功能等方面均发生不同程度的退化，导致老年人心脏和血管的顺应性下降，心血管储备功能降低，增加了心血管疾病发生和恶化的机会。在我国，老年人心血管系统疾病的发生率和死亡率均居首位，有效的预防、治疗、护理和康复训练能降低死亡率，提高老年人的生活质量。

一、老年期心血管系统结构和功能的变化

1. 心脏　随着增龄，心脏的重量减轻，约半数伴有心脏淀粉样变。心肌收缩的速度与强度降低，心排血量逐渐下降，最大搏出量亦相应减少，进而导致心脏对各脏器的供血减少。脂褐质在心肌纤维中聚积而发生心肌细胞的褐色萎缩，胶原纤维和弹力纤维增多且常伴有钙化、脂肪浸润，室壁肌肉老化或呈节段性收缩，导致老年人容易发生心力衰竭。心包膜下脂质沉着且分布不均匀，心包变厚、僵硬，再加之心室壁弹性降低，心室再充盈时间延长，致左室舒张期顺应性降低、充盈量减少、心输出量降低。心瓣膜纤维化和钙化增厚变硬，导致老年人心瓣膜病的发病率增加。传导系统中窦房结起搏细胞的数量及房室结、希氏束和左、右束支的传导细胞数量减少，弹力纤维和胶原纤维增多，脂质浸润和钙化物沉积，使老年人容易出现各种心律失常。表现为运动时最快心率随年龄增长而降低，出现窦性心动过缓、期前收缩、阵发性室上性心动过速、心房颤动等。

2. 血管

（1）动脉血管：伴随增龄，老年人动脉内膜出现增厚的斑块、钙质和脂类物质的沉着等使管腔狭窄，易发生动脉粥样硬化。主动脉等弹性动脉表现为胶原蛋白变性，动脉血管中层弹力纤维逐渐僵直、断裂，动脉弹性下降，血管阻力增加。血管发生硬化及纤维化，失去弹性，引起外周阻力升高，出现收缩压升高、脉压增大。动脉壁的可扩张性减少，对压力反应降低。此外，在老年人中，位于颈动脉窦和主动脉弓的压力感受器敏感性降低，对血压的突然升高或降低的反应性减弱，故老年人易发生直立性低血压；对血管活性药物的反应性增强，易出现高血压或低血压。

?　想一想8-3

老年人容易出现直立性低血压的原因有哪些？针对这种情况，护理中应注意哪些问题？

答案解析

（2）毛细血管：随年龄增长，老年人毛细血管单位面积内功能毛细血管数减少，毛细血管周围水肿，动静脉支及毛细血管祥弯曲，血流缓慢，血管壁弹性降低、脆性增加，从而导致毛细血管通透性降低，代谢率降低，阻碍了组织营养物质和氧气的交换，造成多脏器的供氧不足。

（3）静脉血管：静脉血管的老化主要表现为管壁增厚及老年性静脉硬化；血管周围肌群收缩力减弱，静脉管壁弹性降低，使静脉管腔变大、血流缓慢，回心血量减少，静脉曲张的发生率增加。

二、老年期心血管系统常见疾病患者的护理

（一）护理评估

1. 健康史

（1）现病史：询问老年人患病的起始时间、起病的缓急，有无明显诱因；主要的症状及特点，如有无心功能不全的症状或加重心衰的因素；有无头昏、头痛等血压升高的表现或心悸、眩晕等心脑供血不足的表现；胸痛的部位、特点、发作时间、诱发因素、缓解方式。治疗经过及效果。睡眠状况、大小便情况。有无烟、酒不良嗜好；有无外伤及手术史；有无传染性疾病以及是否到过疫区等。

（2）既往史：是否患有与循环系统相关的病史，如糖尿病、甲状腺功能亢进症、慢性肾脏疾病等。

（3）用药史：询问患者既往的用药情况，以及有无药物过敏史。

（4）家族史：询问家族中有无心血管疾病遗传史。

2. 身体评估

（1）一般状况：检查老年人的身高、体重，注意观察其有无意识状态改变等表现。观察老人的活动方式，卧床休息时是否需要抬高枕头或端坐位。

（2）皮肤和黏膜：观察皮肤弹性，有无水肿，有无压疮，皮肤黏膜有无发绀、苍白等等表现。

（3）胸部检查：①视诊。检查心前区有无隆起或凹陷，心尖搏动的位置。②触诊。有无震颤及心包摩擦感。③叩诊。检查心浊音界有无改变。④听诊。有无心动过速或过缓、有无心律不齐、各瓣膜区有无病理杂音等。

（4）血管评估：检查有无颈动脉搏动增强或点头运动。评估脉搏搏动的强度和节律，动脉的硬度，有无弯曲、结节、压痛和震颤。

3. 心理社会评估

（1）评估患者对疾病知识的了解程度，其性格特点和精神状况，是否存在焦虑、恐惧、抑郁等不良情绪。

（2）询问患者的家庭经济状况，文化、教育背景，其家庭成员对所患疾病等的认知程度，以及对患者的关怀和支持程度等。

4. 辅助检查

（1）血液检查：心肌坏死标记物、血脂、血糖、尿素氮和肌酐等检查。心肌坏死标记物（肌钙蛋白、肌酸激酶同工酶 CK – MB）增高，对诊断心肌梗死有重要价值。

（2）心电图检查：特征性的心电图改变和演变是诊断心肌梗死可靠而实用的方法，对房室增大、心肌受损、心肌缺血和电解质紊乱的判断都有一定的临床价值。动态心电图（又称 Holter 监测）能记录受检者 24~72 小时心电信号，有效解决了常规心电图检查不易发现的一过性异常心电图改变。

（3）心电图运动负荷试验：是发现早期冠心病的一种检测方法，对不典型胸痛或可疑冠心病患者进行鉴别诊断。

（4）超声心动图：对心脏及大血管的形态结构进行观察，可对房室腔的大小、房室壁的厚薄、瓣膜口的形态，以及血流动力学的改变进行判断。

（5）选择性冠状动脉造影：是指选择性地把心导管插入左、右冠状动脉入口处，注射造影剂显像来诊断冠状动脉病变所在部位、性质及其严重程度，是诊断冠心病最可靠的方法。

（二）一般护理

1. 休息与活动 生活要有规律，保持乐观、愉快的情绪，避免过度劳累、情绪激动和长时间站立，注意劳逸结合，保证充分睡眠。增强体质，老年人可根据爱好参加一些力所能及的活动，如散步、打太极拳、练气功等，以身体适应为度。

2. 饮食护理

（1）合理营养：给予高维生素、易消化饮食，少量多餐，避免过饱或饥饿。饮食要清淡，少吃油腻食物，限盐、限糖、限酒、禁烟，多食蔬菜、水果等富含维生素的食物。

（2）酌情补充无机盐和微量元素：多食含钙丰富的食物，如虾皮、各类豆制品、奶等。适当增加瘦肉、虾、核桃、蘑菇等含硒、锌微量元素丰富的食品。多食富含钾的食物如山药、海带、紫菜、香蕉、花生等，少尿患者应限制钾的摄入量。

3. 保持大便通畅 鼓励老年人多食新鲜蔬菜、水果及富含纤维素的食物，养成每日排便习惯。对便秘者可用手沿结肠走行方向从右向左做腹部按摩，连续数日未解大便者可给予缓泻剂或低压温水灌肠，无效时，可戴手套，手指涂润滑剂将干粪掏出。

4. 用药护理　应熟悉心血管常用药物的剂量、方法、作用及不良反应，如应用洋地黄类药物时应准确掌握剂量，用药前后监测心率、心律变化；应用利尿剂时应注意尿量及电解质变化；用扩血管药物时应定期测量血压，准确控制和调节药物的浓度与使用速度等。

5. 心理护理　老年人心理脆弱，且高血压、糖尿病、心脑血管疾病等往往互为因果，导致一体多病。因此护理人员要根据老人不同的性格特征做好心理疏导，避免情绪激动及过度紧张、焦虑。

（三）老年性高血压患者的护理

美国心脏协会（AHA）在新指南中将高血压定义为收缩压（SBP）≥130mmHg或舒张压（DBP）≥80mmHg。收缩压≥140mmHg、舒张压<90mmHg者定义为单纯收缩期高血压。半数以上老年高血压以收缩压升高为主。部分由中年高血压延缓而来，为收缩压和舒张压增高的混合型。其发生与动脉硬化、血管弹性降低、血液黏稠度增大、回流受阻有密切关系，也与生活方式如超重、饮食、运动、精神因素等有很大关系。老年性高血压的血压波动大，气候、情绪的变化，以及体力负荷加大均可使血压急剧升高，血压的骤变成为老年人心脏病、脑卒中的常见诱因。

👁**看一看**

如何界定老年人的高血压？

我国老年高血压的定义是年龄≥60岁、血压持续或3次以上非同日坐位收缩压≥140mmHg和/或舒张压≥90mmHg。

1. 临床表现

（1）症状：老年高血压起病隐匿，初期症状少，患者的病情进展缓慢，约半数以上无明显症状，大约有1/5的患者在偶尔体检时才发现。单纯收缩期高血压为多见，且血压昼夜波动幅度大。当血压升高到一定程度时可出现头晕、头痛、心悸、失眠等。血压升高明显时可有眩晕、视物模糊、肢体麻木、鼻出血及球结膜出血。

（2）并发症：老年人高血压并发症多而严重。易并发心绞痛、心肌梗死、脑卒中、眼底损害等。长期而持久的高血压，可造成心、脑、肾等重要脏器损害。如合并肥胖、高脂血症、糖尿病时病情进展更快，高血压急症常表现为高血压危象和高血压脑病。

2. 护理措施 📱微课

（1）休息与活动：早期患者应适当休息。血压较高、症状明显伴脏器损害者应多卧床休息。血压控制稳定、无明显脏器损害者，不宜长期卧床，可适当参加力所能及的运动如慢跑、打太极拳、做操等，但应避免突然、剧烈的活动。老年人有头晕等症状时应卧床休息，上厕所或外出时应有人陪伴，头晕严重应协助在床上或床边大小便。夜间或无人在旁时，应为患者安置好床栏、呼叫器放在手边。

（2）病情观察：注意观察长期高血压导致心、脑、肾等靶器官损伤的表现，如心绞痛、头晕、恶心、呕吐、视力模糊、尿量减少、心悸气短等。如发现患者血压急剧升高，同时伴有头痛、呕吐等症状，应考虑发生高血压危象的可能。必须立即通知医师并让患者卧床、吸氧，同时准备快速降压药物、脱水剂等，注意监测其心率、呼吸、血压、神志等；如患者抽搐、躁动时，应注意安全护理。

（3）服药后低血压反应及直立性低血压的预防和护理：服用降压药或改变体位时，如有眩晕、恶心、四肢无力感，应立即平卧，增加脑部血供。勿长时间站立及快速直立，避免用过热的水洗澡。

（4）用药护理：降压药的使用必须合理、规律、长期或终身服用，不可随意增减。用药过程中，根据患者的年龄、有无并发症、临床特点和治疗需求，制订不同的降压目标。遵循"缓进、适量、温和"的原则给药，避免血压忽高忽低。为减少不良反应对身体的影响，一般在首次服用降压药后应嘱咐患者卧床 2 小时、缓慢坐起，切忌骤然站立、直立引发低血压等。使用噻嗪类利尿剂应注意补钾，用 β 受体阻滞剂应警惕心动过缓、房室传导阻滞及支气管痉挛等不良反应。

（5）心理护理：护理人员应积极与患者沟通，建立和谐护患关系，多安慰及鼓励患者，采用倾听法、音乐法、文体活动法帮助患者缓解压力、重建社会功能。

3. 健康指导

（1）疾病知识指导：老年人注意避免感染、过度劳累、情绪紧张、饮食不当、用力排便等诱发因素。

（2）生活指导：要控制钠盐及动物脂肪的摄入。钠盐应减至每日 6g 以下，避免高胆固醇食物，以低热量、高蛋白、高维生素饮食为主。肥胖者须控制体重。多食水果、蔬菜，防止便秘。戒烟限酒，定期运动。

（3）用药指导：因老年人长期用药，生活不便以及记忆力差等因素，用药依从性较差。应积极宣传遵医用药、按时用药的必要性。教会患者或家属学会正确自测血压，以便动态监测血压变化。社区卫生中心应建立老年居民健康档案、定期随访、监测血压，保证老年患者均能自觉、规律遵医用药。

🖤 **护爱生命**

高血压患者大部分时间不在医院接受监护。因此，家庭血压日常监测对于高血压的防治具有重要意义。测量前须在安静环境下休息 5~10 分钟；绑袖带时需要充分暴露上臂；患者吸烟后 1 小时、饮酒后 12 小时期间不宜测量血压；注意测量时间及姿势应相对固定；家庭自测血压测量次数可 1 次/天，也可连续测 2~3 次后取平均值。上述方法均能降低测量误差，提高家庭血压测量的准确性。

（四）动脉粥样硬化患者的护理

据统计，70 岁以上老年人大都伴有冠状动脉粥样硬化，老年男性、吸烟者发病率更高。其共同特点是动脉管壁增厚变硬、失去弹性和管腔缩小。动脉粥样硬化的特点是受累动脉的病变从内膜开始，先后有多种病变合并存在，包括局部有脂质和复合糖类积聚、纤维组织增生和钙质沉着形成斑块，并有动脉中层的逐渐退变。继发性病变有斑块内出血、斑块破裂及局部血栓形成。本病在老年阶段进展加快，是主要病死原因之一。

引起动脉粥样硬化的危险因素包括：①不可控因素。如年龄、男性及遗传因素。②可控因素。如高血压、高脂血症、吸烟、高血糖、肥胖、缺乏体育锻炼、A 型性格、服用避孕药和饮食习惯等。

1. 临床表现　主要取决于血管病变及受累器官的缺血程度。

一般可出现脑力和体力衰退。主动脉粥样硬化常无特异性症状。冠状动脉发生粥样硬化者，若管径狭窄达 75% 以上，则可发生心绞痛、心肌梗死、心律失常，甚至猝死等。脑动脉硬化可引发脑缺血、脑萎缩或发生脑血管破裂出血。肾动脉粥样硬化常导致夜尿、顽固性高血压、严重者可有肾功能不全。肠系膜动脉粥样硬化可表现为饱餐后腹痛、便血等症状。下肢动脉粥样硬化引发管腔严重狭窄者，可出现间歇性跛行、足背动脉搏动消失，严重者甚至可发生坏疽。

2. 护理措施

（1）合理膳食：宜进清淡饮食，食用低胆固醇、低动物性脂肪食物，如鱼肉、鸡肉、各种瘦肉、蛋白、豆制品等。限制酒、蔗糖以及含糖食物的摄入。多食新鲜蔬菜、瓜果。已确诊冠状动脉粥样硬化者，禁忌暴饮暴食，以免诱发心绞痛或心肌梗死。合并有高血压或心力衰竭者，须同时限制食盐。

（2）适当有氧运动：按照循序渐进的原则，对老年人提倡散步、做保健操、打太极拳等有氧运动。

（3）心理护理：动脉粥样硬化的病理变化缓慢，鼓励老年人一定要有耐心，树立接受长期防治措施的信心。

3. 健康指导

（1）消除诱因：老年人应避免过度的体力活动、情绪激动、饱餐、受凉、烟酒等。在心绞痛发作时应立即停止活动，舌下含服硝酸甘油片或含服硝酸异山梨酯 1~2 片。

（2）合理饮食：饮食应定时定量，少食多餐。宜选择低胆固醇、低动物脂肪、低热量、低盐、富含维生素的食物，避免暴饮暴食。

（3）预防指导：心绞痛发作持续时间延长或发作逐渐频繁者，在做好自救的同时应及时就诊。平时避免一个人单独外出并随身携带急救药品。

（五）冠心病患者的护理

冠心病是冠状动脉粥样硬化性心脏病的简称。是冠状动脉粥样硬化病变而引起血管管腔狭窄或阻塞，造成心肌缺血、缺氧或坏死。分为隐匿型或无症状型冠心病、心绞痛、心肌梗死、缺血性心肌病和猝死 5 型，是老年人的常见病和多发病之一，并以心绞痛和心肌梗死最多见。90% 以上的老年心绞痛是因冠状动脉粥样硬化引起，也可由冠状动脉狭窄或两者合并引起，常因劳动、饱餐、寒冷、情绪激动（发怒、焦急、过度兴奋）等而引发。

心肌梗死在老年人群发病率较高，为老年人死亡的主要原因。发热和感染是老年尤其是高龄老年人的常见诱因。约 1/3 发病急骤，首发症状多不典型，早期并发症多，严重心脏事件发生率高。

老年冠心病发病特点：①病史长、病变累及多支血管，常有陈旧性心肌梗死，且伴有不同程度的心功能不全。其发作与冠状动脉狭窄程度不完全一致，主要取决于侧支循环的形成是否完善。②感受性低，多无典型症状。可表现为慢性稳定型心绞痛，也可以急性冠状动脉综合征（包括不稳定型心绞痛、急性心肌梗死和冠心病猝死）为首发症状。③常伴有高血压、糖尿病、慢性阻塞性肺疾病等。④多存在器官功能退行性病变，如心脏瓣膜退行性变、心功能减退等。

1. 临床表现

（1）心绞痛：①老年人由于各种生理性老化及其退行性变等特点，少有典型心绞痛，可表现为不明原因的肩背部疼痛、上腹部不适或疼痛、牙痛等，早期还可表现为各种心律失常。易与其他疾病相混淆。②典型心绞痛发作是突然发生的、位于胸骨体上段或中段之后的压榨性、闷胀性或窒息性疼痛，能波及大部分心前区，界限不清楚，常放射至左肩、左上肢前内侧达无名指和小指，或至颈、咽、下颌部。一般历时 1~5 分钟，很少超过 15 分钟，突然发生的疼痛往往迫使患者立即停止活动，休息或舌下含化硝酸甘油后在 1~2 分钟内（很少超过 5 分钟）消失。

（2）心肌梗死：①多数老年患者疼痛的部位及性质不典型。50%~81% 的 AMI（Acute myocardial infarction）患者，发病前数天有乏力、气急、烦躁、心绞痛等前驱症状。有典型症状的老人不到 1/3，高龄老人胸痛轻微，部分老人表现为牙、肩、腹部等部位的疼痛或出现胸闷、恶心、休克、意识障碍等。疼痛典型者不多，多发生于清晨，且常发生于安静时，常持续数小时达数天。多无明显诱因，休息和含硝酸甘油不能缓解，常伴有烦躁不安、出汗、恐惧或濒死感。②并发症多。其中室壁瘤是中青年的 2 倍。水、电解质失衡、院内感染发生率也高于中青年。③发热。多发生在起病后 2~3 天，一般在 38℃左右，很少超过 39℃，持续一周。可伴有血沉增快，恶心，呕吐等。

2. 护理措施

（1）心绞痛患者的护理措施：①休息与活动。心绞痛发作时应立即就地休息，停止活动后症状逐渐消失。发作严重者或有条件者，及时给予间歇氧气吸入，流量 2~3L/min。如心绞痛不缓解，舌下含服硝酸甘油 0.5mg，1~2 分钟起效，必要时可间隔 5 分钟再次含服。②观察病情。严密观察胸痛的特点及伴随症状，随时监测生命体征、心电图的变化，警惕急性心肌梗死的可能。③用药护理。硝酸酯类药对缓解心绞痛最有效。针对老年人口干的特点，口服硝酸甘油前应先用水湿润口腔，再将药物粉碎置于舌下，有利于药物快速融化起效。首次使用时，宜取平卧位，因为老年人易出现减压反射导致血容量降低。如果疼痛在 15~30 分钟后未缓解，应立即通知医生，警惕急性心肌梗死的发生。

（2）心肌梗死患者的护理措施：①休息与活动。急性期 12 小时卧床休息，若无并发症，24 小时内应鼓励患者在床上进行肢体活动；最初几日予鼻导管持续或间断吸氧，流量 2~4L/min。若无低血压，第 3 天可在病房内走动；心肌梗死后第 4~5 天，逐步增加活动直至每天 3 次步行 100~150 米。保持环境安静，减少探视以避免情绪波动。对有并发症者应适当延长卧床休息时间，疼痛患者绝对卧床休息，注意保暖，并遵医嘱给予硝酸异山梨酯，严重者可选用吗啡等强效镇静药物。下床活动需有人照顾。②溶栓、介入治疗护理。老年 AMI 起病 3~6 小时，最多 12 小时内溶栓效果最好。溶栓过程中，应密切观察有无头痛、意识改变及肢体活动障碍，注意血压、心率的变化，及时发现脑出血的征象。而老年介入治疗的并发症相对较多，应密切观察有无再发心前区疼痛、心电图有无变化，及时判断有无新的缺血性事件发生。③密切观察病情。在冠心病监护病房进行心电监护 5~7 日。持续监测患者的生命体征、神志、尿量，必要时留置导尿管，记录每小时尿量。做好 24 小时监测记录。保证静脉输液通畅，观察有无并发症，如乳头肌功能失调或断裂、心脏破裂、室壁瘤、栓塞等的发生。④心理护理。对入住监护室的老年患者要及时给予心理安慰，告知患者医护人员会随时监测病情变化，并及时给予治疗与护理。医护人员工作时应沉着有序，避免因忙乱带给老人及家属不安全感和不信任。

3. 健康指导

（1）心绞痛患者的健康指导：入院初期，劳力型心绞痛患者主要应注意多卧床休息，控制情绪，合理饮食等。疾病恢复期，让患者和家属了解心绞痛的病因、病理，严格控制血脂，多种措施预防心绞痛。告诉老年人硝酸甘油片应放于棕色瓶中避光保存，置于明显易取的地方，6 个月更换 1 次。

（2）心肌梗死患者的健康指导：①AMI 是心脏性猝死的高危因素，应教会老年 AMI 照顾者心肺复苏的技能。②急性期患者应绝对卧床休息。③缓解期患者可在照顾者陪伴下循序渐进地开始心脏康复训练，如四肢运动、慢速行走、散步等。④告诉老年人上厕所、洗澡时尽量不要锁门，不宜在饱餐后立即洗澡，厕所宜选用坐厕。

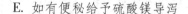 练一练8-3

患者，男，70 岁，急性心肌梗死入住 CCU 病房，下列哪项护理措施不妥

A. 静脉输液速度宜慢
B. 绝对卧床休息 24 小时
C. 限制探视
D. 给氧 3~4L/min
E. 如有便秘给予硫酸镁导泻

答案解析

（六）心律失常患者的护理

心律失常是指心脏冲动的频率、节律、起源部位、传导速度或激动次序的异常。多见于冠心病、慢性肺源性心脏病、高血压等各种器质性心血管疾病。常见的心律失常有期前收缩、窦性心动过缓、心房颤动、心房扑动、室上性心动过速、传导阻滞等。老年人心律失常发生的类型主要为房性心律失常。

1. 临床表现 主要表现为突然发生的规律或不规律的心悸、胸痛、眩晕、心前区不适感、憋闷、气急、手足发凉和晕厥甚至神志不清等。少数心律失常患者可无症状，仅有心电图改变。

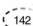

2. 护理措施

（1）休息与活动：指导老年人如有胸闷、心悸、头晕症状时，应卧床休息，直至病情好转后再逐渐起床活动。避免左侧卧位，因左侧卧位时，患者感觉到心脏的搏动会有不适感。一旦发现患者有严重的心律失常应进行心电监护。

（2）病情观察：监测生命体征。如患者血压低于75/45mmHg，脉压小于20mmHg，面色苍白，脉搏细速，出冷汗，尿量减少，应立即进行抗休克处理。观察心率、心律有无改变，是否出现阿-斯综合征、心脏骤停等并发症。

（3）用药护理：严格按医嘱给药。准确、迅速、按时给予抗心律失常药物，注意用药过程中及用药后的心率、心律、血压、脉搏、呼吸、意识，密切观察药物可能出现的不良反应。

（4）对症护理：心电图或心电监护中发现任何异常时，应及时与医师联系，并做好急救处理；听心率、测脉搏1分钟以上，发现心音、脉搏消失，心率低于40次/分或心率大于160次/分的情况时，应及时报告医师并立即处理。

（5）抢救配合：建立静脉通道，准备好抗心律失常药物、除颤器、临时起搏器、氧气、呼吸机、吸痰机等。若患者意识丧失、昏迷或抽搐、大动脉搏动消失、心音消失、血压测不到、呼吸停止或发绀、瞳孔放大，应立即进行基础生命支持，并立即通知医师。

3. 健康指导

（1）疾病知识指导：教会患者及家属测量脉搏的方法，以利于自我病情监测。患者家属也应学会心肺复苏术，以备急用。

（2）避免诱因：注意劳逸结合，生活规律，保持乐观、稳定的情绪。进食纤维素丰富的食物，保持大便通畅。心动过缓患者避免排便时屏气，以免兴奋迷走神经而加重心动过缓。避免摄入刺激性食物如咖啡、浓茶等，避免饱餐。有晕厥史的老年患者严禁从事驾驶、高空作业等工作，有头昏、黑矇时立即平卧，以免晕厥发作时发生意外。

（3）用药指导：按医嘱定时服用抗心律失常药物，不可自行减量或擅自换药。指导患者学会观察药物疗效和不良反应，如有异常时应及时就诊。

（七）充血性心力衰竭患者的护理

充血性心力衰竭是由于心脏器质性或功能性疾病损害，心室充盈和射血能力减退而引起的一组临床综合征。在老年人中十分常见，其发病率随年龄增加而增高。由于老年人反应能力下降，加上本年龄段的并发症较多使心力衰竭的症状和体征不典型，而使病情更加复杂。根据左室射血分数是否正常可分为收缩性心衰、舒张性心衰和混合性心衰，老年期心衰多以舒张性心衰为主。

冠心病是其最主要病因、其次为高血压，其他还有心瓣膜疾病、甲亢、肺气肿等。感染是最常见的诱因，尤其是肺炎，其他还有心律失常、水电解质紊乱以及酸碱平衡失调等。

1. 临床表现 心力衰竭分为左心衰竭、右心衰竭和全心衰竭。

（1）左心衰竭：①易与老年正常生理功能减退的表现相混淆，如劳力性呼吸困难，疲乏无力、头晕失眠、食欲下降等。②老年人因常伴有窦房结功能低下，常表现为心率不快甚至心动过缓，而一般成年人心衰时心率明显增快。老年人肾功能较差，心衰时因肾血流量减少而继发肾功能损害，出现夜尿增多或少尿，易伴有水电解质紊乱以及酸碱平衡失调。③部分老年人单纯左心衰时仅表现为干咳，白天站立或坐位时较轻，夜间卧床后加重，易与呼吸道感染相混淆。其典型表现为夜间阵发性呼吸困难，多在熟睡中发作，出现胸闷、气急、咳嗽等，严重的可发展为急性肺水肿而表现为极度的呼吸困难、端坐呼吸、高度紧张、咳粉红色泡沫样痰、发绀等肺瘀血症状。

（2）右心衰竭：主要以体循环瘀血为主要表现。出现下肢水肿，颈静脉怒张，食欲不振、恶心、呕吐，尿少及夜尿等。

（3）全心衰竭：可同时存在左、右心衰竭的临床表现，但往往以左心或右心衰竭的临床表现为主。

2. 护理措施

（1）休息与体位：协助患者卧床休息，如高枕卧位或半卧位。心功能Ⅰ级，患者应适当休息，保证睡眠，注意劳逸结合。心功能Ⅱ级，应增加休息，但能起床活动。心功能Ⅲ级，限制活动，增加卧床休息时间。心功能Ⅳ级，绝对卧床休息。

（2）饮食调节：饮食以低热量、低盐、清淡易消化食品为主，控制摄入量。心功能Ⅱ级每天食盐量<5g，心功能Ⅲ级<2.5g，心功能Ⅳ级<1g或忌盐。

（3）吸氧：按医嘱给予持续或间断吸氧，严重者采用面罩呼吸机持续加压给氧。

（4）病情观察：每30~60分钟测量生命体征1次，病情危重者应连续监测。使用血管扩张剂时需每15~30分钟测血压1次，必要时行漂浮导管进行血流动力学变化监测。输液过程中应根据患者的血压、心率、呼吸情况，严格控制补液滴速，一般每分钟20~30滴，有条件时采用微量输液泵来控制滴速。一旦出现急性肺水肿征兆，应立即做好抢救配合工作。观察并记录24小时出入量，并定期做尿比重测定。

（5）心理护理：保持情绪稳定，树立战胜疾病的信心，对精神过度紧张、焦虑者应予心理疏导，做好心理护理。

3. 健康指导

（1）疾病知识指导：避免各种诱因，如呼吸道感染、过度劳累、情绪激动、输液过多、过快等。

（2）饮食指导：宜低盐、清淡、易消化饮食。每餐不宜过饱，多食蔬菜、水果。避免进食腌制、富含咖啡因的食品。

（3）改善生活方式：心衰的患者应注意劳逸结合、生活规律。适当进行散步、打太极拳、练气功等以提高心脏储备功能。

（4）用药指导：严格遵医嘱按时、按量服用药物，服用洋地黄者如出现恶心、呕吐、食欲不振、头晕、头痛、倦怠、神志改变和黄绿视等毒性反应时，须及时告诉医护人员给予处理。用血管扩张剂者，改变体位时动作不宜过快，以防发生体位性低血压。

（5）出院指导：当出现疲倦、乏力、水肿、上腹饱胀或恶心、呕吐，夜间平卧时，发现咳嗽、呼吸困难等情况，应及时就医。

（八）外周动脉疾病患者的护理

外周动脉疾病一般是指由于动脉粥样硬化致下肢或上肢动脉血供受阻，从而产生肢体缺血症状与体征。多数在60岁后发病，男性明显多于女性。老年人外周动脉疾病中最常见的是下肢闭塞性动脉硬化，多发生于高龄老人、糖尿病、高血压、高脂血症、高半胱氨酸血症、吸烟者等。症状可逐渐出现，也可由于动脉栓塞而突然发生。

1. 临床表现　主要症状是间歇性跛行，常在肢体运动后引发局部疼痛、紧束、麻木或无力，停止运动后缓解为其特点。如发生夜间或静息时疼痛，则提示有严重供血不足。检查可发现足背或胫后动脉搏动减弱或消失，出现皮肤色素沉着、皮肤脱屑、瘙痒，严重时皮下组织产生硬结，趾甲生长缓慢或下肢毛发减少、水肿，患侧腿部皮温低于健侧，严重时出现溃疡和坏疽。

2. 护理措施

（1）监测病情：每日3次测量血压、脉搏，监测血压有无下降、脉搏有无减弱或消失、肢体麻木、疼痛等。

（2）对症护理：肢体疼痛给予相应处理如按摩、制动等，遵医嘱给予止痛剂。向其说明激素、抗凝药物和免疫抑制剂的作用及不良反应等。

（3）心理治疗：通过心理疏导、放松疗法、听音乐、催眠暗示等心理治疗缓解焦虑。指导患者加强自我修养，保持乐观情绪，消除紧张心理，保持心理平衡与机体内环境的稳定，达到预防和治疗疾病目的。

3. 健康指导

（1）运动指导：鼓励老年人多饮水，逐渐增加活动量，坚持步行，以促进侧支循环的建立。注意观察有无运动过量的表现，如在运动中或运动后出现走路不稳、面色苍白、心绞痛、心律失常等应停止运动或减少运动量。保持肢端温暖，促进血液循环、防止静脉血栓。

（2）饮食指导：控制热量摄入，控制体重，定时定量，少量多餐，进清淡易消化食物。

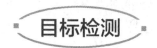

答案解析

一、选择题

（一）A1 型题

1. 在衰老的进程中，老年人心血管系统发生的常见生理变化不包括

　　A. 心肌收缩力下降　　　　　　　　　　B. 各器官血液灌注量减少

　　C. 收缩压和舒张压均升高　　　　　　　D. 动脉管壁僵硬、增厚

　　E. 冠状动脉口径变小

2. 左心衰竭最早出现的典型症状是

　　A. 胃肠道症状　　　　　B. 心悸、乏力　　　　　C. 下肢浮肿

　　D. 呼吸困难　　　　　　E. 咳嗽、咳痰

3. 对心肌梗死急性期患者的护理措施，下列哪项不妥

　　A. 绝对卧床休息　　　　B. 给予高流量吸氧　　　C. 持续心电监护

　　D. 保持大便通畅　　　　E. 少食多餐，不宜过饱

4. 洋地黄类药物中毒所致心律失常中，最常见的是

　　A. 室上性心动过速　　　B. 室颤　　　　　　　　C. 室性早搏

　　D. 窦性心动过速　　　　E. 窦性心动过缓

（二）A2 型题

5. 患者，女，62 岁。既往有心绞痛发作史。3 小时前因体育锻炼后出现心前区剧烈疼痛，含服硝酸甘油无效，急诊入院。患者入院后应先做下列哪项检查

　　A. 心脏 X 线检查　　　　B. 心电图　　　　　　　C. 心肌酶学检查

　　D. 超声心动图　　　　　E. 血压

6. 患者，男，66 岁，近 1 个月发现过度劳累时心前区疼痛，经心电图检查确诊为心绞痛。患者吸烟，血脂增高，过量进食，喜饮浓茶。责任护士向患者进行健康教育，下列哪项不妥

　　A. 低脂、低盐，饮食，不宜过饱

　　B. 保持情绪稳定，不可过度劳累

　　C. 戒烟、限酒，不饮浓茶

　　D. 按医嘱服药，定期复查

　　E. 心绞痛疼痛持续 1 小时以上，是正常情况

7. 患者，男，65岁，突感胸骨后压榨性疼痛，伴出汗、恶心，含服硝酸甘油休息后仍不能缓解。该患者最可能的诊断是

    A. 高血压性心脏病   B. 心绞痛   C. 心肌炎

    D. 急性心肌梗死   E. 充血性心力衰竭

8. 患者，男，70岁。高血压病史20余年。护士对其进行健康教育，指导其每天食盐摄入量不宜超过

    A. 2g   B. 3g   C. 4g   D. 5g   E. 6g

9. 患者，男，60岁，高血压心脏病并发心力衰竭，医嘱应用噻嗪类药物治疗，护士病情观察时应警惕下列哪项不良反应

    A. 心率过快   B. 低钾血症   C. 低血糖

    D. 心律失常   E. 高钠血症

（三）A3 型题

（10~12 题共用题干）

患者，男，52岁。因"胸骨后压榨性疼痛半日"急诊入院。心电图：急性广泛前壁心肌梗死。

10. 升高最早也是恢复最早的心肌损伤标记物是

    A. 天门冬氨酸转移酶   B. 乳酸脱氢酶   C. 肌酸磷酸激酶

    D. 碱性磷酸酶   E. 谷氨酸氨基转移酶

11. 为减轻患者疼痛，首选的药物是

    A. 安定   B. 阿司匹林   C. 吗啡

    D. 硝酸甘油   E. 心痛定

12. 最有可能导致患者24小时内死亡的原因是

    A. 右心衰竭   B. 心源性休克   C. 室颤

    D. 心脏破裂   E. 感染

二、综合问答题

1. 老年期高血压主要临床特点有哪些？

2. 下肢闭塞性动脉硬化主要的临床表现有哪些？

三、实例解析题

    患者，男，73岁，确诊高血压21年。定期服用洛汀新降压，血压波动在 120~140/85~95mmHg。1 天前出现起立后双眼黑矇、乏力、耳鸣，平卧数分钟后，症状缓解。患者平时经常因失眠服用安定等镇静药。

    问题：1. 该患者可能发生了药物的何种不良反应？

            2. 预防该患者药物不良反应的措施有哪些？

书网融合……

重点回顾

微课

习题

项目四　老年期泌尿生殖系统的变化及护理

<table>
<tr>
<td rowspan="2">学习目标</td>
<td>

知识目标：

1. 掌握　老年期泌尿生殖系统常见疾病的护理措施。

2. 熟悉　老年期泌尿生殖系统常见疾病的临床表现。

3. 了解　了解老年期泌尿生殖系统结构和功能的变化。

技能目标：

能正确实施老年期泌尿生殖系统常见疾病患者的健康指导。

素质目标：

具备严谨求实的科学态度和救死扶伤的人道主义精神，具备良好的团队协作精神，养成关爱老年人、热爱老年护理的良好职业道德风尚。

</td>
</tr>
</table>

📖 导学情景

情景描述： 王某，男，70 岁，离休干部。2 年前出现尿频、尿急，夜间明显，并进行性加重，表现为排尿迟缓。近 1 个月来，精神差，尿线细而无力，尿流断续，排尿不尽，提重物时，出现尿液外溢。2 日前，因身体不适入院检查。入院查体：T 38.5℃，P 80 次/分，R 20 次/分，BP 120/80mmHg，神志清楚，心肺听诊未闻及异常，双肾区无压痛、叩痛。直肠指检查：前列腺如核桃大小，中央沟消失，表面光滑，质软无触痛。残余尿测定为 65ml。尿常规检查：白细胞数 8～10 个/HP。临床诊断：前列腺增生、尿路感染。

情景分析： 前列腺增生是老年男性泌尿生殖系统常见疾病之一。在有诱发因素的作用下，可出现急性发作表现。表现尿频、尿急、尿痛，夜间明显，并进行性加重。

讨论：（1）该患者可能并发何种情况？

（2）主要的护理问题有哪些？

（3）如何做好老人的心理护理？

学前导语： 随着增龄，老年人泌尿生殖系统的结构发生退行性变，功能也日渐减退，泌尿生殖系统疾病多发。学习老年人泌尿生殖系统的变化及常见疾病的临床特点，正确实施护理，对实现健康老龄化具有重要意义。

随着年龄的增长，老年人泌尿生殖系统的结构和功能逐渐退化，导致排尿型态紊乱、尿路感染等一系列健康问题和疾病的发生。由于老年人常把泌尿生殖系统疾病当作正常老化现象或与不健康的性行为相混淆，不愿接受泌尿生殖系统的检查，所以患病时不能及时诊治，潜在地威胁着老年人的健康。因此，护理人员要熟悉老年人泌尿系统的老化改变，满足其生理需要，并及时运用护理新技术，减轻老人的痛苦，预防并发症的发生。

一、老年期泌尿生殖系统结构和功能的变化

（一）老年期泌尿系统结构和功能的变化

1. 肾脏的老化　肾脏的老化主要表现为结构的改变和功能的减退。

（1）结构的改变：老年人肾脏逐渐萎缩，重量也逐渐减轻。青年时期单个肾脏重 250～270g，到 80 岁时减轻至 180～200g。其结构改变主要有以下 3 方面。①肾血管改变。肾动脉发生粥样硬化，肾小动脉弯曲、缩短、管壁内膜增厚，导致肾血流量减少。②肾小球逐渐纤维化，出现肾小球玻璃样变和基底膜增厚，毛细血管塌陷，肾小球容量减少。80 岁时硬化的肾小球高达 30% 左右，肾血流量仅为青壮年人的 53%，严重者肾小球全部被透明样物质取代而导致肾单位萎缩退化。③肾的近曲小管出现脂肪变性，基底膜增厚，严重时会出现肾小管完全堵塞，部分萎缩或扩张；远曲小管出现憩室，其大小数量随年龄的增长而增多，憩室内含有微生物和上皮碎片，这种憩室可能扩大形成老年人常见的肾囊肿。

（2）功能的减退：由于肾脏的结构发生了退行性改变，导致其生理功能出现相应性减退，主要表现在 3 个方面：①肾小球滤过率（GFR）下降。40 岁时肾小球滤过率大约为 120ml/min，而到 85 岁时肾小球滤过率大约只有 60ml/min。②肾小管浓缩功能减退。尿液的浓缩功能减退，昼夜排尿规律紊乱，夜尿增多，尿渗透压随年龄的增长而下降。③水、电解质及酸碱平衡调节能力降低。老年人对钠代谢的调节能力受损，当机体缺钠时，保钠能力下降，而在钠负荷增加时，易导致水钠潴留；当酸负荷增大时，动用碱贮备及改变尿 pH 的代偿能力慢且费时，碱负荷增大时情况相似，因此易发生酸碱失衡、酸碱中毒和急性肾功能衰竭等。

2. 膀胱的老化　老年人膀胱肌肉萎缩，肌层变薄，纤维组织增生，使膀胱肌收缩无力，容量减少，50 岁后膀胱容量要比 20 岁时减少 40% 左右，因此易产生尿外溢、尿频、残余尿增多、夜尿量增多等。老年人充满尿液的膀胱常频繁发生微弱的自主性收缩，是尿失禁的主要原因。老年女性盆底肌肉松弛，膀胱出口处漏斗样膨出，易发生尿失禁。此外，由于膀胱肌肉的收缩力减弱，膀胱内尿液不易排空、膀胱残余尿量增多等原因，可致老年人产生排尿困难。

3. 尿道的老化　60 岁以上的老年人尿道易发生纤维化、括约肌萎缩，使尿流流速减慢，发生排尿无力、不畅，引起残余尿增多和尿失禁等。老年男性则因性激素的分泌减少使前列腺中的结缔组织增生，引起前列腺肥大，压迫尿道，产生尿路梗阻。老年女性尿道腺体分泌黏液减少，尿道抗菌能力较弱，使尿道感染发生率明显增加。

4. 输尿管的老化　老年人输尿管肌层变薄，支配肌肉活动的神经细胞减少，输尿管张力减弱，尿液进入膀胱流速减慢，易产生反流而引起逆行感染。

（二）老年期生殖系统的结构和功能的变化

1. 男性生殖系统结构和功能的变化

（1）前列腺的老化：通常在 40～60 岁时前列腺外区出现退行性变化。60 岁后前列腺腺管分泌活性下降，此时最明显的变化是逐步出现前列腺结节，且随年龄的增长数量逐渐增多、体积加大，且从尿道周围向中叶扩展，导致前列腺体积增大，压迫尿道。随着年龄增长，前列腺结石也增多，易产生尿路梗阻。

（2）睾丸的老化：睾丸从 30 岁以后开始缩小，70 岁时约为青春期的一半。随着年龄的增加，精子形成能力逐渐降低，生精上皮细胞明显退化，细精管内腔闭塞，成熟精子细胞减少。50～60 岁以后，体内产生睾酮的量亦减少。

（3）阴囊的老化：阴囊松弛，阴毛变稀疏，阴囊平滑肌的反射性舒缩能力下降，使精子发育障碍。

（4）阴茎的老化：阴茎皮肤松弛，勃起所需时间延长，坚硬度降低，有时发生阳萎。

（5）性功能的下降：从 50 岁后，男性性兴奋逐渐减退，性欲反应灵敏度降低。但老年人的性欲与性功能个体差异很大，60 岁以上的男性保持正常性功能者占 90%。

2. 女性生殖系统机构和功能的变化

（1）子宫的老化：宫体缩小，宫体与宫颈比例由育龄期的4∶1变为2∶1，重量减轻。子宫内膜萎缩变薄，腺体稀少。子宫颈逐渐缩小变短，质地坚硬，内膜腺体黏液分泌减少，宫颈口狭窄。支持子宫的韧带松弛，容易使子宫、阴道壁伴同直肠及膀胱下垂脱出。

（2）卵巢的老化：卵巢的重量从成熟期的9~10g降至60~70岁时的4g。卵巢性激素的周期性变化减退、激素水平低下，绝经后期分泌功能几乎消失。血液中雌激素水平降低使蛋白合成减少，骨吸收增加，骨基质减少，易导致骨质疏松及更年期综合征。雌激素水平降低还可引起萎缩性膀胱炎和多种尿道疾患，晚期出现外阴萎缩、瘙痒、干燥、疼痛，尿道缩短，黏膜变薄，有尿频、尿急、尿失禁等症状。

（3）输卵管的老化：输卵管黏膜萎缩，管腔变狭或闭锁，受精机会减少。

（4）外生殖器的老化：外阴萎缩，敏感性降低。阴道萎缩、干燥，阴道pH由酸性转为碱性，导致局部抵抗力下降，易产生萎缩性阴道炎。

（5）性功能下降：老年女性性功能下降或障碍，其发生受多种因素影响。①体内雌激素水平下降，性器官萎缩。②机体逐渐衰老、身体虚弱、丧偶、夫妻分居两地或患有妇科疾病、乳房及子宫切除等因素有关。③性兴奋阶段大多延迟，阴道在性激起期润滑能力下降。

二、老年期泌尿生殖系统常见疾病患者的护理

（一）护理评估

1. 健康史

（1）现病史：询问老年人排尿的性状如尿量、颜色、透明度和气味，有无尿失禁或尿后膀胱不能完全排空的现象，排尿是否通畅及排尿障碍的程度等。老人每日饮水量，喜好的食物，是否嗜好浓茶、咖啡等，是否经常服药、服药的剂量、种类及服药后的反应等，从而了解饮食和药物对肾功能的影响。观察老年人面部表情是否自然、有无窘迫，全身有无浮肿，是否呈贫血貌，皮肤有无红肿、炎症、淤血、溃疡、压疮等，外生殖器有无炎症和水肿、阴囊是否对称、外阴部触诊有无病变和肿块等。

（2）既往史：询问老年人既往的健康状况，有无高血压、糖尿病、痛风、先天性泌尿系疾病、尿路结石、心血管疾病等病史。老年女性则要询问其妊娠生育史、停经情况、有无妇科病史和性病史、末次妇科检查的时间和阴道分泌物涂片检查时间等。询问老人家族中有无泌尿生殖系统肿瘤的病史等。

2. 身体评估

（1）全身情况：观察体温、脉搏、呼吸及血压的变化，为疾病的诊断和治疗提供动态信息。

（2）肾区触诊：正常情况下很难触到肾脏，瘦弱者偶可触及右肾下极，右肾下垂或肾脏肿大时容易触到，如能触及则应注意观察肾脏的大小、形态、质地及移动感、有无肾区叩击痛等，为诊断提供依据。检查方法是将左手掌放于患者背部肾区，右手握拳轻叩，有叩击痛时表示该侧肾脏或肾周围组织有炎症现象，或提示尿路结石引发肾绞痛发作。

（3）输尿管区触诊：按压输尿管点，如有压痛则提示输尿管有炎症或结石。

（4）膀胱区叩诊：若膀胱内有150ml尿液时可叩出膀胱边界。尿潴留时，膀胱上界可升至或超出脐水平，此时可看出膀胱的轮廓，且可触及波动的球形物，压之有胀痛的感觉。

（5）前列腺触诊：行肛门指诊检查，注意前列腺的大小、质地、表面有无结节、移动度等。

（6）外阴及阴道检查：注意外阴有无充血、糜烂、肿胀等，老年人一般可见上皮萎缩、平滑、变薄，皱襞消失。有炎症时阴道黏膜充血并常伴有出血点，严重者可见浅表小溃疡，阴道分泌物呈脓性或血性。

3. 心理社会评估

老年人由于害羞、年老、行动不便等不愿接受泌尿生殖系统的检查，往往延误疾病的早期发现和治疗，容易产生焦虑、恐惧、社交障碍及睡眠形态紊乱等问题。泌尿生殖系统的肿瘤也给老年人及家庭造成很大的心理和经济压力，严重影响了其身心健康。

4. 辅助检查

（1）尿培养：取清洁中段尿或行导尿术留取尿标本，查找致病菌。

（2）膀胱镜检查：可观察病变的大小、位置、数目、形态等，并可进行活组织检查。

（3）残余尿测定：老年人前列腺增生或尿路结石都会引起尿路梗阻，使膀胱内残余尿增加，严重时会影响肾脏功能。

（4）放射学检查：对老年人的肾脏、输尿管和膀胱进行 X 线检查，以了解其位置、形状、大小，检查是否变形、有无软组织肿块及结石的存在。对肾盂进行静脉造影，了解肾脏、输尿管和膀胱的存在及其位置、形状、大小，检查有无肾结石等。排尿后造影，以了解膀胱的排空功能。

（5）子宫内膜涂片：采集子宫内膜细胞和分泌物，以了解子宫内膜状况。

（6）子宫颈涂片：从子宫颈口获取分泌物，检查子宫和宫颈内壁脱落细胞，以筛查子宫颈癌。

❤ **护爱生命**

爱护老年女性

由于年龄的增长和雌激素的缺乏，泌尿生殖道疾病在绝经后妇女中很普遍，尤以反复尿路感染、尿失禁、阴道干涩及性交痛最为明显，严重影响老年妇女生活质量。其主要生理改变为生殖道和泌尿道黏膜萎缩所致。近年来研究表明，性激素补充治疗可以有效地减轻妇女泌尿生殖道症状，治疗效果与雌激素类型、用药剂量及给药途径均有关。对于绝经后以泌尿生殖道症状为主的患者，强调经阴道给药优于全身给药。因此，应加强对该人群的研究，减轻其痛苦，做到以人为本，不断探索创新。

（二）一般护理

1. 休息和活动　鼓励老年人在充分休息的基础上，选择适合自己的方式增加运动量，提高机体抵抗力，养成良好的生活习惯，采取多种措施预防感染及并发症的发生。

2. 饮食护理

（1）补充水分：鼓励老年人多饮水，每日饮水量在 2000～3000ml，以达到冲洗尿道的目的。可饮用磁化水，避免饮用高硬度水。尿频、尿急时应注意卧床休息。

（2）合理调整饮食：宜选择低糖、低脂、低胆固醇饮食，病情许可时适当增加蛋白质如瘦肉、鱼类、蔬菜类、植物油、豆制品等，适当控制饮食。

3. 用药指导　采用抗生素治疗时，应严格遵照医嘱按疗程用药，切勿在症状缓解后自行停药，以保证疗效、防止复发。老年女性可在医生指导下应用雌激素补充疗法。实施化疗、放疗时给予对症护理。

4. 心理护理　安慰和劝导患病老年人，保持乐观情绪，缓解焦虑和紧张，给予心理支持。

5. 健康指导

（1）卫生宣教：向老年人宣传常见泌尿生殖系统疾病发生、发展的原因及预防的方法，帮助老人树立防病治病的信心。鼓励老年人保持乐观的情绪、良好的心态，保持健康的生活方式。

（2）预防尿路感染：应注意保暖，增加饮水量，通过排尿起到清洁尿道的作用。每晚睡前用温水清洗外阴，勤换内裤。如出现尿频、尿急、尿痛等症状，应及时到医院就医，不要擅自用药。

（3）调节饮食：对尿路结石患者，要适当限制牛奶、乳制品、豆类、豆制品、菠菜、香菇、动物内脏、浓茶等的摄入；膀胱肿瘤患者给高蛋白、高热量、易消化、富含维生素饮食；化疗或放疗术后患者给予清淡、易消化、富有营养的饮食。

（4）预防急性尿潴留：对前列腺增生引起的排尿困难，短时间内要限制饮水量，避免受凉和过度疲劳，以免引起急性尿潴留。避免服用镇静剂、抗抑郁剂、利尿药、饮酒等，以避免诱发本病。

（5）加强锻炼：盆底肌肉锻炼收缩肛门，每次 10 秒，放松间歇 10 秒，连续 15～30 分钟，每日数次，坚持 4～6 周可明显改善尿失禁。指导患者用食指、中指插入阴道，或用拇指插入肛门，体验盆底肌收缩的紧缩程度和力量。

（三）老年性阴道炎患者的护理

老年性阴道炎也称老年性萎缩性阴道炎，国内报道绝经后妇女发生率为 30% 左右，占阴道炎总发病率的 5%。其发生主要是由于卵巢功能衰退，造成内源性雌激素缺乏，从而导致下生殖道萎缩、阴道上皮细胞糖原减少、病原体易于侵入所致。

1. 临床表现　阴道分泌物增多，质稀薄，呈淡黄色，感染严重者呈血性或脓性分泌物，有臭味。阴道黏膜有表浅溃疡时，白带可呈血性或有点状出血。外阴及阴道常有瘙痒、灼痛感、有性交痛或有盆腔坠胀感。如果病变波及泌尿系统还可出现尿频、尿急、尿痛等尿道刺激症状，甚至尿失禁。

2. 护理措施

（1）饮食调整：饮食宜清淡、富含维生素，临睡前勿饮浓茶，症状严重者睡前可服镇静剂。

（2）个人卫生：保持外阴清洁、干燥、避免搔抓，防止外阴皮肤破损，减少感染。勤换内裤，以舒适为宜。沐浴以淋浴为宜。公共场所尽可能使用蹲式便盆。

（3）阴道内用药：上药前先洗净双手，一手分开大小阴唇，另一示指将药片向阴道后壁推进，至示指完全伸入为度。最好在临睡前上药，抬高臀部，避免药物脱落，以保证疗效。

3. 健康指导

加强卫生宣教，提高自我保健意识。老年妇女要重视妇科病检查，不能有悲观或害羞情绪。

（四）尿路感染患者的护理 🅔微课

尿路感染在老年人中非常常见，是仅次于呼吸道感染的第 2 种常见感染性疾病。局部抵抗力下降，不良的卫生习惯，液体摄入不足或丢失过多引起尿量减少，老年人多发病如动脉硬化、糖尿病等，都易引起尿路感染。

老年女性多为感染大肠杆菌、男性感染变形杆菌所致。尿路感染临床上分为急性和慢性，急性症状典型；慢性常反复发作、迁延不愈，病程达半年以上，是诱发老年人慢性肾衰的重要原因之一。

1. 临床表现

（1）尿路刺激症状：表现为尿路烧灼感、尿急、尿频、尿痛等，严重者出现尿潴留、尿失禁等症状，但也有部分老年人症状并不明显。

（2）全身症状：最常见的症状是低热、乏力、精神不振、贫血、腰背酸痛、体重减轻，易并发败血症和败血症型休克。由于许多老人基础体温低于 37℃，因而无发热或有低热。慢性肾盂肾炎患者的症状往往不明显。

（3）尿检：尿检时可见大量白细胞、脓细胞、细菌，偶有血尿。

2. 护理措施

（1）卧床休息：尿路刺激症状明显者，应多卧床休息。体温在 38.5℃ 以上者，可采取物理降温或遵医嘱药物降温。尿路刺激症状明显者，可遵医嘱服用碳酸氢钠以碱化尿液。

（2）饮食及水分补充：提供高热量、高维生素和易消化的食物。鼓励患者多饮水，必要时静脉输液以保证摄入量，使患者多排尿达到冲洗尿路的目的。

（3）用药护理：用药前，先取中段尿做细菌培养及药物敏感试验，最好留取晨起后第一次尿。护理人员要做好用药解释工作，让老年人了解用药目的，自觉地按医嘱坚持用药。用药后，注意观察药物毒副作用，发现问题及时向医生报告。

（4）心理护理：老年人对此病大多不重视，且不按医嘱要求治疗，也有的过度紧张而导致精神压力增大。护理人员对老人要关怀体贴，根据不同情况向患者做好解释工作，消除其影响治疗的心理因素，使之积极配合治疗。

练一练8-4

护士告诉尿路感染患者多饮水，其原因是因为多饮水可以

A. 促进冲洗尿路，排出细菌
B. 缓和口渴
C. 加速尿道分泌物排出
D. 降低出血性膀胱炎的发生率
E. 缓解心理压力

答案解析

3. 健康指导　向患者和家属做好疾病常识的卫生宣教。

（1）对急性尿路感染患者，应坚持治疗。在症状消失、尿检阴性后，仍要服药3~5天，并继续每周做尿常规检查，连续2~3周。

（2）慢性尿路感染急性发作者，除按急性期治疗护理外，对反复发作者还应积极治疗糖尿病、慢性肝肾疾病等原发病，以提高机体抵抗力。

（3）对女婴、孕妇、经期妇女，应向患者及家属说明做好会阴部清洁护理的重要性，嘱其注意饮食营养，生活有规律，增强体质，以提高治疗效果。

（五）子宫内膜癌患者的护理

2/3的子宫内膜癌的病例发生在绝经后50岁以上的妇女中，是最常见的生殖道恶性肿瘤。随着妇女寿命的延长，近年来，我国子宫内膜癌的发病率有上升趋势。

1. 临床表现

（1）阴道流血、排液：不规则阴道流血为最主要的症状，也是较早出现的症状。绝经后患者表现为持续性或间歇性流血。尚未绝经者表现为月经周期紊乱，经量增多，经期延长，或经间期出血。另有部分患者可出现阴道异常排液，初期为浆液性，以后可呈血性，若合并感染和坏死，则呈脓血性伴有恶臭。

（2）疼痛：一般不引起疼痛。但到了晚期，癌灶浸润周围组织或压迫神经时，可引起下腹及腰骶部疼痛，并向下肢及足部放射。

（3）其他：晚期患者可出现贫血、消瘦等恶病质表现。

2. 护理措施

（1）心理护理：因担心疾病的预后及手术、放疗、化疗带来身体的种种不适，患者易出现紧张、焦虑、恐惧等消极情绪。护理人员应告知患者，子宫内膜癌的病程发展缓慢，但临床治疗效果较好，鼓励患者说出内心感受，增强其治病信心。

（2）环境要求：为患者提供安静、舒适的睡眠环境，夜间减少不必要的治疗，必要时按医嘱使用镇静剂，保证患者得到充分的休息。

（3）饮食护理：子宫内膜癌患者由于手术的消耗以及放、化疗的反应，机体抵抗力明显下降，因此要保证充足的营养供给。宜选用高热量、高蛋白、高维生素富营养的饮食，注意食物的色、香、味，

鼓励患者少量多餐。

（4）病情观察：需手术治疗者，严格执行腹部及阴道手术患者的围手术期护理。密切观察并记录患者的生命体征、术后伤口及阴道出血、阴道残端缝合线吸收情况等。

（5）用药护理：①告知患者采用放、化疗后可能出现的副作用，如恶心、呕吐，头发脱落、骨髓抑制等，但停药后症状会逐步减轻和好转。②子宫内膜癌属激素依赖性疾病，必须按医嘱正确服药，不可随意加大剂量或停药。常用各种人工合成的孕激素制剂，如醋酸甲孕酮、乙酸孕酮等。孕激素治疗的作用机制可能是直接作用于癌细胞，延缓 DNA 复制和 RNA 转录过程，从而抑制癌细胞的生长。通常用药剂量大，至少 8～12 周才能评价疗效。因此，要告知患者必须耐心配合治疗。其不良反应有头晕、恶心、呕吐、不规则阴道出血、轻度的白细胞、血小板计数下降等骨髓抑制表现。

3. 健康指导

（1）指导老年女性每年进行妇科检查，做到早发现、早诊断、早治疗。

（2）加强防癌知识的宣传，督促围绝经期、月经紊乱及绝经后出现不规则阴道流血者，一定要行诊断性刮宫或宫腔镜检查。取活组织送病理检验，以排除子宫内膜癌的可能。

（3）指导患者完成治疗后，应定时随访。术后 2 年内每 3～6 个月 1 次，术后 3～5 年每 6～12 个月 1 次。严格按医嘱用药，掌握激素的用药指征，加强用药期间不良反应的监测。

（4）子宫根治术及放射治疗后，阴道分泌物减少。指导患者性生活时，局部使用润滑剂可改善性交痛。

（六）前列腺增生症患者的护理

前列腺增生症是老年男性常见病，是前列腺细胞良性增多所致。发病率与年龄呈正相关，60 岁以上发病率超过 50%，70～80 岁为 57.1%，80 岁以上几乎达到 90%，且随着生活水平的提高还有继续上升的趋势。前列腺增生不仅使老年人排尿痛苦，还使其精神压力增大，影响老年人的生活质量。

1. 临床表现

（1）尿频：是前列腺增生症患者最早出现的症状，尤以夜尿增多为明显，但往往认为是自然现象而被忽略。早期是由于前列腺充血刺激而引起，当梗阻加重、膀胱残余尿量增多时，尿频也逐渐加重。

（2）进行性排尿困难：是前列腺增生最重要的症状。轻度梗阻时，排尿迟缓，尿后滴沥；梗阻加重时，排尿费力，射程缩短，尿线变细、无力，最终呈滴沥状。

（3）尿潴留：梗阻加重达到一定程度，排尿时不能排净膀胱内的全部尿液，残余尿量增多，且梗阻程度与残余尿量成正比。残余尿量过多，导致膀胱逐渐失去收缩能力，易引发尿潴留。但随着梗阻的逐渐加重，膀胱内残余尿量不断增加、膀胱内压力升高，又会引起充盈性尿失禁。如老年人有便秘、饮酒、寒冷、劳累等情况则可诱发急性尿潴留。

（4）其他症状：部分患者会出现膀胱结石、血尿，合并感染时则出现尿频、尿急、尿痛等膀胱刺激症状。晚期发生肾功能不全、肾积水等现象。长期排尿困难导致腹压增高，又可引发腹股沟疝等。

❓ 想一想8-4

老年男性患者为什么容易出现前列腺增生？

答案解析

2. 护理措施

应嘱老年人观察排尿情况，注意有无尿路梗阻症状或尿道刺激症状及其程度。鼓励老人规律、适量饮食，维持适当活动，睡眠充足，劳逸结合。及时排尿，不要憋尿，避免膀胱过度充盈导致尿潴留。

为排尿困难的老年人安排适当的体位和安静、隐蔽的排尿环境，使其轻松自然排尿。保持大便通畅，定时排便。避免会阴部受凉，保持局部清洁。必要时遵医嘱用药，缓解症状。当前列腺良性增生导致严重尿潴留、反复血尿、泌尿系统反复感染、膀胱结石及继发双肾积水等并发症时，建议外科手术治疗。

（1）手术前的准备和护理：①心理护理。向患者介绍切除前列腺的方法、术后配合的事项、如何保持正确的体位、术后冲洗的意义等，使患者保持稳定和良好的心理状态，主动配合治疗。②手术前1天和术晨的护理。根据手术需要，进行术前准备。术前12小时禁水禁食，术前晚进行清洁灌肠。对入睡困难者，可根据情况适当给镇静催眠药。术晨，备麻醉床单位，病床应柔软舒适，可加用海绵垫，并做好常规消毒。备齐用物，按需要备足无菌生理盐水、一次性尿袋、多功能心电监护仪等。

（2）手术后护理：①密切观察病情变化。应严密观察患者的意识状态及生命体征，准确记录24小时出入量，同时注意观察患者的生命体征、面色、意识、皮肤温度等情况。如发现异常，应立即报告医生处理。②保持冲洗管道通畅。患者手术后回到病房，要立即检查冲洗管道引流是否通畅，如引流不通畅应及时施行高压冲洗抽吸血块，然后用生理盐水持续膀胱冲洗3~7天（经尿道电切者3~5天），以免造成膀胱充盈或痉挛而加重出血。操作中应注意保持无菌，每天更换冲洗管和引流袋，并准确记录冲洗量和排出量。③气囊管的压迫固定。气囊管的压迫固定很重要。若固定不好，气囊移位不能压迫膀胱颈口，达不到压迫止血的目的，易导致术后大出血而危及患者的生命。④加强基础护理。前列腺手术后，患者因绝对卧床休息和气囊的牵拉固定，需长时间保持仰卧位而易发生压疮。因此，要加强皮肤护理，预防压疮的发生。⑤饮食护理。若术后6小时无恶心、呕吐症状，可进流质饮食，鼓励患者多饮水。1~2天后若无腹胀，即可恢复正常饮食。⑥预防感染。患者因留置导尿，加上手术导致机体免疫力低下，易发生尿路感染。所以，应适当应用抗生素，并每日用消毒棉球擦拭尿道外口两次，以防感染。

3. 健康指导

（1）培养良好的饮食习惯，均衡饮食。宜选择高纤维和植物性蛋白，多吃新鲜蔬菜、水果、粗粮、大豆、蜂蜜等，忌辛辣刺激性食物，禁烟酒，少饮咖啡、浓茶。

（2）前列腺增生患者应尽量从事轻体力劳动，注意休息，可散步、打太极拳等，防过度劳累引起尿潴留。

（3）性生活要适度，防止前列腺过度充血。

（4）手术后3个月内不骑自行车，不走远路，不提重物，不用力排便，不同房，不长期坐硬椅子。

（5）不留尿、不憋尿，常做提肛运动锻炼膀胱括约肌的功能，减少术后尿失禁的发生。

（七）老年期膀胱肿瘤的护理

膀胱肿瘤的发病率随年龄的增长而增加，60~69岁老年人发病率最高。其中，膀胱癌是我国泌尿外科最常见的肿瘤，也是老年人常见的泌尿系统恶性肿瘤之一，其死亡率占泌尿外科肿瘤的首位。

1. 临床表现

（1）无痛性血尿：间歇性、无痛性血尿是膀胱癌最早出现的症状。大多表现为全程肉眼血尿且进行性加重，少数为镜下血尿。

（2）膀胱刺激症状：是膀胱鳞状细胞癌的常见症状，表现为尿急、尿频、尿痛等。

（3）尿常规检查：可见白色碎片、腐肉。

👁 看一看

膀胱过度活动症

膀胱过度活动症（OAB）是一种以尿急症状为特征的症候群，常伴有尿频和夜尿症状，可伴或不伴有急迫性尿失禁，严重影响患者的日常生活和社会活动，降低生活质量，已成为困扰人们社会生活的一大疾病。近年来，随着我国进入老龄化社会以及糖尿病与神经系统损害性疾病的增长，膀胱过度活动症的发生率也逐年上升。

2. 护理措施

（1）手术前护理：①心理护理。对全膀胱切除尿路改道和重建的患者，应说明手术的必要性，改道后不会影响正常生活和工作，帮助患者坚定治疗信心。②饮食护理。适当控制蛋白质食物，避免加重肾脏负担。多进食新鲜蔬菜、水果，以补充足够的维生素和微量元素，必要时静脉营养支持。③肠道准备。尿路改道手术前3天肠道准备，改流质饮食并口服甲硝唑片以抑制肠道细菌。术前一天晚口服50%的硫酸镁导泻或给予肥皂水灌肠。④备皮。由于手术范围大，应做下腹部及会阴部皮肤准备。

（2）手术后护理：①密切观察生命体征。患者清醒后可取半卧位，观察生命体征是否平稳，预防和早期发现出血和休克。②保持引流通畅。引流管应保持通畅，并妥善固定，防止移位和脱出。引流袋不能高于患者插管口的平面，防止发生逆行感染，并每日更换。观察并记录引流液的颜色、性质和24小时出入量，以测定肾功能。③观察病情。观察膀胱造瘘口组织的颜色，防止发生坏死。敷料如有渗血、渗液，应及时更换或加盖无菌纱垫。造瘘口周围皮肤应涂氧化锌软膏，防止发生湿疹、糜烂等。术后10天可拔除尿管，防止逆行感染。④造瘘口护理。指导患者选择适合尺寸的尿袋，严防尿液外漏。用无刺激性肥皂或清水清洗造瘘口皮肤，保持造瘘口周围皮肤干燥。局部用隔离霜保护，防止皮肤破裂。⑤术后饮食。术后禁食3~5天。肠蠕动恢复后进流质饮食（最好不要喝牛奶、豆浆等，避免腹胀），逐渐过渡到半流质饮食、软饭和普通饭。

（3）化疗护理：用药前向老年人及家属解释化疗的目的、方法、注意事项。化疗药物均有骨髓抑制的副作用，要定期复查血象。嘱患者进清淡、易消化、富有营养的饮食，多饮水，必要时输液补液。

（4）放疗护理：护理人员应尽量消除患者对放疗的恐惧，向患者说明放疗过程中可能出现的全身、局部反应及注意事项。嘱患者进清淡、易消化饮食，鼓励多饮水，并注意保护照射野皮肤。放疗中可出现不同程度的膀胱刺激症状，如尿频、尿急，有时甚至出现血尿，应做好对症处理。严密观察放射性膀胱炎、膀胱纤维化及挛缩性膀胱炎等常见并发症的发生。

3. 健康指导

（1）养成定时排尿的习惯：新膀胱对尿胀的感觉较差，为避免新膀胱过度充盈，引起膀胱容量过大和过多废物吸收，需要定时排尿。根据喝水和尿量的多少决定排尿的时间，一般2~3小时排尿一次即可。

（2）补充水分：尿量多有助于新膀胱内黏液的排出，每天要保证老人有足够的尿量。多次适量喝水，保持比较稳定的尿量比较好。但应避免在短时间过多喝水，产生大量的尿液而诱发肾积水。

（3）训练新膀胱的排尿功能：新膀胱排尿主要靠排尿的时候尿道要主动放松开放和用腹部压力来增加新膀胱内的压力，两方面协调才能顺畅排尿。所以，每次排尿的时候要用意念放松尿道，然后用双手掌持续按住肚脐以下的腹部加压。如果新膀胱内的尿液排不干净，排尿后走动几下，紧接着再排1次。新膀胱容量开始时一般都比较小，会有尿频现象。但随着时间推移，新膀胱的容量会逐渐变大，一般术后3~6个月后，逐渐可以达到300~400ml。

（4）定期复查：监测肾功能。

答案解析

目标检测

一、选择题

（一）A1 型题

1. 关于老年性阴道炎描述不正确的是

    A. 阴道分泌物增多

    B. 质稀薄，呈淡黄色

    C. 白带可呈血性或有点状出血

    D. 外阴及阴道常有瘙痒、灼痛感、有性交痛或有盆腔坠胀感

    E. 无出现尿频、尿急、尿痛等尿道刺激症状

2. 老年期膀胱肿瘤患者尿路改道，肠道准备于手术前（　　）天

    A. 1　　　　　　B. 2　　　　　　C. 3　　　　　　D. 4　　　　　　E. 5

（二）A2 型题

3. 患者男，66 岁，因"夜尿增多（3～4 次/夜）3 年，排尿困难、尿线变细 1 年"来诊。首先考虑

    A. 慢性膀胱炎　　　　　　B. 慢性肾盂肾炎　　　　　　C. 良性前列腺增生

    D. 膀胱癌　　　　　　　　E. 尿道炎

4. 患者，女，60 岁，确诊为子宫内膜癌，其最主要的临床表现为

    A. 下腹及腰骶部疼痛　　　B. 贫血、消瘦、恶病质　　　C. 不规则阴道流血

    D. 白带增多伴阴部痒　　　E. 下腹部可及包块

（三）A3 型题

（5～6 题共用题干）

患者，女性，70 岁，反复发作尿路感染 10 年余，近 1 年夜尿增多，此次因尿频、尿急、尿痛就诊，尿检查白细胞 8～10 个/HP，X 线肾盏变形、缩窄，中段尿培养为大肠埃希菌。

5. 本例的诊断最大可能为

    A. 慢性肾盂肾炎　　　　　　　　　　B. 急性肾盂肾炎

    C. 慢性肾炎急性发作　　　　　　　　D. 肾病综合征

    E. 慢性肾炎

6. 本例的治疗方案应为

    A. 单剂治疗　　　　　　B. 敏感抗生素治疗 3 天　　　　　　C. 长期抑菌治疗

    D. 系统联合用药，疗程稍长　　　　E. 激素

二、综合问答题

1. 尿路感染临床表现有哪些？

2. 膀胱肿瘤患者，行全膀胱切除尿路改道和重建后，如何训练新膀胱功能？

三、实例解析题

王某，男，60 岁。2 年前出现尿频、尿急，夜间明显，并进行性加重，表现为排尿迟缓。近 1 个月来，精神差，尿线细而无力，尿流断续，排尿不。1 日前，因身体不适入院检查。入院查体：T 38.5℃，P 90 次/分，R 24 次/分，BP 120/70mmHg，神志清楚，心肺听诊未闻及异常，直肠指检查：

前列腺如核桃大小，中央沟消失，表面光滑，质软无触痛。残余尿测定为 65ml。

　　问题：（1）该患者可能诊断为什么？

　　　　　（2）手术后的主要健康教育是什么？

书网融合……

　重点回顾　　　　　　微课　　　　　　习题

项目五　老年期代谢和内分泌系统的变化及护理

学习目标

知识目标：

1. 掌握　老年期代谢和内分泌系统常见疾病的护理措施。

2. 熟悉　老年期代谢和内分泌系统常见疾病的临床表现。

3. 了解　老年期代谢和内分泌系统结构和功能的变化。

技能目标：

能正确实施老年期代谢和内分泌系统常见疾病患者的健康指导。

素质目标：

具备严谨求实的科学态度和救死扶伤的人道主义精神，具备良好的团队协作精神，养成关爱老年人、热爱老年护理的良好职业道德风尚。

导学情景

　　情景描述：张某，男，72 岁。患 2 型糖尿病 15 年，体态肥胖，血糖偏高，但"三多一少"症状不典型。经饮食控制、口服降糖药效果均不理想。

　　情景分析：老年期糖尿病是老年期代谢和内分泌系统常见疾病之一。老年期糖尿病表现多饮多食多尿，但不明显，在饮食和运动调节后，血糖仍控制不理想的，需要依靠降糖药或者胰岛素治疗。

　　讨论：（1）你如何对张某进行健康指导？

　　　　　（2）如何指导张某进行运动疗法？

　　学前导语：随着增龄，老年人代谢和内分泌系统的结构发生退行性变，功能也日渐减退，代谢和内分泌系统疾病多发。学习老年人代谢和内分泌系统的变化及常见疾病的临床特点，正确实施护理，对实现健康老龄化具有重要意义。

　　随着机体的老化，代谢与内分泌系统在形态和功能上发生了一系列变化，老年内分泌系统疾病涉及器官广泛，易出现感染、疼痛、感觉迟钝等问题。这些变化涉及面广、症状隐匿，且与多种疾病相互影响、相互作用，治疗、护理复杂。因此，护理人员必须充分了解代谢与内分泌系统老化及功能的变化，对维护和促进老年人健康有重要作用。

一、老年期代谢和内分泌系统结构和功能的变化

1. 下丘脑　随着年龄增长，下丘脑的重量减轻，血供减少，细胞形态发生改变。因此，老年人下

丘脑中调节内分泌的去甲肾上腺素、多巴胺等生物胺含量减少，下丘脑受体数减少、对血糖和糖皮质激素的反应下降，下丘脑对负反馈抑制的阈值升高，从而导致老年人各方面功能衰退，故有人称下丘脑为"老化钟"。

2. 垂体　垂体分为腺垂体和神经垂体两部分。50 岁以上老年人随着年龄的增长，垂体体积逐渐缩小，结缔组织增多。垂体重量到高龄期可减轻 20%。进入老年后，腺垂体分泌的生长激素（GH）释放减少，老年人肌肉萎缩，骨矿物质减少导致骨质疏松，脂肪增多，蛋白质合成减少，体力下降，易疲劳。神经垂体分泌的抗利尿激素也减少，出现多尿现象。老年人的泌尿昼夜规律也发生改变，故出现夜尿与尿电解质增多。

3. 甲状腺　老年人甲状腺萎缩，重量减轻，有纤维化、淋巴细胞浸润和结节化，导致体积缩小，重量减轻。甲状腺激素分泌减少，以 T_3 最为明显。老年男性 T_3 水平降低约 20%，女性降低 10%。甲状腺素分泌减少，可引起基础代谢率下降，导致体温调节功能障碍、皮肤干燥、怕冷、便秘、精神障碍、思维和反射减慢，还可影响脂类代谢导致血胆固醇升高。

4. 甲状旁腺　甲状旁腺可分泌 3 种激素，即甲状旁腺激素（PTH）、降钙素和维生素 D_3，主要调节钙的代谢。随着年龄增长，甲状旁腺细胞减少，结缔组织和脂肪细胞增厚，血管狭窄，PTH 活性下降，Ca^{2+} 转运减慢，血清总钙和离子钙比年轻人低。老年妇女由于缺乏能抑制 PTH 的雌激素，可引起骨代谢障碍，从而出现骨钙流失，发生骨质疏松。

5. 肾上腺　老年人肾上腺的皮质及髓质细胞减少、重量减轻、皮质变薄、皮质细胞内脂褐素沉积、结缔组织增生，包膜、间质、血管周围纤维组织增生。因此，肾上腺出现以纤维化为特征的退行性变和腺体增生。肾上腺激素生成减少，肾素、血清醛固酮水平下降，在应激状态下，儿茶酚胺分泌迟缓。下丘脑 – 垂体 – 肾上腺系统功能减退，清除激素的能力下降，导致老年人适应寒冷、炎热等特殊外界环境的能力下降，对过冷、创伤等应激的反应能力减弱。

6. 胰腺　由于老化和血管硬化导致胰岛萎缩，胰岛内有淀粉样沉积，结缔组织增生，腺泡萎缩。因胰岛细胞减少，胰岛素释放延迟或分泌减少，故老年人糖尿病的发病率增加。胰液中的消化酶减少，老年人消化吸收脂肪的能力也随之下降。

7. 性腺

（1）睾丸：男性 50 岁以后，其睾丸间质细胞的睾酮分泌减少，血中总睾酮和游离睾酮水平下降，到 85 岁时比成年人下降约 35%；睾酮受体数减少，敏感性降低，使老年男性性功能减退。游离睾酮对骨密度维持起到重要作用，老年男性由于缺乏雄激素，对骨密度、肌肉、脂肪、造血功能均产生不利影响。

（2）卵巢：老年女性卵巢发生纤维化，子宫阴道萎缩，分泌物减少，乳酸菌减少还会导致老年性阴道炎。40 岁后卵巢滤泡丧失，雌孕激素分泌减少，可出现性功能和生殖功能减退，月经停止。50～60 岁的女性血液中雌二醇下降超过成年人的 90%、雌酮超过 70%，尿中雌激素排出量也呈相应下降趋势。由于雌激素减少，老年女性出现更年期综合征的表现。

二、老年期代谢和内分泌系统常见疾病患者的护理

（一）护理评估

1. 健康史

（1）现病史：询问老年人有无多饮、多尿、多食、体重减轻的症状；饮食习惯，生活方式，婚姻状态，检测身高、体重、血压等。

（2）既往史：有无糖尿病、骨质疏松等内分泌疾病引起的电解质或酸碱失衡，有无与代谢及内分

泌系统功能相关的住院史、创伤史或手术史，有无吸烟、酗酒，饮浓茶、咖啡等情况。

（3）用药史：询问老年人是否服用激素、甲状腺素等药物。

（4）家族史：询问家族中是否有糖尿病或骨质疏松症的患者。

2. 身体评估

（1）全身情况：观察皮肤的颜色、有无水肿，肥胖/消瘦的程度，测量生命体征、心律等。

（2）甲状腺评估：检查甲状腺是否肿大、是否对称，有无结节，质地如何等，有无突眼、突眼的程度，有无视力模糊、胀痛、流泪及眼睑肿胀等。

（3）心血管系统评估：检测老年人的心律、心率，有无心功能衰竭，有无早搏等。

（4）神经系统评估：检查老年人有无意识改变，感觉异常，四肢麻木，皮肤有无破损等。

（5）关节骨骼评估：询问老年人有无关节肿痛，痛风结节和行走困难等。

3. 心理社会评估

观察老年人情绪异常的强度和紧张度　有无焦虑、抑郁，有无心神不宁、情绪低落、伤感流泪、气愤发怒等。询问老年人的社会支持系统家庭有无照顾患者的能力和意愿，有无可利用的社会资源，比如对饮食控制、药物用法、血糖监测、运动锻炼等的支持程度。

4. 辅助检查

（1）血葡萄糖测定：是目前诊断糖尿病的主要依据。

（2）葡萄糖耐量试验：适用于血糖高于正常范围而又未达到诊断糖尿病标准者。

（3）糖化血红蛋白 A1 和糖化血浆白蛋白测定：反映取血前 8~12 周血糖的总水平。

（4）血浆胰岛素和 C-肽测定：用于评价胰岛 β 细胞功能。

（5）其他：血脂、肾功能等的测定。

（二）一般护理

1. 环境　为老年人提供安静、舒适的环境，既有利于老年人的身心健康，又便于护理人员与其之间的有效沟通。

2. 饮食　对患有糖尿病或骨质疏松的老年人，应该按照其特殊饮食要求，保证营养的充分摄入。

3. 用药护理　细心观察药物的不良反应，指导正确服药。

4. 心理护理　代谢与内分泌系统疾病的老年患者，常因活动受限、治疗效果不佳等原因产生焦虑、抑郁等心理问题。护理人员应有同理心，鼓励其努力表达内心感受，树立战胜疾病的信心。

5. 防治并发症　为防止糖尿病酮症酸中毒、低血糖、糖尿病足等并发症的发生，应指导老年人能早期发现症状，及时采取适当措施。

（三）糖尿病患者的护理

糖尿病是一组由多病因引起的以慢性高血糖为特征的代谢性疾病，是由于胰岛素分泌和（或）作用缺陷所引起的。老年糖尿病包括 60 岁以后发病或者 60 岁以前发病而延续至 60 岁以后的糖尿病患者。糖尿病分为 4 型，其中以 I 型（胰岛素依赖性）糖尿病和 II 型（非胰岛素依赖性）多见，老年糖尿病 95% 以上为 II 型。其发病主要与遗传、免疫、环境和生理性老化有关。

1. 临床表现

（1）发病率高：糖尿病主要发生在中老年。全球大约 2.85 亿糖尿病患者中，将近一半为 60 岁以上人群。

（2）起病隐匿且症状不典型：绝大多数老年糖尿病患者没有明显的"三多一少"症状，部分患者可表现为疲乏无力、尿频、四肢酸痛麻木、视力障碍等。

（3）并发症多且严重：老年患者由于发病隐匿，常以并发症为首发症状。如有的患者因视力下降，检查眼底发现有特征性的糖尿病视网膜病变；有的患者因急性心肌梗死、脑血管意外急诊住院时才发现糖尿病。①急性并发症。高渗性非酮症性糖尿病昏迷为严重的急性并发症，老年患者多见，多发生于原来有轻症糖尿病或无糖尿病史者，病死率常高达50%左右；酮症酸中毒，也是糖尿病常见的并发症，老年人发病较青年人低，但病死率高。②慢性并发症。视网膜病变高发；合并高血压时，易导致肾功能急剧减退；自主神经病变多见，足部溃疡、感染及截肢风险较高；大血管病变，使心脏、脑和周围血管疾病风险增加2~7倍。缺血性心脏病常无症状，冠状动脉常多支受累。

（4）易出现低血糖反应：老年人进食后胰岛素分泌高峰延迟，可出现反应性低血糖；由于受个体差异、自身保健能力、用药依从性等因素影响，老年人在药物降糖过程中易发生低血糖反应。

👁 **看一看**

如何低血糖的识别及防治？

1. 老年人代谢率低，用药易发生低血糖，尤其是夜间低血糖。

2. 老年人由于感觉迟钝，常常发生无症状性低血糖。

3. 老年糖尿病患者易合并或并发动脉硬化及心血管病变。一旦发生低血糖可能会诱发心肌梗死、脑血管意外，甚至猝死；长期反复低血糖可能导致老年性痴呆。

2. 护理措施 📱微课

（1）饮食护理：①合理控制总热量的摄入，以达到或维持理想体重为宜。②平衡膳食，选择营养丰富的食物。减少主食的限制、减少或禁忌含单糖和双糖的食物；限制脂肪摄入量；适量选择优质蛋白质；增加膳食纤维、维生素、矿物质摄入。③多饮水、限制饮酒。④坚持少量多餐、定时定量进餐。

注意：老年人的基础代谢率低、活动量少、消化吸收差，选择食物应易消化、清淡。同时，总热量应控制在每千克标准体重438.05~525.66J，其中糖类占60%、蛋白质占15%~20%、脂肪占20%~25%，并适量增加食物纤维。

（2）运动护理：①运动时间。可从10分钟开始，逐渐增加到30~40分钟，其中间隔一定的时间，累计时间一般以20~30分钟为宜。②运动时间段的选择。通常在餐后1~3小时活动为佳，因为此时血糖水平升高；应避开药物作用高峰，以免发生低血糖，若必须在药物作用高峰时运动或体力劳动，应该适当增加饮食。③运动频度。每周锻炼3~4次最佳。若每次运动量较小，身体条件较好，每次运动后不觉疲劳，运动频率可为每天1次。运动锻炼应不间断，若运动间歇超过3~4日，则效果及蓄积作用将减弱。④注意。运动要规律，强度要循序渐进，选择适合自己的运动方式；并合理安排时间，避免高强度运动，防止意外伤害。随身携带糖类食物如巧克力，以备在出现低血糖情况时食用。锻炼前多饮水。佩戴胸卡。穿着舒适合脚的鞋，并注意足部护理。

（3）用药护理：①口服降糖药的护理。护理人员要充分了解各种降糖药的作用、用法、注意事项、不良反应等，指导患者正确用药。如磺胺类药物应从小剂量开始，餐前半小时服用，主要不良反应是低血糖。瑞格列奈应餐前服用，不进餐不服药。服药后密切观察用药后反应，同时监测血糖、尿糖。②使用胰岛素的护理。注射胰岛素时，严格遵循无菌操作原则，严格执行医嘱剂量，并轮流更换注射部位。注射后密切观察有无低血糖等不良反应。静脉滴注胰岛素时，应严格控制输液滴速，密切监测血糖变化，及时调节滴速。长效和短效胰岛素混合使用时，应先抽吸短效胰岛素，再抽吸长效胰岛素，混合均匀后再使用。

? **想一想8-5**

胰岛素应如何保存?

答案解析

（4）潜在并发症的观察和护理：①低血糖。老年人易发生低血糖，当血糖低于2.8mmol/L时即有头晕、心悸、多汗、饥饿等表现，若低血糖持续较久或继续下降，会出现神志改变甚至昏迷。护理人员应该告知老年人一旦发生低血糖，应及时进食糖类食物（如糖果、饼干、含糖饮料等）或静脉推注50%葡萄糖20～30ml。②酮症酸中毒。严密观察患者的生命体征、意识状态、瞳孔等，注意有无呼吸困难。监测并记录血糖、尿糖、电解质、血酮、24小时出入量，注意有无脱水现象。③糖尿病足。糖尿病足的护理关键是预防皮肤的感染和损伤。每日进行皮肤的清洗，避免皮肤破损，勤修指甲。预防皮肤损伤，应该选择合适的鞋子，平整、宽松舒适的袜子。有皮损、破溃或感染时应及时正确处理，并加强观察，及时去医院就诊。

✐ **练一练8-5**

老年人低血糖的标准

A. 血糖低于3.36mmol/L

B. 血糖低于3.08mmol/L

C. 血糖低于2.8mmol/L

D. 血糖低于或等于2.52mmol/L

E. 血糖低于或等于2.24mmol/L

答案解析

3. 健康指导 其家属讲解糖尿病的相关知识，以取得支持并提高治疗的依从性。

（1）争取用药：指导患者正确服用降糖药物，教会患者及其家属胰岛素的注射方法。

（2）自我监测：指导患者掌握监测血糖、血压和体重的方法，如血糖仪和血压计的使用方法、体重指数的计算方法等。

（3）自我护理：①指导患者制定合理的饮食计划，戒烟、戒酒。②指导患者进行合适的运动疗法，掌握具体的实施和调整方法。③指导患者及其家属观察和处理并发症，掌握并发症的预防及护理措施。

（四）甲状腺功能亢进症患者的护理

甲状腺功能亢进症简称甲亢，是由于多种病因导致甲状腺激素（TH）分泌过多引起的一组临床综合征。常见病因包括免疫因素、遗传因素以及环境因素如精神刺激、感染、创伤、应激等。老年期甲亢发病往往缺乏典型临床症状或以某一系统表现突出，甚至与一般人表现相反。

1. 临床表现 该病起病缓慢，表现不典型，60岁以上老年人中仅50%具有典型的甲亢表现。

（1）全身症状：主要表现为消瘦、怕热、紧张失眠、烦躁多虑等。

（2）甲状腺肿大：20%～33%老年人表现为甲状腺肿大，患者发觉颈部变粗，两侧对称，质软；少数患者为结节性，两侧不对称。

（3）眼征：老年甲亢伴眼征较少，其典型表现为眼裂增宽、眼球突出、双目凝视、瞬目减少，向下看时会露眼白。严重时，会出现胀痛、流泪、视力模糊及眼睑肿胀等。

（4）神经系统症状：老年人易出现抑郁、反应迟钝等，可发生失眠，腱反射亢进，手足细微震颤，面色潮红，怕热，多汗，精神紧张，易激动，手足好动，偶有幻觉产生。

（5）消化系统症状：老年人腹泻出现较少，部分患者会发生便秘。

（6）心血管症状：症状往往不典型。相反，易出现心动过缓、缓慢型心律失常，容易与其他老年性心脏病混淆。临床表现为心慌、气短、脉搏加速，收缩压升高、舒张压略低或正常。

（7）肌肉骨骼系统症状：老年人常自觉四肢肌肉软弱无力、易疲乏。有合并周期性麻痹者，常以慢性肌病为首发症状，近端肌群受累，举臂、抬腿困难，严重者可出现吞咽困难。且老年甲亢患者易发生骨质疏松和病理性骨折。

（8）甲状腺危象：老年人由于症状不典型，甲亢未控制或未经治疗，更易发生病情急剧加重，危及生命。严重感染发热者尤其是肺部感染、受到强烈的精神刺激、不规则服药、过度劳累等诱因都可引起危象发生。危象症状为高热可达到40℃，心率120～200次/分，嗜睡、烦躁、腹泻、呕吐、谵妄、昏迷等。

2. 护理措施

（1）病情观察：密切监测患者生命体征。老年患者发生危象概率较高，应予以特别监护。

（2）饮食护理：应给予高碳水化合物、高蛋白、高维生素饮食，不宜喝咖啡、浓茶等刺激性饮料。每日饮水量为2000～3000ml，补充腹泻、大量出汗等引起的水分丢失。忌食生冷食物，减少粗纤维食物的摄入。避免含碘丰富的食物，如紫菜、海带等。慎用卷心菜、花菜等致甲状腺肿的食物。

（3）休息与活动：症状明显期和治疗初期，老年患者应卧床休息；心率、基础代谢率等恢复正常后，再逐渐恢复活动。合理安排作息时间，白天适当活动，夜间睡眠充足，避免注意力过度集中和精神紧张。

（4）突眼护理：①多用眼药水湿润双眼，利用高枕卧位和限制钠盐摄入以减轻球后水肿。②指导患者保护眼睛，可佩戴深色眼镜。入睡前涂抗生素眼膏，眼睑不能闭合者覆盖眼罩或纱布；眼睛勿向上凝视，以免诱发斜视和加剧眼球突出。③定期角膜检查，防止角膜溃疡造成失明。

（5）用药护理：指导患者按时按量规律服药，不可以自行停服或减量，多注意观察药物的副作用。

（6）心理护理：向老年人解释情绪、行为改变的原因，与患者共同探讨减轻压力和控制情绪的方法，帮助和指导患者处理突发事件。

3. 健康指导

（1）疾病宣教：向患者及家属讲解甲亢的疾病知识、眼睛的保护方法和饮食的选择，让老年患者学会自我照护。

（2）用药指导：抗甲状腺药物治疗要持之以恒，不能擅自停用或改变剂量，症状好转后仍须维持一段时间，防止复发。服用抗甲状腺药物者应每周检查一次血常规。如出现恶心、呕吐、高热、大汗淋漓、腹痛、腹泻、体重下降、突眼加重等甲亢危象症状时，应及时就诊。

（3）合理安排生活：指导患者注意心理护理，学会自我调节，增强应对能力；家属应理解、关心患者。

（五）甲状腺功能减退患者的护理

甲状腺功能减退简称甲减，是由于各种原因引起的甲状腺激素分泌不足或甲状腺激素抵抗而引起的全身性低代谢综合征，其病理特征是黏多糖在组织和皮肤堆积，表现为黏液性水肿。

1. 临床表现 一般甲减表现为面色苍白、眼睑和颊部虚肿、表情淡漠、怕冷、便秘、毛发脱落、记忆力减退、智力低下、反应迟钝、行动缓慢、心率缓慢。严重者可发生黏液性水肿，出现畏寒、体温较低的表现。若体温低于35℃，出现心率过缓、血压降低、呼吸浅而慢、嗜睡等症状时，多数是发生黏液性水肿昏迷的先兆。

老年期甲减起病隐匿，仅少数人出现疲劳、抑郁症状，大多数老年人表现为非特异性症候群；体弱的老年人只表现为精神紊乱，厌食，体重减轻，衰弱，活动减少等。

2. 护理措施

（1）病情观察：严密监测生命体征，每日记录患者体重。加强黏液性水肿昏迷的观察，一旦发现立即抢救，准确记录患者尿量，严密观察其全身水肿消退情况，并根据水肿消退的程度来调节水、电解质的出入量。

（2）对症护理：保持呼吸道通畅，及时用吸痰器将呕吐物和咽喉部痰液吸出。呼吸困难者，给予吸氧。清醒患者每日用生理盐水、冷开水或复方硼酸溶液清洗口腔 2 次。昏迷患者常张口呼吸，可用两层湿纱布盖于口鼻部，避免呼吸道干燥。

（3）用药指导：应用甲状腺制剂治疗时，应按医嘱递增药量，严密观察药物疗效和副作用。如患者出现失眠、兴奋、心动过速、多汗等症状时，应遵照医嘱暂时停药或减量。

（4）环境：保持室内温度在 20～23℃，无空调时可给予热水袋保温并加盖棉被，注意防止烫伤。

（5）休息与饮食：病情严重者应绝对卧床休息。多鼓励老年患者进食，选择高热量、高蛋白、易消化、低盐饮食，昏迷患者应给予鼻饲流质饮食。

（6）保持排便通畅：嘱咐老年人养成规律排便的习惯，指导老年人学会促进排便的技巧如腹部按摩等，多摄入粗纤维食物。对顽固性便秘的患者可口服缓泻剂，如果导片、番泻叶等。必要时，可用开塞露或生理盐水低压灌肠通便。

（7）皮肤护理：每天给患者用温水擦洗 1 次，可涂润滑油或润肤乳，预防皮肤干裂发生感染。

（8）心理护理：老年人精神抑郁、表情淡漠，应加强心理疏导，增加他们的生活情趣，树立战胜疾病的信心。

3. 健康指导

（1）告知老年患者发病的原因和注意事项，注意个人卫生，注意保暖。

（2）向老年患者和家属讲解甲减发生的表现及黏液性水肿发生的原因，学会自我观察。若出现心动过缓、低血压、体温降低等，立即就医。

（六）痛风患者的护理

痛风是人体对尿酸的排泄减少或者嘌呤代谢失调，造成血液中尿酸含量增加而引起的一系列病理症状。临床上以痛风石的形成、高尿酸血症和急性关节炎反复发作为特征。往往与高血压、动脉硬化、冠心病、肥胖和糖脂代谢紊乱等并发，多见于老年男性及绝经后妇女。发病存在一定的诱发因素，如手术、创伤、感染、劳累、饮酒或进高嘌呤食物等。

1. 临床表现

（1）无症状期：只有高尿酸血症但无自觉症状。

（2）急性期：早期发作在单一关节，多见于踇趾及第一跖趾关节，也可见于足弓、踝、跟、膝、指、肘关节受累致疼痛。夜间睡眠期间，患者常因为下肢关节剧烈疼痛而被惊醒，此后关节易出现红肿、发热、僵硬，同时伴有心慌、头痛、发热等全身症状。

（3）痛风石及慢性关节炎期：尿酸盐在关节内沉着，关节出现肿胀、畸形、僵硬、活动受限，关节炎频繁发作。在关节的骨质内、韧带、滑膜和耳垂可有痛风石形成，破溃后排除白色的尿酸盐结晶。

（4）肾脏病变：导致肾功能减退，痛风性肾病和（或）肾尿酸结石等。

❤️ 护爱生命

关爱健康　助力美好生活

习近平总书记强调，"要倡导健康文明的生活方式，树立大卫生、大健康的观念，把以治病为中心转变为以人民健康为中心"。所谓大健康，就是围绕人的衣食住行、生老病死，对生命实施全程、全面、全要素地呵护，不仅追求个体身体健康，也追求心理健康、精神健康。

坚持预防为主，发展符合中国人体质的全民健康方式，防止疾病的发生，整合资源，构建大健康体系，构建美好生活。

2. 护理措施

（1）避免诱发因素：避免着凉，特别是足部。避免感染、疲劳、外科手术、进食过饱等诱发因素。观察疼痛的部位、程度和性质，保护关节，防止扭伤，勿穿过紧的鞋子。

（2）饮食护理：调整饮食结构是预防痛风发作的重要环节。指导患者宜摄入碱性食物、多进食低嘌呤（嘌呤摄入量控制在 100～150mg/d 以内）、低脂饮食，如奶制品、精粮、花生米、马铃薯、各类蔬菜、柑橘类水果；多饮水，每天尿量保持在 2000ml 以上，以利于尿酸排出。严禁摄入嘌呤含量高的食物，如海味鱼虾类、蛋黄、动物内脏、骨髓等。禁用咖啡、浓茶和刺激性调味品等。忌酒，因饮酒可间接抑制肾脏对尿酸的排泄，并促进尿酸的分解。

（3）休息与活动：急性期应该卧床休息，患肢抬高，避免受累关节负重，局部禁止热敷。剧烈疼痛时可给予镇痛剂，疼痛缓解后应适当运动。

（4）用药护理：避免使用诱发痛风的药物，如利尿剂、吡嗪酰胺、乙胺丁醇、水杨酸类药物等。慎服维生素，过量的烟酸及维生素 A 可导致痛风的发作。按医嘱给予秋水仙碱止痛。

（5）皮肤护理：注意保护患处皮肤清洁，避免摩擦、损伤。

3. 健康指导

（1）病情监测：教会患者自我检查，定时足量服药，复查血尿酸，门诊随访。

（2）运动指导：急性期应该卧床休息，抬高患肢。缓解期鼓励患者适度运动，以早晚各运动 30 分钟为宜，每周运动 3～5 次。运动方式以慢跑、散步、太极拳、健身等有氧运动为宜。

（3）饮食护理：戒酒，少吃或不吃高嘌呤食物，多饮水，避免暴饮暴食，不喝咖啡等刺激性的饮品。

（4）保持健康的生活方式：告知老年人劳逸结合，保证充足的睡眠，保持愉快的心情。生活有规律。积极减肥，保持理想体重。注意保暖、避寒，鞋袜宽松。

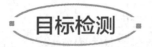

· 目标检测 ·

答案解析

一、选择题

（一）A1 型题

1. 糖尿病患者服用达美康降血糖。1 天前出现烦渴、多尿，并逐渐出现反应减慢，此时最简单、有效的干预措施是

　A. 增加药物剂量　　　　　　　B. 减少药物剂量　　　　　　　C. 暂停用药

　D. 密切观察新症状　　　　　　E. 调整用药时间

2. 老年期甲状腺功能亢进症患者消化系统一般不出现的身体状况为

    A. 易饥多食　　　　　　　　B. 肝脏肿大　　　　　　　　C. 体重锐减

    D. 营养不良　　　　　　　　E. 大便秘结

（二）A2 型题

3. 李奶奶，65 岁，近期诊断为甲亢，其不宜进食的食物是

    A. 高糖的食物　　　　　　　B. 高碘的食物　　　　　　　C. 高钾的食物

    D. 高磷的食物　　　　　　　E. 高蛋白质的食物

4. 李老伯，70 岁，有糖尿病病史 20 年，饭后烧心、反酸、反食 1 年，内镜检查可见食管黏膜有炎症改变，病理活检为 Barrett 食管。关于此患者的饮食护理，下列说法中错误的是

    A. 进食时采取高坐卧位　　　　　　　　B. 进食速度要慢

    C. 食物的加工宜软而烂　　　　　　　　D. 避免进食过饱

    E. 为了改善营养不良，可适当增加脂肪的摄入量

（三）A3 型题

（5~6 题共用题干）

患者，女性，70 岁。因甲状腺功能亢进症入院，医嘱予基础代谢率检查。

5. 护士指导患者检查要求静卧空腹的标准是

    A. 禁食 10 小时，睡眠 8 小时以上　　　　　B. 禁食 10 小时，睡眠 6 小时以上

    C. 禁食 12 小时，睡眠 6 小时以上　　　　　D. 禁食 12 小时，睡眠 10 小时以上

    E. 禁食 12 小时，睡眠 8 小时以上

6. 甲状腺功能亢进症患者，休息的环境要求

    A. 光线充足　　　　　　　　B. 安静　　　　　　　　C. 室温宜高

    D. 空调房间　　　　　　　　E. 双人房间

二、综合问答题

1. 老年期甲状腺功能减退患者的护理措施有哪些？

2. 老年期痛风患者的临床表现是？

三、实例解析题

李某，男，68 岁。因踇趾及第一跖趾关节疼痛入院，若干小时后关节出现红肿、发热、僵硬，同时伴有心慌、头痛、发热等全身症状。

    问题：（1）最有可能的医疗诊断是什么？

          （2）该患者的饮食护理措施注意什么？

书网融合……

    📖 重点回顾　　　　　　e 微课　　　　　　🔲 习题

项目六　老年期感官系统疾病患者的护理

<table>
<tr><td rowspan="1">学习目标</td><td>

知识目标：
1. 掌握　老年期感官系统常见疾病的护理措施。
2. 熟悉　老年期感官系统常见疾病的临床表现。
3. 了解老年期感官系统结构和功能的变化。

技能目标：
能对老年期感官系统常见疾病患者进行正确的健康指导。

素质目标：
具备严谨求实的科学态度和救死扶伤的人道主义精神，具备良好的团队协作精神，养成关爱老年人、热爱老年护理的良好职业道德风尚。

</td></tr>
</table>

导学情景

情景描述：王某，男性，70岁。自诉8年前出现双侧听力下降，偶有高调性耳鸣。近年来，听力下降进行性加重。时常耳鸣，谈话时能听得到对方声音，但听不清具体内容，在稍微嘈杂的环境中语言理解力明显下降。患Ⅱ型糖尿病12年、高血压病10年。每天吸烟2包、饮酒250g。

情景分析：老年期感官系统的变化涉及范围很广，但衰老较明显的感觉主要有听觉、视觉、嗅觉和本体感觉。疾病会加重感觉器官功能减退，导致接受和感知信息的能力降低。

讨论：（1）针对李某的情况，如何与李某保持良好的沟通？
　　　　（2）请为王某做出正确的健康指导方案。

学前导语：

随着年龄的增长，感官系统会自然老化。感觉器官的老化和疾病，直接影响老年人的安全、生活质量和社会交往，因此，要重视老年人感官系统的保健和护理。

感觉器官是产生感觉和知觉的重要器官。增龄降低了感官器官的功能，引发了某些感官系统疾病，使机体对内外环境刺激的反应能力下降。这不仅影响老年人的生命安全、生活质量、社会交往和身心健康，而且也对家庭和社会产生不利的影响。因此，护士做好老年人感官系统疾病的护理非常重要。

一、老年期感官系统结构和功能的变化

1. 皮肤的改变　皮肤是第一道防御屏障，也是重要的感觉器官，皮肤的老化是最早且最容易观察到的现象。

（1）皮肤老化，表皮变薄，真皮萎缩，弹力纤维的弹性降低。因此，皮肤沟纹变深，出现明显皱纹。

（2）老年人皮脂腺萎缩，皮脂分泌减少，皮肤表面干燥、失去光泽并伴有脱屑。

（3）老年人色素沉着而颜色加深，皮肤上稍隆起黑棕色色素斑，即老年斑。其形成与饱和脂肪酸被体内氧化有关，多出现在皮肤暴露部位如颜面、颈、四肢等。

（4）老年人皮下脂肪萎缩、汗腺萎缩，故汗液分泌减少。所以，皮肤对碱的中和能力降低，容易引起皮肤瘙痒症。

（5）老年人的毛发生长周期缩短，分泌色素减少，出现白发。

（6）老年人皮肤的屏障功能降低，感染性疾病和创伤难以愈合。

2. 视觉的改变 视觉是人和动物最重要的感觉。老年人的角膜、晶状体、玻璃体等屈光间质透明性下降，瞳孔缩小，使得进入眼内的光线量减少；视网膜光感受器和视神经元数量减少，使光感能力和传导能力下降。因此，老年人会出现不同程度的视力障碍，如远视、老年性白内障等问题。

（1）眼睑：主要是皮肤组织，随着年龄增长，眼睑松弛，失去弹性，出现眼睑下垂，下眼袋等。

（2）结膜：老年人下睑结膜松弛，易出现"眼袋"。由于血管硬化、变脆，老年人又易发生球结膜出血，即白眼球上有大片红色出血。

（3）角膜：老年人角膜表面的微绒毛显著减少，导致角膜上皮干燥、透明度降低，视力减退。角膜变平，导致角膜屈光力减退，引起远视及散光。有些老年人角膜边缘基质层出现灰白色环状类脂质沉积，称"老年环"。

（4）虹膜：老年期虹膜血管与虹膜实质硬化、弹性减退，导致瞳孔缩小、对光反射不灵敏。瞳孔括约肌张力增强，使瞳孔缩小，进入眼内的光线减少，视野缩小。但对强光非常敏感，到室外感觉耀眼，由明到暗时感觉视物困难。

（5）晶状体：晶状体是眼球屈光系统的重要组成部分，也是唯一具有调节能力的屈光间质。进入老年期，其密度增大，弹性下降，睫状肌调节能力退化，视近物能力下降，出现"老视"。晶状体中非水溶性蛋白增多，使晶状体逐渐变混浊，透明度降低，增加了老年性白内障的发病率。睫状肌松弛，悬韧带张力下降，使晶状体前移，前房角狭窄，影响房水回流，导致眼压升高而发生青光眼。

（6）玻璃体：老年人玻璃体老化的主要表现是液化和玻璃体后脱离。由于玻璃体老化，透明度降低，常常会出现"飞蚊症"。玻璃体脱离后可引起视网膜脱离，所以在暗处偶尔会出现闪光感。

（7）视网膜：老年人的眼底动脉硬化，脉络膜变厚，视网膜变薄，出现老年性黄斑变性。对高血压或糖尿病的老年人，易引起血管阻塞或出血。视网膜血管硬化、变窄甚至闭塞，黑色素减少，脂褐质增多，导致视力明显下降。由于视网膜变薄和玻璃体的牵引作用，增加了老年人视网膜脱离的危险。

（8）泪器：泪器由泪道和泪腺组成。泪道包括泪点、泪小管、泪囊和鼻泪管4部分。老年人的泪腺萎缩，泪液分泌减少，容易导致眼睛干燥。部分老年人因泪管周围肌肉和皮肤弹性下降，收缩力差，泪液不能通过泪管流出而导致其常流眼泪，称之为"溢泪症"。

3. 听觉的改变 老年人皮脂腺、耵聍腺萎缩，分泌减少，耵聍干而固结，难以排出，容易堵塞造成暂时性听力下降。鼓膜增厚、变硬，失去弹性，听小骨退行性变化，影响声音的传导。耳蜗管和感受器萎缩，内淋巴畸变，螺旋神经节萎缩，导致老年人对高频音的听力减退，而逐渐地一些中、低频率的声音也会受到影响，出现老年性重听。耳蜗动脉外膜增厚，管腔缩小，内耳供血不足，听神经功能衰退，声波从内耳传至脑部的功能障碍，使老年人听力逐渐丧失，导致老年性耳聋。随着听力敏感度的普遍下降，交流时往往需提高音量，但声音过大又会感到刺耳不适造成沟通障碍。60岁以上老年人，约1/3有不同程度的听力障碍。

4. 嗅觉的改变 随着增龄，嗅神经细胞的数量随增龄而减少、萎缩、变性，使嗅觉迟钝，对气味辨别能力下降，引起食欲减退。对一些有害气体、变质食物等敏感度降低，使老年人对危险处境的辨别能力下降。

5. 味觉的改变 伴随年龄增长，老年人味蕾逐渐萎缩，数量减少，功能减退。长期的吸烟、饮酒等也会抑制味觉，使味蕾对食物的敏感性降低，主要表现为对酸、甜、苦、辣等敏感性降低，对咸味更迟钝。老年人口腔黏膜细胞、唾液腺的逐渐萎缩，唾液分泌减少，可导致口干、说话不畅并影响食物的吞咽。

6. 本体觉的改变　本体觉包括触觉、压觉、振动觉、位置觉、温度觉、痛觉等。60 岁后，触觉小体和表皮连接松懈，使触觉敏感性下降，阈值升高。因此，老年人对温度觉、痛觉敏感性降低。由于神经细胞缺失、神经传导速度的减慢，使老年人对部分躯体认知能力、立体判断能力下降，导致位置觉分辨能力下降。本体感觉的改变使老年人对伤害性刺激不敏感，在日常生活中易发生烫伤、冻伤、跌倒等意外伤害。

? 想一想8-6

结合老年人的听觉变化，谈谈为什么有些老年人大声说话时嫌吵，小声说话又听不清楚？

答案解析

二、老年期感官系统常见疾病患者的护理

（一）护理评估

1. 健康史

（1）现病史：询问老年人有无视力、听力的改变或视力、听力减弱，头疼或眼睛疲倦、耳鸣以及发作的程度、部位、时间和特点。了解其是否有与眼睛或耳朵相关的全身性疾病，如糖尿病、高血压、营养不良、甲状腺功能减退等。

（2）用药史：询问老年人是否服用过链霉素、庆大霉素、卡那霉素等耳毒性药物。

（3）家族史：询问家族中是否有与眼睛或耳朵相关的全身性疾病，比如糖尿病、高血压、营养不良等。

2. 身体评估

（1）老年人看近物模糊不清，容易产生视觉疲劳。

（2）老年人视力下降，最后只剩下光感。早期会出现眼前固定不动的黑点，可有单眼复视、屈光改变等表现。

（3）老年人高频听力下降，有耳鸣、听觉重振等症状。

3. 心理社会评估

（1）观察老年人情绪：老年人由于视力障碍、听力下降，影响自理能力、外出活动和社会交往，主要观察其有无焦虑、抑郁，有无心神不宁、情绪低落、伤感流泪等。

（2）询问老年人的社会支持系统：家庭有无照顾患者的能力和意愿，有无可利用的社会资源。

4. 辅助检查

（1）裂隙灯显微镜检查：可清楚观察到前房深度、房角宽窄、晶状体浑浊部位、浑浊程度、虹膜震颤等。

（2）眼底镜检查：白内障初发期可较清楚看清眼底，进展期眼底可部分窥入，但比较模糊，成熟期眼底无法窥入，以此可判断晶状体浑浊程度。

（3）眼压检查：可了解白内障术前、术后眼压变化情况。

（4）眼科 A/B 超检查：可测量眼轴长度、计算植入人工晶状体屈光度、发现晶状体位置有无异常及玻璃体有无浑浊等。

（5）耳鼻咽镜检查：可发现耳部及与耳部疾病有关的病变，如外耳道充血、肿胀、囊肿、异物和鼓膜穿孔，以及鼻炎、鼻息肉、鼻咽肿瘤等。

（6）语音试验：可以直观判断听力情况。

（7）音叉试验：可以初步判断耳聋的性质和程度。

（二）一般护理

1. 环境　为老年人提供安静、舒适的环境。对于视力障碍的老年人，应为其创造物品放置固定、有序的生活环境。使用的物品应简单、特征性强，并放置在老年人熟悉的位置。

2. 饮食　保证营养均衡，多摄入富含维生素的食物，尤其是维生素 C、维生素 E。多食新鲜蔬菜、水果等，低脂饮食，戒烟、限酒，减少咖啡因的摄入，保证每天摄入充足的水分。

3. 用药护理　细心观察药物的不良反应，指导正确服药。

4. 心理护理　感官系统疾病的老年患者，常因活动受限、治疗效果不佳等原因产生焦虑、抑郁等心理问题。护理人员应鼓励其努力表达内心感受，加强战胜疾病的信心。

5. 防治并发症　为防止术后出血、人工晶状体移位等并发症的发生，应指导老年人早期发现症状，及时采取适当措施。

（三）老视患者的护理

随着年龄增长，眼调节能力逐渐下降从而引起患者视近物困难，以至于在近距离工作时，必须在其静态屈光矫正之外另加凸透镜才能有清晰的近视力，这种现象称为老视，又称老花眼。老视发生迟早和严重程度还与其他因素有关，如身高、阅读习惯、照明及全身健康状况等。

1. 临床表现

（1）视近物困难：老年人会渐渐发现在平时习惯的距离阅读时，看不清楚小字体。与近视者相反，会不自觉地将头后仰或者把书本报刊送到更远的地方才能把字看清，而且所需的阅读距离随着年龄的增加而变长。

（2）视觉疲劳：由于眼睛的调节功能下降，需在接近双眼调节极限的状态下近距离工作，所以时间不能持久。因为调节集合的联动效应，过度调节会引起过度的集合，所以老年人看报易串行，字迹成双，最后无法阅读，有的人甚至会出现流泪、眼胀、头痛等视疲劳症状。

（3）阅读需要强照明：充足的光线增加了书本与文字之间的对比度，可以使患者瞳孔缩小，从而提高视力。

2. 护理措施

（1）眼部运动：经常眨眼，利用一开一闭的眨眼方式来振奋、维护眼肌，然后用双手轻揉眼部。经常转动眼睛，经常向上、下、左、右等方向来回转动以锻炼眼肌。

（2）阅读姿势：读书时应全身肌肉放松，读物距离眼睛 30 厘米以上，身体不要过分前倾。不要在床上躺着看书，过度疲劳时不强行读书。

（3）保护视力：从暗处到阳光下要闭目，不让太阳光直接照射到眼睛。看电视、电影的时间不宜过久，保持好视力。

（4）眼部按摩：两手食指弯曲，从内眼横揉至外眼角，再从外眼角横揉至内眼角，用力适中；再用食指尖按太阳穴数次。每日早、晚各做 1 遍，不仅可推迟老花眼，还可防治白内障等慢性眼病的发生。

3. 健康指导　多做全身运动，增加全身血液循环。多食富含维生素、优质蛋白的食物，比如瘦肉、鱼、牛奶等。常吃黑豆和黑芝麻可使视力减缓衰退。

👁 **看一看**

中医疗法延缓老视

1. 按摩　每日醒后，闭眼以双手的中指按太阳穴，无名指按眉毛中部鱼腰穴，小指对准眉毛内侧攒竹穴，适当按压。每次 5 分钟。

2. 热敷 洗脸时先将毛巾浸泡在热水中，趁热熨贴在额部和眼眶部位，双眼轻闭，可改善眼部血液循环。也可将双掌搓热，掌心捂着眼睛，直到温度降低后再搓热，反复几次。

3. 运目法 利用一开一闭的眨眼来兴奋眼肌，并上下左右滚动眼球，改善眼肌血液循环。同时每日早晚各远眺一次，尽量远眺绿色的植物，再把视线移近，以改善视力功能，调节眼肌。

4. 中药泡茶饮 用枸杞子、菊花、草决明（决明子）泡茶喝，起到清肝明目的功效。

（四）白内障患者的护理 🅔 微课1

老年性白内障又称为"年龄相关性白内障"，是中年以后眼球内的透明晶状体囊受损害或晶状体蛋白质发生改变而导致晶体变浑浊。

该病为老年人致盲的主要原因。随着年龄增长，其发病率升高，70 岁以上白内障发病率可达 80%。女性略高于男性，工人和农民的发病明显高于其他人员。海拔高、纬度低、日照时间长的地区白内障的患病率高。

1. 临床表现 老年性白内障的主要表现以无痛性的视物模糊、进行性加重为特点。早期老年人可出现眼前暗影随眼球活动而转动，眼球静止其黑影仍继续活动。视力下降，光明显不适。随病情发展可出现视物变形、眩光、单眼复视或多视现象，视力逐渐下降，最后仅能见眼前光感和手动，直至导致失明，是常见致盲性双眼病。临床分为 3 型：皮质性、核性和后囊下白内障。

（1）皮质性白内障：是老年性白内障最常见的一型，约占 70%。该型可分为初期、膨胀期、成熟期和过熟期。膨胀期因晶状体体积增大，前房变浅，可诱发急性闭角型青光眼。成熟期的白内障未及时手术就进入过熟期，由于晶状体囊膜变性、透性增加，颗粒蛋白到前房阻碍房水排出而产生继发性青光眼，逸出的蛋白还具有抗原性，可诱发自体免疫反应，发生晶状体过敏性眼内炎。

（2）核性白内障：约占老年性白内障的 20%，其特点为发病较早，发展缓慢。

（3）后囊下白内障：发病年龄较早，发展快，但对视力影响较大。

2. 护理措施

（1）环境要求：老年人居室光线要充足，但应避免用单个强光灯泡和刺眼的阳光直接照射到老人的眼睛。室外强光照射进来时，可用纱质窗帘遮挡。外出活动和精细的用眼活动，最好安排在白天。在光线强烈的户外活动时，建议佩戴抗紫外线的太阳镜。晚间用夜视灯以调节室内光线。为老年人提供的阅读材料，保证印刷清晰、字体较大，最好用淡黄色的纸张，避免反光。避免长时间看书报、电视。

（2）饮食护理：营养均衡，在医生指导下服用维生素 C、维生素 E、维生素 B_2。可经常食用豌豆、麦芽、花生、牛奶、鱼类等食物，多饮水，有助于眼部的血液供应。禁烟、限酒，减少刺激性食物的摄入。

（3）用药护理：可用障眼明、卡他灵等眼药水滴眼，以延缓白内障的发展。

（4）术后护理：白内障中最有效的治疗方法是手术治疗，目前大多数采用超声乳化人工晶状体植入术。手术时，在术眼角膜或巩膜的小切口处伸入超乳探头，将混浊的晶状体和皮质击碎为乳糜状后，借助抽吸灌注系统将乳糜状物吸出，同时保持前房充盈，然后植入人工晶状体，使患者重见光明。超声乳化技术无痛苦，切口小，手术时间短，不需要住院。术后应：①术后按时滴眼药，点药前必须洗净双手，点药时用手向下拉下眼皮（手术切口在上部，勿拉上眼皮）。②手术切口 3 周左右愈合，在此期间洗脸、洗头时，注意不要让污水进入手术眼内，以防感染。③术后避免用力咳嗽，手术眼严禁外力碰撞、低头、揉眼、按压，午睡和夜间睡眠要向非手术眼侧卧或平卧，戴眼罩，以防眼部受伤。

④术后应戒烟忌酒，不吃辛辣有刺激性的食物，多吃蔬菜水果，保持大便畅通。⑤术后按医嘱到医院复诊，如果有视力突然改变，红肿、疼痛等症状，应立即就诊。

3. 健康指导　定期眼科检查，年龄>65岁老年人，应每年进行1～2次眼科检查。近期自觉视力减退或眼球胀痛伴头痛的老年人，应立即进行相关检查。

（五）青光眼患者的护理 🅔微课2

青光眼是指眼内压力持续或间歇性升高的一种眼病。眼压升高可因不同病因产生各种不同的临床表现。持续增高的眼压可对眼球各部分组织和视功能产生损害，引起视力下降、视野缩小。如不及时治疗，视野可全部丧失直至失明。

1. 临床表现

（1）原发开角型青光眼：好发于40岁以上人群。眼压升高的原因与前房角的小梁网阻塞有关，多为双侧性，有家族史的患者约占25%。主要特点是在高眼压的状态下，前房角宽而开放。早期无明显症状，少数患者有头痛、眼胀等症状；中、晚期出现视野、视盘及中心视力的改变。若老年人老花眼不断加重、近视明显加深者，应到医院眼科全面检查，早诊断，早治疗，以保护视功能。

（2）急性闭角型青光眼：此型好发于中老年人，40岁以上患者占90%。女性发病率较高，男女比例为1：4。发病时，前房狭窄或完全闭合，患者会出现突然发作的头痛、剧烈眼胀、视力锐减、眼球坚硬如石、结膜充血、血压升高、恶心呕吐、大便秘结，此时全身症状较重，易被误诊为神经性头痛、胃肠炎、脑炎等。如得不到及时诊治，24～48小时即可完全失明无光感，称为"暴发型青光眼"。临床上有部分患者对疼痛耐受性较强，只表现为眼眶和眼部不适甚至眼部无任何症状，而转移到前额、上颌窦、耳部、牙齿等部位疼痛，应注意鉴别诊断。

（3）慢性闭角型青光眼：可发生于各年龄段的成年人，性别无明显差异。过度疲劳、情绪紊乱是眼压升高的诱因，多数患者有反复发作的病史。表现为疲劳不适，眼部干涩、胀痛，视物模糊或视力下降、虹视，头痛，失眠，血压升高，休息后可缓解。有的患者无任何症状就发生失明，检查时眼压可正常或稍高（20～30mmHg），眼底早期也可正常，此型最易被误诊。

2. 护理措施

（1）休息与活动：避免过度劳累，特别要避免用眼过度。不长期低头工作，以减少眼部瘀血。避免在黑暗处滞留，以免眼压升高。定期参加适度的娱乐活动，改善心肺功能，增加眼部血氧供应。

（2）饮食护理：多吃水果，忌暴饮暴食。禁食洋葱、大蒜、辣椒等刺激性食物，戒酒，少喝浓茶、咖啡等刺激性饮料。24小时进水量限制在2000ml以内。

（3）心理护理：劝导老年人心胸豁达，避免精神紧张，保持愉悦的心情。

3. 健康指导

（1）告知老年人，发生青光眼后应积极主动与医生配合并按医嘱用药。

（2）生活有规律，劳逸结合，心情舒畅。衣领不宜过紧，睡眠时枕头要适当垫高。避免长时间阅读或暗室工作时间过长。

（3）饮食应易于消化，不宜一次性大量饮水，禁止吃刺激性食物，保持大便通畅。

（4）对中年以上，经常傍晚出现头痛、眼胀等自觉症状者，应考虑可能患有青光眼。一旦确诊为临床前期青光眼，宜尽早做预防性手术。

（5）解除老年人的紧张焦虑，安定情绪，树立信心，积极配合医生治疗。

（6）对40岁以上，特别是有青光眼家族史者，应做视野、眼压和眼底的检查。对已确诊或疑似患有青光眼者，应建立病案卡，定期复查。

（7）青光眼患者禁止使用散瞳剂。嘱患者谨慎用药，若有误用，立即报告医生采取相应措施。

（六）眼底病变患者的护理

老年人是眼底病的主要发病人群，糖尿病、高血压、高血脂、身体器官老化都会导致眼底病的出现。

1. 临床表现

（1）高血压眼底病变：眼底指眼球内的底部组织，包括视网膜、视盘、黄斑，以及微血管。用检眼镜通过瞳孔，可以清楚地看到眼底的变化。眼底血管的变化在一定程度上能够反映全身血管的情况。其病变程度可分为以下 4 个等级：Ⅰ级，视网膜动脉痉挛。Ⅱ级 A，视网膜动脉轻度硬化；Ⅱ级 B，视网膜动脉显著硬化。Ⅲ级、Ⅱ级加视网膜病变（出血或渗出）。Ⅳ级、Ⅲ级加视神经盘水肿。

（2）糖尿病眼底病变：表现为视力下降、复视等。糖尿病患者一旦出现眼部的症状，应尽早到眼科就诊，从而及时发现糖尿病视网膜病变。

练一练8-6

患者，女性，60 岁，患高血压多年，1 年来血压经常为（170～180）/（110～120）mmHg，X 线胸片示左室增大，肺淤血。眼底检查出现视网膜病变出血、视神经盘水肿，属于

A. Ⅰ   B. Ⅱ A   C. Ⅱ B   D. Ⅲ   E. Ⅳ

答案解析

2. 护理措施

（1）高血压眼底病变：①严密病情观察。定时测量患者血压，注意观察患者眼压视力及视膜变化情况。一旦出现视力模糊、恶心、呕吐剧烈疼痛等症状，应立即通知医师，以便早期处理。②眼部护理。嘱患者尽量避免长时间近距离用眼，避免熬夜，注意用眼卫生。③用药护理。干眼症的患者应给予玻璃酸钠滴眼液（0.1%）。④饮食护理。限制患者钠盐摄入，嘱患者增加粗纤维食物摄入，适当补充钾、钙离子及维生素，减少脂肪摄入。

（2）糖尿病眼底病变：①休息与活动。眼底出血的患者，可采取半卧位，双眼包盖，减少眼球转动。指导患者保持头高位以使眼部淤血下沉，让眼部充分休息，从而促进淤血的吸收。②饮食护理。糖尿病视网膜病变饮食即糖尿病饮食。不要进食过多热量高的食物，应根据基础代谢率计算每天摄入的能量。多食高蛋白、高维生素、高纤维素的食物，饮食不要过于油腻。劝说患者戒烟、戒酒。③定期复查。对出血期患者以 7～10 日复查 1 次为宜。④心理护理。由于视力下降，患者思想负担重、情绪不稳定，往往有焦虑、恐惧心理，对治疗丧失信心。护理中应针对患者存在的各种心理负担采取相应的护理措施，对患者解释其基本病情、治疗措施和预后以消除患者的顾虑，使他们保持良好的情绪，树立治疗信心。

❤ **护爱生命**

眼科疾病须全身辨证论治

老年人眼病多为慢性病、疑难病，若不辨明阴阳寒热，一味使用寒凉药物，则会伤人体阳气、加重病情。首届国医大师唐由之认为眼科疾病须全身辨证论治。

1. 微观辨证 眼部望诊是微观辨证的基础。仪器的使用使眼底病变更为直观，变局部为整体，平面为立体，静态为动态。

2. 气血辨证 眼是多血多气器官，对于较为复杂的病情当责之于气血。

3. 阴阳辨证 视网膜色素变性多为阳不胜阴。治疗原则宜益火之源，以消阴翳；用阴病治阳的方法，培补肾阳。

4. 体质辨证　据体质辨证施治，对无明显症状的动静脉阻塞患者，大多发生在中青年人，阴虚、气虚体质人较多。

5. 病因辨证　青光眼患者，根据不同类型采用降眼压药物或手术治疗。眼压稳定后用中药治疗，滋补肝肾、活血化瘀为主。

6. 专方辩证　对于病因明确、证型单一可用，如明睛颗粒的使用。

中医的优势在于从整体着眼，针对性强且治法灵活，尤其对眼底病的治疗有明显优势。

（七）老年性聋患者的护理

老年出现的双耳对称的、渐进性的神经性耳聋称为老年性耳聋。人体随着年龄增长会出现一系列衰老现象，老年性耳聋是因为听觉系统衰老而引发的听觉功能障碍。部分老年人在开始时可伴有耳鸣，常为高频声，其出现频率随年龄而增加，通常情况下 65～75 岁的老年人中，发病率可高达 60% 左右。听力学研究表明，男性约从 45 岁以后开始出现听力衰退，女性稍晚。

1. 临床表现

（1）高频听力下降为主：听力下降主要以高频听力下降为主，老年人首先对门铃声、电话铃声、鸟叫声等高频声响不敏感，逐渐对所有声音敏感性下降。

（2）双侧感音神经性耳聋：老年性耳聋大多数是双侧感音神经性耳聋，双侧耳聋程度基本一致，呈缓慢进行性加重。

（3）言语分辨率降低：有些老年人表现为言语分辨率降低，主要症状是虽然听得见声音，但很难分辨，理解力下降。这种症状开始仅出现在特殊环境中，比如在公共场合有很多人同时讲话时。症状逐渐加重导致其与他人交谈困难，老年人逐渐不愿讲话出现孤独现象。

（4）重振现象：部分老年人可出现重振现象，即小声讲话时听不清楚，大声讲话时又嫌吵。他们对声源的判断力下降，有时会用视觉进行补偿，比如在与他人讲话时会特别注视对方的嘴唇和面部。

（5）耳鸣：多数老年人伴有一定程度的耳鸣，多为高调性。开始时仅在夜深人静时出现，以后逐渐加重且持续终日。

2. 护理措施

（1）饮食护理：给予清淡饮食，减少外源性脂肪的摄入，尤其注意减少动物脂肪的摄入。多吃新鲜蔬果，以保证维生素 C 的摄入。中药葛根、核桃仁、芝麻、黑豆、山药等对于延缓耳聋的发生有一定的作用。

（2）活动：活动可促进全身血液循环，使内耳的血液供应得到改善。老年人可以根据自己的身体状况和条件来选择合适的体育项目，如打太极拳、散步、慢跑等。

（3）促进与老年人沟通：对电话听筒加增音装置。指导老年人与关系亲密的朋友多交谈，让老年人的情绪得到发泄。与老年人交谈前先正面进入其视野，或轻拍肩部引起注意。对老年人说话要清楚且慢，切忌高声喊叫，尽量使用短句表达意思。避免噪声刺激，日常生活和外出时应尽量避开噪声大的环境和场所。

（4）助听器护理：经专业人员测试后，根据老年人的要求和经济情况，选戴合适的助听器。指导老年人及其家属正确使用助听器。具体方法：①助听器装置正确塞入耳内。②正确操作开关。③电池型号辨认，以及购置要求。④安装及更换电池的具体操作步骤。

（5）心理护理：由于耳聋而造成生理性隔离，老年人容易产生孤独、焦虑、抑郁、社交障碍等一系列心理问题。应让老年人认识到衰老是正常生理现象，家庭和社会要给予老年人关怀和帮助，同时护士也要多与老年人进行沟通交流，使老年人树立乐观积极生活的信心。

3. 健康指导

（1）定期进行听力检查：老年人一旦发觉耳鸣或听力下降，应到耳鼻喉科门诊进行听力检查，尽早发现及时治疗。

（2）避免使用耳毒性药物：慎用或禁用有耳毒性的药物如庆大霉素等，必须使用时要严格遵医嘱，用药剂量不可过大，时间不可过长，并注意观察药物的不良反应。

（3）积极治疗慢性病：老年性耳聋尚无特效治疗方法，应以预防为主，并积极治疗高血压、糖尿病等慢性病，养成良好生活习惯，戒烟限酒。

（4）指导耳部按摩：教会老年人用手掌按压耳朵和用手指按压、环揉耳廓，每天 3~4 次，以增加耳膜活动、促进局部血液循环、延缓听力下降。

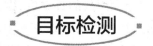

答案解析

一、选择题

（一）A1 型题

1.（ ）的老化是最早且最容易观察到的现象

　　A. 皮肤　　　　　B. 眼　　　　　C. 耳　　　　　D. 鼻　　　　　E. 口

2. 60 岁以上老年人，约（ ）有不同程度的听力障碍

　　A. 1/3　　　　　B. 2/3　　　　　C. 3/4　　　　　D. 2/5　　　　　D. 3/5

3.（ ）老化的表现主要为液化和后脱离

　　A. 晶状体　　　　B. 玻璃体　　　　C. 角膜　　　　D. 视网膜　　　　E. 结膜

4. 老年性白内障又被称为"年龄相关性白内障"，指中年以后眼球内的透明（ ）囊受损害或晶状体蛋白质发生改变使晶状体变浑浊，称为白内障

　　A. 角膜　　　　　B. 结膜　　　　　C. 晶状体　　　　D. 玻璃体　　　　E. 视网膜

5.（ ）病为老年人致盲的主要原因

　　A. 白内障　　　B. 青光眼　　　C. 视网膜病变　　　D. 老视　　　E. 老年性黄斑变性

6.（ ）白内障发病年龄较早，发展侵，但对视力影响较大

　　A. 核性　　　　　B. 皮质性　　　　C. 后囊下　　　　D. 混合型　　　　E. 代谢性

7.（ ）仍是年龄相关性白内障的主要治疗手段

　　A. 手术治疗　　　B. 药物治疗　　　C. 保守治疗　　　D. 中医治疗　　　E. 其他

8. 青光眼主要病理变化是

　　A. 眼内出血　　　　　　　　B. 眼压波动　　　　　　　　C. 视神经萎缩

　　D. 眼内压力增高　　　　　　E. 眼内压力降低

9.（ ）是糖尿病最常见的眼部并发症

　　A. 糖尿病性视网膜病　　　　B. 继发性青光眼　　　　　　C. 白内障

　　D. 复视　　　　　　　　　　E. 虹膜睫状体炎

（二）A2 型题

10. 患者，女性，63 岁。右眼出现渐进性、无痛性视力减退，并出现复视，畏光，经医生检查发现晶状体混浊，眼底看不清，皮质吸水肿胀，最可能的诊断是

　　A. 青光眼　　　　　　　　　B. 白内障　　　　　　　　　C. 老年性黄斑变性

D. 老视　　　　　　　　　　　　　E. 玻璃体混浊

11. 患者，女性，65岁，与邻居吵架后出现左眼痛、头痛，视力减退，伴恶心、呕吐。检查左眼视力眼前手动，结膜混合性充血，角膜上皮水肿，角膜后色素沉着，前房极浅，瞳孔中度大，眼后节看不清，眼压65mmHg。上述疾病最可能的诊断为

A. 急性闭角型青光眼　　　　B. 虹膜睫状体炎　　　　C. 急性角膜炎

D. 继发性青光眼　　　　　　E. 开角型青光眼

（三）A3型题

（12~14题共用题干）

患者，女，68岁，右眼无痛性视力逐渐下降3年。体检：视力右眼0.2，左眼0.6，矫正不应。裂隙灯检查：双眼角膜透明、前房常深，瞳孔等大等圆，对光反射（+），双眼晶状体核呈黄色、右眼后囊下混浊（+），右眼眼底略朦胧，左眼底正常。

12. 最有可能的诊断为

A. 双眼年龄相关性白内障　　　　　　B. 右眼慢性闭角型青光眼

C. 右眼并发性白内障　　　　　　　　D. 右眼慢性开角型青光眼

E. 右眼玻璃体混浊

13. 最适宜的治疗方案

A. 点用白内停眼药水　　　　　　　　B. 口服障眼明胶囊

C. 行白内障囊外摘除术　　　　　　　D. 行白内障囊内摘除术

E. 行白内障超声乳化摘除加人工晶体植入术

14. 以下哪项为手术禁忌症

A. 角膜内皮皮细胞计数为1400/mm^2

B. 眼轴长度大于30mm

C. 眼压24mmHg

D. 既往无糖尿病史，术前检查发现血糖10.2mmol/L

E. 散瞳后发现6点~8点位晶状体悬韧带断裂

二、综合问答题

1. 简述急性闭角型青光眼患者的临床特点。
2. 简述老视患者的护理措施。

三、实例解析题

患者，男性，72岁。自诉5年前出现双侧听力下降，偶有高调性耳鸣。近年来，听力下降进行性加重。时常耳鸣，谈话时能听得到对方声音，但听不清具体内容，在稍微嘈杂的环境中语言理解力明显下降。患Ⅱ型糖尿病12年、高血压病10年。每天吸烟2包、饮酒250ml。

问题：（1）针对患者的情况，如何与其保持良好的沟通？
　　　（2）请为患者做出正确的健康指导方案。

书网融合……

重点回顾　　　微课1　　　微课2　　　习题

项目七　老年期运动系统的变化及护理

学习目标

知识目标：

1. **掌握**　老年期运动系统疾病的护理措施。
2. **熟悉**　老年期运动系统常见疾病的临床表现。
3. **了解**　老年期运动系统结构和功能的变化。

技能目标：

能正确实施老年期运动系统常见疾病患者的健康指导。

素质目标：

具备严谨求实的科学态度和救死扶伤的人道主义精神，具备良好的团队协作精神，养成关爱老年人、热爱老年护理的良好职业道德风尚。

导学情景

情景描述：患者李某，女，80岁，小学文化，膝关节疼痛约10年。近两年来逐渐加重，自认为老年人正常老化现象未予重视。今晨起去卫生间突然跌倒，急送医院，经检查确诊为骨性关节炎、骨质疏松、股骨颈骨折，建议住院治疗。

情景分析：老年期运动系统常见疾病主要包括骨质疏松症、退行性骨关节病、颈、腰椎病、和老年性骨折。患者李某，老年人出现关节疼痛，跌倒骨折，确诊为骨性关节炎、骨质疏松、股骨颈骨折。

讨论：（1）该患者目前存在哪些护理问题？

　　　　（2）针对该患者的情况，应给予李某进行哪些健康指导？

学前导语：随着增龄，老年人运动系统出现不同程度的退行性变化。学习老年人运动系统的变化及常见疾病的临床特点，正确实施护理，对实现健康老龄化具有重要意义。

随着年龄的增长，老年人运动系统出现不同程度的退行性变化，以承重的脊柱、膝、髋关节最为明显，影响老年人的姿态和功能，导致其生活质量降低。因此，了解老年人运动系统的老化特点，掌握常见疾病的护理措施，对维护老年人的身心健康、提高老年人的生活质量具有重要意义。

一、老年期运动系统结构和功能的变化

1. 骨骼　伴随增龄，老年人骨骼中的有机物质如骨胶原、骨黏蛋白的含量逐渐减少或消失，发生进行性的退化和营养不良。骨骼中的矿物质逐渐减少，骨小梁减少并变细、骨密度下降而导致骨质疏松，出现脊柱弯曲、变短，身高降低。特别是老年女性绝经后，雌激素分泌减少，活动量减少，钙质摄入不足，易导致骨质疏松，极易发生骨折。老年人骨膜的成骨细胞数和成骨细胞内线粒体减少，骨髓造血功能下降，导致骨的修复与再生能力逐渐减退，发生骨折后的愈合时间较长。

2. 关节

（1）关节软骨：随着年龄增长，关节软骨的含水量、硫酸软骨素 A、亲水性的黏多糖减少，导致关节软骨钙化及纤维化，使关节软骨对外界机械应力减弱。长期磨损导致关节软骨面变薄，软骨粗糙、破裂，完整性受损，表面软骨剥离，脱落于关节腔内，形成游离体，即"关节鼠"，致老年人在行走时关节疼痛，并有弹响。由于关节软骨变性，使连接与支持骨和关节的韧带、关节囊、腱膜因纤维化和

钙化而变得僵硬，使关节活动受到限制；也可因关节软骨退化，使老年人在活动时，关节两端的骨面直接接触而引起疼痛。另外，退化的关节软骨边缘出现骨质增生形成骨刺，导致关节活动障碍及疼痛更加明显。

（2）滑膜：老年人关节滑膜萎缩、变薄，纤维增多，基质减少，代谢功能减弱。滑膜下层的弹力纤维和胶原纤维随退变而增多，引起滑膜表面和毛细血管距离增大造成循环障碍。滑膜细胞的溶酶体活性下降使关节软骨变性，导致软骨损害。

（3）滑液：滑液由血浆透析物和滑膜细胞所分泌的透明质酸构成。退变时，滑液因减少而黏稠，滑液中透明质酸减少，细胞数明显增多；并发滑膜炎症时，则滑液中有大量炎症细胞。

3. 椎间盘　颈部和腰部的椎间盘因长期负重，承受各种冲击和挤压力，使纤维环中的纤维变粗、弹性下降、变硬，使椎间盘逐渐演变成一个软骨实体。加之椎间盘周围韧带松弛，在椎体活动时出现错动不稳等，甚至压迫脊髓、神经、神经根及动脉，使老年人出现颈、腰椎病的症状和体征。

4. 骨骼肌　成年人全身骨骼肌重量占体重的40%～50%。随年龄增长，肌纤维减少、变性、体积变小和萎缩，使肌群体积缩小，重量减轻，老年人骨骼肌重量仅占体重的25%。肌肉内肌浆球蛋白、ATP酶的活力下降，使老年人的肌肉变硬、弹性减退，加上神经系统的衰退等因素，导致骨骼肌收缩功能减弱，肌肉容易疲劳。所以，老年人常出现腰腿痛、动作迟缓、体力减退、活动量减少等。

❓ **想一想8-7**

为什么老年女性更容易发生骨折？

答案解析

二、老年期运动系统常见疾病患者的护理

（一）护理评估

1. 健康史

（1）现病史：评估疼痛开始的时间、诱因、部位、性质、持续时间以及与活动、运动、气候的关系。观察老年人行走的步态、速度和转身动作，评估其关节活动是否受到限制。详细检查各关节的主动运动与被动运动，注意关节活动范围，有无肌肉紧张、软弱无力、痉挛、震颤或挛缩的现象。评估老年人的生活自理能力，活动时是否需协助等。

（2）既往史：了解老年人既往身体状况，是否有慢性病如糖尿病等。是否参加剧烈体育运动、从事过关节易劳损的工作（如建筑业、测绘、园艺等），是否有骨折、关节脱位、扭伤史。评估其日常生活习惯，是否有偏食、大量吸烟饮酒、喝浓茶和浓咖啡等不良习惯。询问女性的月经史、孕产史和绝经史。

（3）用药史：询问老年人是否服用抗癫痫药、糖皮质激素、苯妥英钠、甲状腺激素等，以及服用药物的原因、剂量、时间及不良反应等。

（4）家族史：询问家族中是否有骨质疏松病、骨性关节病、脆性骨折等家族史。

2. 身体评估

（1）一般检查项目：评估生命体征、营养状态等。

（2）病变部位局部情况：观察有无肌肉萎缩、肢体的长短、姿势、步态和肢体活动情况。

（3）疼痛的评估：明确疼痛性质、特点，明确肿块位置、特点及与周围组织的关系观察动脉搏动情况。检查患者有无直接叩击痛、间接挤压痛等。关节活动时有无响声或异常骨擦音（骨折时）。

（4）评估肢体的自主运动与被动运动情况：对肢体的自主运动与被动运动情况进行静态和动态的检查并与健侧对比。测量肢体长度和节段长度、水平周径，关节活动度，颈椎及腰椎的活动，评估肌力和深浅感觉障碍的程度。

3. 心理社会评估　了解患者对疾病知识的了解程度，有无因疼痛、功能障碍和外形的改变而感到自卑、消极悲观、焦虑等不良心理，是否有因为行动不便而影响社交。

4. 辅助检查

（1）X线检查：检查受累关节间隙有无狭窄、骨质增生、关节内游离骨片、囊性变等。

（2）计算机断层摄影（CT）：用于椎间盘疾病的检查，效果明显优于X线。

（3）磁共振摄影（MRI）：不但能发现早期的软骨病变，而且能观察到半月板、韧带等关节结构的异常。

（4）骨密度测定：骨密度低于同性别峰值骨量的2.5SD以上可诊断为骨质疏松症。

👁 **看一看**

常用骨密度测定法

1. 单光子吸收测定法（SPA）　利用骨组织对放射物质的吸收与骨矿含量成正比的原理，以放射性同位素为光源，测定人体四肢骨的骨矿含量。一般选用部位为桡骨和尺骨中远1/3交界处（前臂中下1/3）作为测量点。该方法在我国应用较多，且设备简单，价格低廉，适合于流行病学普查。

2. 超声波测定法　利用声波传导速度和振幅衰减能反映骨矿含量多少和骨结构及骨强度的情况。该法操作简便、安全无害，价格便宜，所用的仪器为超声骨密度仪。

（二）一般护理

1. 休息与活动　合理的运动能增加骨密度、减少骨丢失，防止骨质疏松，并通过加强肌肉、肌腱及韧带的支持作用而有助于保护关节，预防骨关节病的发生。但急性发作期应限制关节活动。运动时要注意循序渐进，应根据每个老年人的身体状况，制定不同的活动计划。对能运动的老年人，每天进行如慢跑、跳舞、保健操、太极拳、退步行走、原地抬腿等，尤其是户外活动和日光浴。因疼痛活动受限的老年人，要维持关节的功能位，每天进行主动和被动训练，同时进行肌肉的等长、等张收缩训练，以保持肌肉的张力。但应避免长时间站立及长时间行走，尤其是长距离的登山运动，避免加速关节退变。

2. 营养与饮食

（1）补钙：鼓励老年人多摄入含钙及维生素D丰富的食品和新鲜蔬菜、水果。适当晒太阳。在医生指导下适量补充钙剂及维生素D。

（2）控制体重：减轻体重能防止或减轻关节的损害，减轻患病关节所承受的压力。

3. 增强自理能力　对于活动受限的老年人，应根据其自身条件运用辅助工具或改善环境以提高老年人的生活护理能力。要减少或避免居住环境内外的障碍物，增加安全防护用品。日常用品放在易拿取之处。

4. 疼痛护理　教会患者在日常生活中运用简单有效的方法缓解疼痛，如音乐治疗、暗示疏导、局部理疗或按摩等。正确掌握动作要领或利用辅助器械，减轻肌肉骨骼的疼痛。疼痛严重者卧床休息或卧床牵引限制关节活动，必要时可遵医嘱使用止痛剂、肌肉松弛剂等药物。

5. 预防跌倒　采取多种措施预防老年人跌倒：①安全的生活环境。光线要充足、避免强光，地面保持平整干燥、无障碍物，走廊、卫生间和楼道安装扶手等。②着装。指导老年人选择舒适、防滑的平底鞋，裤子或裙子不宜过长。③日常用品。放在易取之处，尽量避免弯腰、负重等行为。④用药护理。积极治疗原发病和损伤，避免和慎用易致平衡失调的药物如镇静安眠药、抗过敏药等。⑤照明。室内安装地灯。⑥高危人群佩戴髋部保护物。

6. 心理护理 患病老年人易发生自我形象紊乱，产生自卑心理。应鼓励老年人以积极心态对待疾病，学会自我控制不良情绪的方法。正确处理好活动与休息的关系，在康复治疗师的指导下，坚持正确的康复训练。指导老年人穿宽松的上衣掩盖形体的改变，为其创造有利于与外界交往、互动的机会。

🖤 护爱生命

随着人口老龄化程度的加剧，老年期运动系统疾病已成为我国关注的公共卫生问题之一。研究表明，骨质疏松症状的患病率为6%～19.3%，女性高于男性11%左右；在中国年龄大于55岁以上人群的，有超过45%的几率患上退行性骨关节病；颈椎病的发病率随着人们年龄的增加而提高，60岁以上的人群发病率高达50%，70岁以上发病率更高；腰椎病的发病率为5%～10%；老年人因骨质疏松、肌肉及神经兴奋性减低、活动耐力下降等原因，很容易发生骨折，女性高于男性。且老年性骨折愈合差，并发症多，常常危及患者生命，严重影响患者生活质量，给社会和家庭带来沉重的负担。

因此，护理人员应指导老年人采取有效的预防控制措施，减少运动系统疾病的发生，以提高老年人的生活质量。

（三）骨质疏松症患者的护理措施

骨质疏松（OP）是一种以低骨量和骨组织微结构破坏为特征，导致骨质脆性增加、易于骨折的一种全身性代谢性疾病。主要原因是年龄增长、退行性变、内分泌紊乱、营养不良及运动不足，导致骨钙丢失，骨转换发生改变；骨微细结构发生变化，骨小梁变窄、变细、弯曲、错位甚至断裂、数目减少，骨密质变薄、脆性增加，极易发生脆性骨折。脆性骨折导致病残率和死亡率的增加，生活不能自理。所以，骨质疏松症又被称为"沉默杀手"。

OP在临床上又分为原发性、继发性、特发性3种类型。老年骨质疏松症属于原发性骨质疏松症Ⅱ型，我国50岁以上的人群中骨质疏松症总患病率约为15.7%。随着人口寿命的延长，患病人数逐步增多，其中每年因骨质疏松导致的髋骨骨折有68.7万人次。我国骨质疏松患者骨折发病率居高不下，但由于认识不足和诊断条件所限，只有约1/5的患者得到了相应的抗骨质疏松治疗，因此已将骨质疏松的防治研究列为老年相关疾病攻关范畴。

1. 临床表现 🗨 微课1

（1）疼痛：是原发性骨质疏松症最常见的症状。表现为全身骨骼疼痛，以腰背痛为多见，其次是膝关节、肩背部、手指、前臂，多为酸痛、弥漫性。日间较轻，夜间和清晨醒来时加重，负重能力减弱。劳累或活动后常导致肌劳损和肌痉挛，疼痛加重。

（2）脊柱变形：严重骨质疏松者身高缩短、脊柱畸形和伸展受限。老年人椎体内部骨小梁变细，数量减少，椎体骨密度下降，脊椎椎体受压变形，身长平均缩短3～6cm，严重者伴驼背。

（3）脆性骨折：是指低能量或非暴力骨折。发生脆性骨折的常见部位为胸/腰椎、髋部、桡/尺骨远端和肱骨近端。骨质疏松性骨折发生的特点是在扭转身体、持物、开窗、室内日常活动、跌倒等轻微外力作用下即可发生，且再发骨折的风险亦明显增加。

值得注意的是，一些骨质疏松患者常无明显症状，往往在骨折发生后经X线或骨密度检查时才发现已有骨质疏松。

2. 护理措施 微课2

（1）饮食护理：给予高蛋白、高热量、高纤维素、高维生素、高钙饮食。老年人一般每天摄入钙应不少于850mg，如已经发生骨质疏松症，则每天应不少于1000～2000mg。避免酗酒，戒烟，限制浓茶、咖啡和碳酸饮料等摄入。

（2）减轻或缓解疼痛：卧床休息使腰部软组织和脊柱肌群得到松弛，以减轻疼痛。休息时宜卧硬板床，可通过热敷、按摩、擦背促进肌肉放松缓解疼痛。对疼痛严重者可遵医嘱给予药物止痛治疗。另外，热疗、光疗、电磁疗等物理治疗对缓解疼痛也有一定的效果。

（3）用药护理：①钙制剂。如碳酸钙、葡萄糖酸钙等，服用时应注意不可与绿叶蔬菜（如菠菜）一起服用；使用过程中要增加饮水量，防止泌尿系统结石形成，并防止便秘；补钙不可过度，在肾结石或原因不明的高尿钙情况下应禁用钙剂。②钙调节剂。包括降钙素、维生素D和雌激素。使用降钙素时要观察有无低血钙和甲状腺功能亢进的表现，在服用维生素D的过程中要监测血清钙和肌酐的变化。对使用雌激素的老年女性患者，应详细了解家族中有关肿瘤和心血管方面的病史，严密监测子宫内膜的变化，注意阴道出血情况，服药期间每半年进行妇科和乳腺检查。③二磷酸盐。如依替磷酸二钠、帕米磷酸钠等。此类药物的消化道反应较多见，故应晨起空腹、取站立姿势或坐位服用，同时饮清水200～300ml，至少半小时内不能进食或喝饮料、不能平卧，以减轻对消化道的刺激。静脉注射要注意血栓性疾病的发生，同时应监测血钙、磷和骨吸收生化标志物。

3. 健康指导

（1）疾病宣教：向患者说明骨质疏松发生的原因、临床表现、治疗方法及预防措施等。

（2）生活方式的指导：合理饮食，忌烟限酒，避免饮用浓茶、浓咖啡和碳酸饮料，多摄入含钙及维生素D丰富的食物，规律运动，适当户外日光照射。尽量避免弯腰、负重等行为。

（3）用药指导：指导老年人服用可咀嚼的片状钙剂，且应在饭前1小时或睡前服用，钙剂应与维生素D同时服用。教会其观察各种药物的不良反应，明确不同药物的使用方法及疗程。

（4）避免发生跌倒、骨折：为老年人提供安全的生活环境和装束，防止跌倒和损伤。户外活动、外出、夜间起床应倍加小心。一旦发生骨折，立即卧床休息，并用夹板或支架妥善固定，及时送往医院医治。

（5）康复训练指导：康复训练应尽早实施，在急性期应注意卧、坐、立姿势，卧位时应平卧、低枕、背部尽量伸直，坚持睡硬板床；坐位或立位时应伸直腰背，收缩腰肌和臀肌，增加腹压。在慢性期应选择性地对骨质疏松症好发部位的相关肌群进行运动训练，如采取仰卧位抬腿动作训练腹肌，采用膝手卧位训练背肌等。同时可配合有氧运动增强体质，通过翻身、起坐、单腿跪位等动作训练，维持和提高老年人的功能水平。

（6）骨质疏松症的三级预防：①一级预防。应从儿童、青少年做起。注意合理膳食营养，多食用含钙、磷高的食品，坚持科学的生活方式。提倡晚婚、少育，哺乳期不宜过长。尽可能保存体内钙质，丰富钙库。对有遗传基因的高危人群应重点随访，早期防治。②二级预防。人到中年尤其妇女绝经后，骨丢失量加速，应每年进行一次骨密度检查。对骨量快速减少的人群，应及早采取防治对策。近年来，欧美各国多数学者主张在妇女绝经后3年内即开始长期雌激素替代治疗，同时坚持长期预防性补钙。③三级预防。对退行性骨质疏松症患者应积极进行抑制骨吸收（雌激素等）、促进骨形成（活性维生素D）的药物治疗，还应加强防摔、防颠等措施。对中老年骨折患者应积极手术，实行内固定，早期活动，给予体疗、理疗、营养、补钙，遏制骨丢失、提高免疫功能及整体素质等综合治疗。

练一练8-7

老年期骨质疏松症患者的饮食护理不正确的是

A. 高脂肪　　B. 高蛋白　　C. 高纤维素　　D. 高维生素　　E. 高钙饮食

答案解析

（四）退行性骨关节病患者的护理措施

退行性骨关节病又称老年性关节炎、骨性关节炎（OA）等，其主要病变是关节软骨的退行性变和继发性骨质增生，继而导致关节症状和体征的一组慢性退行性关节疾病。此病好发于髋、膝、脊椎等负重关节以及肩、指间关节等。其发病率随年龄的增大逐渐升高，65岁以上的老年人患病率达68%，高龄男性髋关节受累多于女性，手骨性关节炎则以女性多见。骨性关节炎是老年人致残的主要原因之一，严重影响老年人的日常生活。

1. 临床表现

（1）关节疼痛：反复发作的关节疼痛是退行性骨关节病的主要症状。早期表现为关节酸痛，多在活动或劳累后出现，休息可减轻或缓解。随着病情进展，疼痛程度加重。关节少量活动、甚至休息时也可发生疼痛，且疼痛可因寒冷、潮湿等天气变化而加重。

（2）关节僵硬：关节僵硬常出现在早晨起床或关节停止一段时间不活动后，持续时间短，活动后可缓解。

（3）功能受限：随着病变进一步发展，各关节可因骨赘、软骨退变、关节周围骨肉痉挛及关节破坏而导致活动受限。此外，颈椎骨性关节炎脊髓受压时致肢体无力、麻痹，椎动脉受压可致眩晕、耳鸣、复视、构音障碍或吞咽障碍，严重者可发生定位能力丧失甚至突然跌倒。腰椎骨性关节炎伴有腰椎管狭窄时，可引起下肢间歇性跛形，严重者可出现大、小便失禁。

（4）关节内卡压现象：当关节内有小的游离骨片时，可引起关节内卡压现象。表现为关节疼痛、活动时有响声和不能屈伸。膝关节卡压易使老年人摔倒。

（5）关节肿胀、畸形：病情严重的患者会出现渗出性滑膜炎，造成关节肿胀。病变晚期可出现髋关节屈曲、外旋和内收畸形；膝关节出现内翻、外翻或屈曲畸形。

2. 护理措施

（1）适度运动：骨性关节炎患者宜动静结合，急性发作期应限制关节活动，以不负重活动为主。保持正常体重。指导患者选择运动量适宜的运动，避免长期、反复的剧烈运动，注意保暖，避免运动中的机械性损伤。

（2）疼痛护理：对患髋关节骨关节炎的老年人，减轻关节负重和适当休息是缓解疼痛的重要措施，可手扶手杖、拐、助行器站立或行走。疼痛严重者，可采用卧床牵引限制关节活动。膝关节骨关节炎者除适当休息外，可通过上下楼梯扶扶手、坐位站起时手支撑扶手的方法减轻关节软骨承受的压力，膝关节积液严重时应卧床休息。另外，可局部物理治疗与按摩综合使用以镇痛。

（3）功能锻炼：通过主动和被动功能锻炼，保持病变关节的活动，防止关节粘连和功能活动障碍。

（4）用药护理：如关节经常出现肿胀，不能长时间活动或长距离行走，X线片显示髋骨关节面退变，则可在物理治疗的基础上加用药物治疗。①非甾体抗炎药，主要起到镇痛的作用。建议使用吡罗昔康、双氯芬酸、舒磷酸硫化物等镇痛药，且双氯芬酸、舒磷酸硫化物对软骨代谢和蛋白聚合糖合成具有促进作用。尽量避免使用阿司匹林、水杨酸、吲哚美辛等副作用大且对关节软骨有损害作用的药物。对应用按摩、理疗等方法可缓解疼痛者，最好不服用镇痛药。②氨基葡萄糖，不仅能修复损伤的软骨,还可以减轻疼痛。常用药物有硫酸氨基葡萄糖、氨糖美辛片、氨基葡萄糖硫酸盐单体等。硫酸氨基葡萄糖最好吃饭时服用,氨糖美辛片饭后即服或临睡前服用效果较好。③抗风湿药,通过关节内注射,利用其润滑和减震功能,对保护残存软骨有一定作用。用药期间应加强临床观察,注意监测 X 线片和关节积液。

(5)手术护理:对症状严重、关节畸形明显的晚期骨关节炎老年患者,多行人工关节置换术。术后护理因不同部位的关节而有所区别。

3. 健康指导

(1)控制体重或减肥:肥胖是本病发生的重要原因,故应控制体重。

(2)积极治疗原发病:及时和妥善治疗关节外伤、感染、骨质疏松症等原发病。

(3)保护关节:注意防潮保暖,防止关节受凉受寒。尽量应用大关节而少用小关节,如用屈膝屈髋下蹲代替弯腰和弓背;用双脚移动带动身体转动代替突然扭转腰部;选用有靠背和扶手的高脚椅就座,且膝髋关节呈直角。多做关节部位的热敷、热水泡洗、桑拿。避免从事可诱发疼痛的工作或活动,如长期站立等,减少爬山、骑车等剧烈活动,少做下蹲动作。

(4)用药指导:告知老年人药物的服用方法、药物的副作用,教会其监测方法。对记忆力减退明显者可应用明显的标记,以保证其能定时、定量、准确服用。

(5)康复训练:在医生指导下进行各关节的功能锻炼,可以保持病变关节的活动功能,防止关节粘连和功能活动障碍。

(五)颈、腰椎病患者的护理措施

颈、腰椎病是一种进展缓慢的退行性骨质病变。颈椎病是由于颈椎体及周围软组织发生退行性变化,使颈椎体僵硬或骨质增生,2 个椎体间的软组织即颈椎间盘突出,致使通过颈椎的脊髓和神经根受压而引起相应的症状和体征。是 50 岁以上人群的常见病,男性居多,好发部位依次为 $C_{5\sim6}$、$C_{4\sim5}$、$C_{6\sim7}$。颈椎病根据受压部位和临床表现不同,分为神经根型、脊髓型、椎动脉型及交感神经型。腰椎病分为腰椎间盘突出和腰椎管狭窄。

1. 临床表现

(1)颈椎病:①神经根型颈椎病。疼痛为神经根性病变的主要症状。急性期患者活动头颈部时出现颈、肩、臂部痛或呈上肢放射痛,常伴手指麻木感,晚间疼痛加重。上肢肌力减弱,表现为患者持物时费力、易脱落。颈部肌肉紧张,检查时局部有压痛。②脊髓型颈椎病。为颈椎病诸型中症状最严重的类型。表现为手握力减退,手部麻木,运动不灵活,精细活动失调;下肢无力,步态不稳,有踩棉花样感觉,躯干有紧缩感。③椎动脉型颈椎病。因椎 - 基底动脉供血不足,容易出现眩晕、头痛、视物障碍伴有突发性弱视、耳鸣、耳聋、恶心、猝倒等症状。猝倒为本型特有的症状,表现为四肢麻木、软弱无力而跌倒,多发生在头部突然活动或姿势改变时;头痛多表现为发作性胀痛,以顶部、枕部为主,发作时可有恶心、呕吐、出汗、憋气、心慌及血压变化等自主神经功能紊乱症状。④交感神经型颈椎病。可出现交感神经兴奋症状如头痛或偏头痛、头晕、恶心、呕吐、视物模糊、心动过速、血压升高、耳鸣等,也可发生交感神经抑制症状,如头昏、眼花、流泪、心动过缓、血压下降及胃肠胀气等。

(2)椎间盘突出症:①腰痛及坐骨神经痛。早期患者表现为腰痛,可呈急性剧痛或慢性隐痛,以后逐渐发生坐骨神经痛,疼痛从下腰部向臀部、大腿后方、小腿外侧直至足背或足外侧放射,伴有麻木感。②腰部活动受限。以前屈受限最明显,可出现腰部强直,生理前凸消失,腰椎侧弯。在相应的病变椎间隙、棘突旁侧有深压痛、叩痛、下肢放射痛。③马尾神经受压综合征。表现为会阴区域感觉麻木,排尿、排便功能障碍,双下肢疼痛等。

（3）腰椎管狭窄症：①腰腿痛。有腰背痛、腰骶部痛和（或）下肢痛。多在站立位、过伸位或行走过久时疼痛加剧，前屈位、蹲位及骑自行车时疼痛减轻或消失。②间歇性跛行。腰部后伸受限及压痛。

2. 护理措施

（1）病情观察：非手术治疗过程中注意疼痛部位、肢体麻木无力等的变化，按时监测生命体征。长期卧床的患者，应注意并发症的预防与观察。

（2）手术护理：颈椎病术前指导患者进行深呼吸、吹气泡或气球等呼吸功能训练，以提高肺的通气功能；术前1周戒烟；术后1~3天，严密观察呼吸情况。发现呼吸困难、口唇发绀及时报告医生，必要时气管切开。腰椎病手术2~3天后，指导并督促、鼓励患者进行腰背肌锻炼，预防肌肉萎缩。

（3）减轻疼痛：①采取适宜卧位。腰椎间盘突出症患者急性期，应绝对卧硬板床，卧床4周或疼痛症状缓解后，可戴护腰下床活动。卧床时抬高床头20°，膝关节屈曲，放松背部肌肉。协助患者进行床上翻身。②保持有效牵引。正确进行有效牵，注意牵引时的姿势、位置及牵引的重量，并及时发现牵引过程中的反应，如是否有头晕、恶心、心悸等。配合应用理疗、按摩、药物等以解除病痛。③减轻腰部疼痛。避免弯腰、长期站立、上举重物等动作，以防腰部肌肉痉挛，加重疼痛。

（4）功能锻炼：待症状缓解后方可进行自身的锻炼及保健。①颈部锻炼。根据病情，可做后伸、侧屈、前屈、侧转活动。颈部的运动体操，先仰头、侧偏头颈，再使头后缩转动。每个动作结束后均应回到中立位，再进行下一个动作，且动作要缓慢。②腰背肌功能锻炼。方法有俯卧法和仰卧法。如患者不能进行主动练习，在病情允许的情况下，可由护士帮助患者活动各个关节、按摩肌肉，防止关节僵直和肌肉萎缩。

（5）安全护理：患者存在肌力下降致四肢无力时，要防止跌倒和烫伤。指导老年患者穿平底鞋，室内地面不可过于光滑，走廊、浴室、厕所等生活场所应有扶手。不要自行倒开水或做饭。椎动脉型颈椎病患者，避免头部过快转动或屈曲，以防猝倒。

3. 健康指导

（1）日常生活指导：枕头以中间低两端高、通气性好、长度超过肩宽10~16cm、高度以头颈部压下后一拳头高为宜，头、颈、肩要同时枕在枕头上，避免颈部长期悬空、屈曲或仰伸。腰椎间盘突出症患者应睡硬板床；仰卧位时，应用垫枕使膝关节屈曲45°。在日常生活中应保持颈部平直，避免长时间站立或坐姿。避免腰部脊柱屈曲或旋转扭曲。搬运重物时，宁推勿拉，用屈膝屈髋下蹲代替弯腰和弓背，用力抬起重物后再行走。用双脚移动带动身体转动代替突然扭转腰部。

（2）加强功能锻炼，避免损伤：长期伏案工作者，可定期远视。坚持锻炼，适当控制饮食，避免超重。必要时配合理疗、按摩、推拿等方法，放松身体肌肉。

（3）颈、腰椎病预防：立正、站直是对腰、颈椎压力最小的姿势；纠正不良坐姿，在腰脊处垫上软垫或双腿屈膝；坐车时，要系好安全带，以防紧急刹车、转弯等。

（4）理疗或轻柔按摩：对有轻微症状如颈肩痛者，经医师确认无颈椎管狭窄、椎间孔狭窄或颈椎不稳定时，方可行轻柔按摩。若有上述情况，按摩应视为禁忌，避免发生瘫痪等意外。

（六）骨折患者的护理措施

老年人因骨质疏松、肌肉及神经兴奋性减低、活动耐力下降等原因，轻微外伤即可发生骨折。骨折发生的部位以股骨颈骨折为最多见，其次为股骨粗隆间、桡骨远端及肱骨外科颈骨折。女性高于男性，且老年性骨折愈合差，并发症多，常常危及患者生命。

1. 临床表现 老年人发生骨折后均有疼痛、肿胀、功能障碍、畸形、异常活动和骨擦音等共有症状。但老年人的骨折与年轻人比较有以下特点。

（1）发生率高：老年人由于骨质疏松、骨脆性增加，即使受到轻微外力时也很容易发生骨折，如平地跌倒或下肢突然扭转时即可发生股骨颈骨折。

（2）骨折愈合慢：老年人由于骨细胞老化，骨的新陈代谢缓慢、修复与再生能力逐渐减弱，因此骨折的愈合时间明显延长，且骨折部位容易变形而产生畸形愈合。

（3）功能恢复慢：由于老年人身体各种组织都发生了退性行改变，尤其是关节，如髋关节、膝关节、踝关节等常常有骨性关节炎改变。一旦发生骨折，由于创伤、制动而造成的骨关节功能障碍恢复较慢，甚至遗留功能障碍。

（4）并发症多：老年人由于免疫力下降、器官老化，加上原有的疾病如糖尿病、高血压等影响，一旦发生骨折很容易导致或加重骨折并发症如压疮、坠积性肺炎、骨折延迟愈合或不愈合等。

2. 护理措施

（1）病情观察：应严密观察生命体征，及时发现异常。骨折后多行牵引或石膏治疗，应严密观察患肢的情况，牵引的位置有无改变、有无受压，手指足趾的皮肤色泽有否改变，感觉是否迟钝，运动有无障碍等。同时，可以采取保暖、肢体按摩、温水擦浴等措施以有效改善血液循环状况。

（2）预防并发症：老年骨折患者长时间卧床，应注意卧床姿势正确、舒适。定期剪指（趾）甲、洗发、洗脚、擦澡、换衣，保持床单干燥、平整。经常以温热水擦洗骨隆突处，并定时进行按摩，以促进血液循环，防止发生压疮。经常协助其更换体位，定时翻身、起坐，做深呼吸活动并辅以叩拍背部，鼓励咳痰，预防坠积性肺炎的发生。多饮水，减少泌尿系统的感染与结石的形成。

（3）功能锻炼：骨折伤后 1~2 周内，可做患肢肌肉的收缩活动。骨折伤 2 周后，锻炼的形式除继续进行患肢肌肉的收缩活动外，可在医生的指导下，逐步活动骨折附近的上、下关节，但动作要柔和、缓慢，活动范围应由小到大。骨折后期，锻炼的形式是加强患肢关节的主动活动锻炼，促进骨折愈合，防止肢体的肌肉萎缩、关节僵直与粘连。

（4）饮食护理：应多吃含钙、磷、维生素 C、维生素 D 的食物，如豆类、鱼、瘦肉、蛋、水果、蔬菜等。戒烟酒。

3. 健康指导

（1）饮食指导：告知老年人坚持每日食用高钙食品，饮食合理搭配。必要时，服用钙强化食品或补钙药物，保持每日摄入 1000mg 的钙量。

（2）锻炼：鼓励老年人有计划地选择一种或几种运动项目，循序渐进。多进行户外活动，"晒太阳"。加强老年人肌肉、关节的功能锻炼，但不宜选择运动量较大、对抗性太强的项目，以减少外伤。

（3）提高预防意识：老年人做家务活、外出行走、乘坐交通工具时，要时刻提醒勿受外力，避免发生骨折。

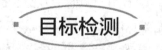

答案解析

一、选择题

（一）A1 型题

1. 预防老年人跌倒措施不包括

    A. 地面保持平整干燥   B. 走廊、卫生间和楼道安装扶手

    C. 选择舒适、防滑的平底鞋   D. 光线要充足，强光照射

    E. 日常用品放在易取之处

2. 对老年期骨质疏松症患者疼痛描述不正确的是

    A. 劳累或活动后常导致肌劳损和肌痉挛，疼痛加重

    B. 日间较轻，夜间和清晨醒来时加重

    C. 以膝关节疼痛为多见

    D. 表现为全身骨骼疼痛

    E. 是原发性骨质疏松症最常见的症状

3. 以下哪项不是退行性关节炎的临床表现

    A. 关节疼痛　　　　　　　　　B. 关节肿胀　　　　　　　　C. 关节活动灵活

    D. 关节僵硬　　　　　　　　　E. 关节畸形

4. 有关退行性关节炎的活动指导哪项不妥

    A. 急性发作期卧床休息

    B. 避免长期、反复的剧烈运动

    C. 急性发作期热敷

    D. 急性发作期冷敷

    E. 急性发作期适度按摩患处

5. 以下关于老年人关节的生理性变化不正确的是

    A. 随着年龄的增长，软骨弹性和韧性减退

    B. 软骨硬度、脆性和不透明性增加

    C. 负重关节面的透明软骨变薄，表面变得粗糙不平

    D. 出现骨质增生形成骨刺

    E. 滑膜变厚

（二）A2 型题

6. 男性，65 岁，为防止因骨质疏松导致老年人跌倒和损伤，需做好安全护理，以下不妥的是

    A. 地面应保持平整干燥，避免光滑或潮湿

    B. 房间光线要强

    C. 卫生间、厕所和楼道安装扶手

    D. 洗浴时不插门，以备急救

    E. 裙子或裤子避免过长，以免上下楼梯绊脚摔倒

7. 女性，70 岁，既往骨性关节炎病史 5 年，有关骨性关节炎的老年人需保护关节，以下措施不正确的是

    A. 关节部位要注意保暖

    B. 防止过度劳累

    C. 某一种姿势持续 30 分钟后，应改变一下姿势

    D. 指导老年人应用小关节而少用大关节负重

    E. 减轻负重

8. 女性，67 岁，为防止患者出现骨质疏松症，积极采取一级预防措施，以下不妥当是

    A. 应从儿童、青少年做起

    B. 多食用含钙、磷高的食品

    C. 提倡晚婚、少育

D. 哺乳期尽可能延长

E. 对有遗传基因的高危人群应重点随访，早期防治

9. 男性，65 岁。在床上不慎跌伤致左股骨中段开放性骨折，以下护理措施不正确的是

A. 严密观察生命体征，及时发现异常

B. 行牵引或石膏治疗

C. 应严密观察患肢的情况

D. 经常以温热水擦洗患者

E. 为防止患肢移位，尽量少改变体位

（三）A3 型题

（10～11 题共用题干）

王某，女，56 岁。既往身体健康。近日常感腰部疼痛不适，体检时发现骨质疏松，医生嘱咐要加强户外运动，并给予维生素 D 和雌激素医嘱。

10. 请问服用药物的时候不正确的是

A. 应详细了解家族中有关肿瘤和心血管方面的病史

B. 严密监测子宫内膜的变化

C. 注意阴道出血情况

D. 服药期间每半年进行妇科检查

E. 服药期间每年进行乳腺检查

11. 下列缓解疼痛的措施，不正确的是

A. 卧床休息使腰部软组织和脊柱肌群得到松弛

B. 休息时宜卧软床

C. 通过热敷、按摩、擦背促进肌肉放松缓解疼痛

D. 疼痛严重者可遵医嘱给予药物止痛治疗

E. 可采取光疗、电磁疗等物理治疗

二、综合问答题

1. 老年期退行性骨关节病患者如何保护关节？

2. 老年期骨折患者的饮食护理措施有哪些？

三、实例解析题

李某，女性，76 岁。间歇性膝关节疼痛约 10 年。3 天前晨练时活动强度过大，膝关节疼痛加重，呈持续性。入院检查，初步诊断为退行性关节炎。

问题：（1）李某目前存在的主要的护理问题是什么？如何护理？

（2）如何对李某进行健康指导？

书网融合……

重点回顾

微课 1

微课 2

习题

项目八　老年期神经系统的变化及护理

学习目标

知识目标：
1. **掌握**　老年期神经系统常见疾病的护理措施。
2. **熟悉**　老年期神经系统常见疾病的临床表现。
3. **了解**　老年期神经系统结构和功能变化。

技能目标：
能正确实施老年期神经系统常见疾病患者的健康指导。

素质目标：
具备科学严谨的工作态度；培养关爱老年人、敬畏生命的精神；提高热爱老年护理事业的职业荣誉感。

导学情景

情景描述：张某，女，67 岁，患高血压病 15 年。今晨起床时无明显诱因下出现左侧肢体无力，休息后不能缓解，伴说话不流利。查体：血压 170/104mmHg，神志清楚，语言表达困难，左侧鼻唇沟变浅，口角流涎，明显偏向右侧，伸舌舌尖偏向左侧。左侧肢体肌力 2 级，偏身温痛觉迟钝。入院后立即查脑 CT 报告未见异常。

情景分析：脑血管疾病（简称 CVD）主要分为两大类，包括缺血性和出血性脑血管疾病。老年人脑血管疾病是老年神经系统的常见病和多发病，发病率、死亡率和致残率均较高，给社会和家庭带来沉重的负担及痛苦。

讨论：（1）该患者主要的护理诊断/问题有哪些？
　　　　（2）患者病情稳定后如何为其进行康复护理？

学前导语：步入老年期后，大脑逐渐萎缩，神经系统的结构发生退行性变，功能衰退，影响老年人的记忆、智力、性格、运动等方面，严重影响老年人的日常生活。学习老年人神经系统的变化及常见疾病的临床特点，正确实施护理，对实现健康老龄化具有重要意义。

进入老年期，神经系统的结构和功能会发生一系列的老化改变，老年人容易发生脑血管病变、帕金森病及老年性痴呆等神经系统疾病，从而出现躯体活动障碍、思维过程改变、语言沟通障碍等健康问题。因此，熟悉老年期神经系统常见疾病的特点，掌握常见疾病的护理措施，对维护和促进老年人的身心健康、提高生命质量有重大的意义。

一、老年期神经系统结构和功能的变化

1. 形态学改变

（1）老年期随着增龄，人脑体积逐渐缩小，脑细胞的数量逐渐减少，重量逐渐减轻。且年龄越大，脑萎缩越快。45 岁以后，由于神经细胞变性和胶质增生，脑细胞量每年约减少 1%，至 60～70 岁时脑重量为 1200～1300 克，老年痴呆患者的脑重量减轻更加明显。脑萎缩主要见于大脑皮质，以额、颞叶最明显。老年人可出现步态不稳，蹒跚步态，或出现"拖足"状态，手摆动的幅度减少，转身时不稳，易导致跌倒。

（2）老年人脑血管变化主要表现为动脉粥样硬化，脑血流量减少，容易引起脑供血不足、血栓形成、脑梗死甚至血管破裂出血。其次，老年人血脑屏障退化、功能减弱，容易发生中枢神经系统感染性疾病。

（3）老年人的脑组织可见神经纤维缠结、类淀粉物沉积、马氏小体、脂褐质沉积等改变。神经纤维缠结是神经纤维发生融合、扭曲、增粗、断裂或形成特征性的缠结。类淀粉物多沉积于脑膜血管的血管壁上，60岁以后随年龄的增长而加重，是大脑老化的重要标志。马氏小体是一种核内包涵体，大多位于脑干色素核团如黑质、蓝斑的细胞核内，随年龄增长而增加，目前该小体也是老龄脑的标志之一。脂褐质又称老年色素，来自溶酶体和线粒体，常积聚在神经细胞胞浆内，当脂褐质增加到一定程度时会导致细胞萎缩和死亡。

2. 生物化学改变　老年人脑的蛋白质含量、核酸等随着年龄的增长而降低，合成神经递质的能力下降，引起神经系统的衰老甚至疾病。老年人脑内黑质纹状体多巴胺减少，会导致肌肉运动障碍、震颤麻痹等病变，如帕金森病。大脑内乙酰胆碱含量减少，会引起记忆力减退，如老年痴呆症。

3. 生理功能改变　进入老年期后，由于神经细胞数量减少、神经递质水平降低、神经元变性或减少以及运动和感觉纤维的传导速度减慢，出现神经生理功能的减退。具体表现为记忆力减退、思维判断能力降低；运动功能减退，精细动作变慢，动作迟缓，肌力减退，步态不稳；感觉功能减退，关节位置觉、四肢远端震动觉下降，内脏感觉减退、疼痛阈值升高；反射功能受到抑制，如腹壁反射迟钝或消失；深反射如踝反射、膝反射、肱二头肌反射减弱或消失。

二、老年期神经系统常见疾病患者的护理

（一）护理评估

1. 健康史

（1）患病史：询问老年人有无明显的致病或诱发因素及加重、减轻或缓解的影响因素。目前主要不适症状及一般情况，有无意识障碍、言语障碍、吞咽障碍等。有无与神经系统疾病相关的疾病，如高血压、糖尿病、高脂血症等。有无头部外伤、脑肿瘤及手术史。既往检查、治疗经过。

（2）用药史：询问老年人是否服用中枢神经兴奋或抑制剂、镇静安定剂、抗高血压药物等。

（3）生活史和家族史：了解老年人有无烟、酒嗜好，烟龄及量，饮酒时间、种类及量。询问家族中是否有高血压、糖尿病、中风、精神疾病等遗传病。

2. 身体评估

（1）一般检查包括：①一般情况。年龄、性别、身高、体重、营养、面部表情。②生命体征。体温、脉搏、呼吸、血压有无异常。③精神与意识状态。意识是否清楚，检查是否合作，应答是否切题，有无认知、情感及人格行为方面的异常等。④日常生活活动能力。包括更衣、进食、行走、如厕、洗澡和大小便能力。

（2）皮肤黏膜评估：全身皮肤黏膜是否完好，有无皮疹、水肿、破损等。皮肤触觉、痛觉情况。

（3）头部评估：①头颅。检查头颅大小、形状，注意有无头颅畸形、颅骨有无内陷，有无局部肿块或压痛。②瞳孔。观察瞳孔的大小，双侧是否等大等圆，对光反射是否灵敏。

（4）躯干及四肢评估：观察躯体有无不对称或畸形，站立和行走时的姿势、步态是否正常。四肢肌力情况，有无震颤、肌痉挛、抽搐等不自主运动，关节活动是否灵活。

3. 心理社会评估

（1）评估老年人对疾病的治疗、康复、预后等相关知识的了解程度。

（2）观察老年人有无焦虑、抑郁、恐惧、自卑等情绪及程度。

（3）评估老年人的社会支持系统，了解老人家庭成员及支持情况，了解家庭有无照顾患者的能力和意愿，有无可利用的社会资源等。

4. 辅助检查

（1）影像学检查：①计算机断层摄影（CT）。诊断颅内出血、脑损伤、颅内肿瘤、脑萎缩等病变的程度②磁共振摄影（MRI）。寻找超早期的脑梗死和肿瘤的迹象。③脑血管造影。了解有无脑血管瘤、动静脉畸形、大血管移位、动脉阻塞及栓塞等。④脑电图。通过脑电波了解病情，测量大脑皮质表面的电活动。

（2）实验室检查：检测血脂、血糖有助于判断脑血管疾病的病因。

（3）头颈部血管超声检查：颈动脉彩色多普勒超声检查可客观检测和评价颈部动脉的结构、功能及血流动力学改变，对缺血性脑血管疾病的诊断具有重要意义。

（二）一般护理

1. 环境 提供舒适、安全的环境，避免声、光刺激。出血性脑血管病的老年人应绝对卧床休息，24～48小时内避免搬动老年人，取侧卧位，头部稍抬高，减轻脑水肿。对意识模糊者应加床挡，给予适当约束。恢复期的老年人，尽量安排适合其居住的环境，选择适宜的辅助器具。

2. 饮食 保证营养的摄入，以低盐、低脂、低胆固醇、丰富维生素和少量多餐为原则。吞咽困难者，应进半流饮食，速度要缓慢。意识不清不能进食者，可给予鼻饲流质食物，必要时通过静脉给予营养支持。

3. 病情观察 观察意识、瞳孔、生命体征、肌张力及对光反射的变化。危重患者应进行重点监护，加强血气分析、心电图、血压的监测。

4. 用药护理 遵医嘱用药，注意用药时间、剂量、途径，观察药效及不良反应。

5. 心理护理 老年患者常因功能障碍、活动受限、治疗效果不佳等原因出现焦虑、抑郁、绝望等心理问题。护理人员应同情和理解老年人的感受，鼓励其表达内心的情感，增强其战胜疾病的信心。

（三）脑血管疾病患者的护理

脑血管疾病是指各种病因导致脑血管发生病变所引起的脑部疾病的总称，又称脑血管意外或脑卒中，俗称脑中风。临床上分为缺血性脑血管病（脑血栓形成、脑栓塞及短暂脑缺血发作）和出血性脑血管病（脑出血和蛛网膜下腔出血）。其中，脑血栓形成及脑出血在老年脑血管疾病中的发病率较高。本病十分常见，因其发病率高、病死率高、致残率高，与心血管疾病和恶性肿瘤成为导致老年人死亡的3大疾病。

1. 临床表现

（1）出血性脑血管疾病：占脑血管病的20%～30%左右。老年人以脑出血为多见，其次为蛛网膜下腔出血。其病因以高血压最为常见，75%～80%的病例有高血压。脑出血常在情绪激动、过度兴奋、用力排便时发生，往往在数分钟到数小时内病情发展到高峰。可表现为突然头痛、恶心、呕吐，且出现肢体瘫痪、失语，常伴大小便失禁，严重者出现意识障碍。部分患者可有癫痫样发作，血压显著升高等表现。因出血部位和出血量不同其临床症状及体征亦不同。①内囊区出血。约占全部脑出血的70%，其中壳核出血约占60%，丘脑出血占10%。主要表现为典型的"三偏综合征"和"凝视病灶"，出现病灶对侧偏瘫、对侧偏身感觉障碍和双眼对侧同向偏盲，头和眼球转向出血灶侧，有可伴有失语。②脑桥出血。一侧脑桥出血时，多表现为"交叉性瘫痪"及"凝视瘫肢"，出血侧面部瘫痪和对侧上肢弛缓性瘫痪，头和眼转向非出血侧。双侧出血时，表现为双侧面部和肢体瘫痪，双侧瞳孔呈针尖样、高热、中枢性呼吸障碍等，病情严重，病死率高。③小脑出血。突然起病，表现为一侧后枕部剧痛，数分钟内出现头痛、眩晕、频繁呕吐、眼球震颤、共济失调等，但无明显瘫痪是其临床特点。④脑室出血。原发性脑室出血较少见，多为脑实质出血破入脑室，可出现昏迷加深，呼吸不规则，血压不稳定、四肢阵发性痉挛等。

（2）缺血性脑血管疾病：占全部脑血管病的70%～80%，可发生于颈内动脉系统或椎基底动脉系统。主要分为短暂性脑缺血发作、脑梗死。①短暂性脑缺血发作（TIA）。是由于脑动脉狭窄、闭塞或血流动力学异常导致的短暂性脑供血不足，出现一过性脑神经功能障碍。症状通常在几分钟内达到高峰，持续数分钟至1小时，最长不超过24小时。有反复发作的趋势，约10%的TIA患者1年内发生严重卒中。多突然发作，可快速和完全恢复。病变在颈内动脉系统可表现为一过性单眼黑矇或失明，对侧偏瘫及感觉障碍等，病变在椎基底动脉系统可表现为眩晕、复视、共济失调、构音障碍、眼球活动障碍、猝倒等。②脑梗死（CI）。是指多种原因引起脑部缺血、缺氧所致的局限性脑组织缺血性坏死或软化。临床最常见的类型为脑血栓形成和脑栓塞。动脉粥样硬化是主要因素，脑动脉炎症和血管痉挛等为次要因素。临床表现取决于受累血管的分布和侧支循环的建立程度，常在安静或休息状态下发病，可有一侧肢体乏力或活动障碍、头晕、头痛等先兆症状，逐渐进展至高峰，常表现为偏瘫、偏身感觉障碍、失语等症状，严重者可出现意识障碍。

2. 护理措施

（1）病情观察：严密监测患者的神志、瞳孔、生命体征的变化，尽早发现再次出血或脑疝的可能，以便及时实施急救。

（2）保持呼吸道通畅：意识障碍的患者应侧卧位，头部稍抬高，保持呼吸道通畅。意识清醒有痰者应指导患者进行有效咳嗽、咳痰，必要时给予吸痰，以免引起误吸、窒息等。使用辅助呼吸通气时，要注意保持管道的通畅。

（3）对症护理：对头痛、呕吐严重、颅内压增高者，要积极降低颅内压。低氧血症者给予氧疗，高热者给予物理降温。抽搐、瘫痪、失语者按相应的护理常规处理。

（4）基础护理：对生活不能自理的患者，做好皮肤、口腔、头发、饮食、排泄、睡眠等护理，预防各种并发症。

（5）用药护理：脑血管疾病患者的治疗包括溶栓、抗凝、抗血小板聚集、降颅压等药物。护士应了解各类药物的作用、注意事项、不良反应，按医嘱正确用药。

（6）心理护理：脑血管疾病患者常因生活不能自理，产生自卑、消极、易怒等不良情绪。护理人员应同情、理解患者，多安慰、鼓励患者，指导其配合治疗、康复，提醒家属多给予精神和物质上的支持，使患者保持平稳心态。

（6）康复护理：病情稳定后，针对患者的功能障碍程度尽早安排康复训练。康复护理包括语言训练、运动训练和心理康复等。①语言功能训练。对语言功能障碍患者，制定个性化的康复训练计划，应循序渐进、由简到难。训练时，护理人员要注意倾听，并鼓励家人多与患者交流。可采用实物图片、手势语等与患者沟通，切忌复杂化、多样化。②运动功能训练。对肢体瘫痪的患者，早期即开始做关节的被动运动，尽早协助患者下床活动，先借助平衡木练习站立、转身，后逐渐借助拐杖或助行器练习行走；对协调能力的训练，先集中训练近端肌肉的控制力，后训练远端肌肉的控制力，训练前帮助患者做好相应准备，如舒适的着装。训练过程注意观察患者的一般情况，保证安全。③心理康复。患者往往因病导致偏瘫、失语、生活不能自理等问题，严重影响老年人的心理健康，护理人员及家属应注意观察其情绪变化，多鼓励、开导老年人。

3. 健康指导

（1）向患者及家属介绍脑血管疾病的危险因素、诱发因素、早期症状、就诊时机等相关知识。注意低盐、低脂、低热量饮食。生活规律，保证充足睡眠。戒烟限酒。控制体重，保持大便通畅。可进行适度的体育运动、家务劳动。遵医嘱正确使用控制血压、降血脂、抗血小板等药物。

（2）定期门诊复查。当患者出现头晕、头痛、肢体麻木或乏力、进食呛咳等不适症状时应立即就诊。

? 想一想8-8

脑血管意外有哪些临床类型？发病最急的是哪种疾病？

答案解析

（四）帕金森病患者的护理

帕金森病（PD）又称震颤麻痹，是中老年人常见的神经系统变性疾病，病因和发病机制尚不明确。目前认为 PD 的发生是人体、环境和药物相互作用的结果。

1. 临床表现　PD 起病缓慢，患者往往不能回忆发病的确切时间。随着年龄的增长，病情越来越重。运动迟缓、静止性震颤、肌强直和姿势步态异常是其 4 种主要临床表现。不同患者出现上述症状的先后顺序和轻重程度常有差异，也不一定全部出现。

（1）静止性震颤：常为首发症状，具有静止时明显震颤、活动时减轻、入睡后消失的特征。少数患者在病程中可不出现震颤。多从一侧上肢远端开始，逐渐扩展到同侧下肢及对侧上、下肢，一般上肢尤其是远端（手指）震颤幅度较下肢明显，典型的表现为一侧为主的手指搓丸式运动。

（2）运动迟缓：运动时启动困难，动作缓慢。表现为精细活动困难，如系纽扣、鞋带困难，书写时字越写越小。因面肌活动减少，眨眼少，面容呆板呈现"面具脸"。因口咽部肌肉运动迟缓而说话卡顿、语音低平、言语含糊、呛咳，严重时出现吞咽困难。

（3）肌强直：患者肢体僵硬、动作不灵活。表现为伸肌、屈肌张力增高，被动运动关节时出现均匀一致的阻力，类似弯曲软铅管的感觉，称为"铅管样强直"。由于多数合并震颤，在均匀阻力的基础上可有断续的瞬间停顿，类似齿轮的转动，又称为"齿轮样强直"。

（4）姿势步态异常：患者表现为走路拖步，迈步时头前倾，躯干俯曲，上肢肘关节屈曲，有时迈步后常以极小的步态（碎步）向前冲，越走越快，不能立刻停步，称为"慌张步态"。

（5）其他：常出现自主神经功能紊乱症状，如多汗、流涎、便秘、尿频、脂溢性皮炎等。部分患者可伴有忧郁、焦虑、睡眠障碍，15%～30%的病例在晚期出现认知障碍。

2. 护理措施

（1）饮食护理：饮食宜清淡、少盐，予细、软、易消化的食物，以便于咀嚼和吞咽。注意饮食多样化，补充奶类、豆类及钙剂等。肉类、蛋白质中某些氨基酸成分会影响左旋多巴的作用，因此服用该药时应限制蛋白质的摄入量。对吞咽障碍严重者，进行鼻饲或静脉高营养。患者常伴有自主神经受累，应指导其多食新鲜蔬菜、水果及高纤维素食物，预防便秘。

（2）安全护理：帕金森病患者行动不便，居住环境内设施应安全、适宜。定时巡视，及时了解患者的需要，提高患者自我照顾的能力，必要时予以协助。

（3）用药护理：治疗帕金森病的药物因只能改善症状，不能阻止病情发展，需终身服用。护理人员要详细介绍药物的剂量、服药时间、可能出现的不良反应，如左旋多巴可引起胃肠道症状、直立性低血压、精神障碍等。

（4）运动护理：通过运动锻炼可以预防和推迟患者关节僵直和肢体挛缩的发生。鼓励老年人尽量参与各种形式的活动，着重进行各关节的活动强度与最大活动范围的训练，加强手部精细动作的锻炼，如太极拳、床边体操等。如有功能障碍如起坐困难的患者，应每日做完一般运动后反复练习起坐动作。步态训练时，要目视前方，集中注意力，保持步行的幅度和速度，摆动双臂，增加平衡；双眼平视，双上肢与双下肢要保持协同合拍动作，逐步纠正小步和慌张步态；步行时足尖要尽量抬高，跨步要慢，并做左右转向和前后退的动作。

（5）心理护理：帕金森病患者因身体形象的改变、动作迟钝笨拙等，出现自卑、忧郁心理。护理人员应细心观察并鼓励老年人表达自己的心理感受，鼓励其积极参与社会活动。

3. 健康指导

（1）积极治疗高血压、糖尿病、高脂血症等原发病，防止脑动脉硬化是预防帕金森病的根本措施。

（2）避免或减少接触对人体神经系统有毒的物质，如一氧化碳、铝、锰、汞等。加强体育运动及脑力活动，延缓脑组织的衰老。

（3）发现老年人有上肢震颤、手抖、动作迟缓等帕金森病的先期征兆时，应及时到医院就诊，争取早诊断、早治疗。

练一练8-8

下列临床表现中常是帕金森患者的首发症状是

A. 齿轮样强直　　　B. 静止性震颤　　　C. 运动迟缓　　　D. 慌张步态　　　E. 面具脸

答案解析

（五）老年期痴呆患者的护理

痴呆是指由于大脑的器质性病变引起的一种获得性的持续的智力损害综合征，在语言、记忆、视空间技能、情感或人格、认知（包括抽象思维、计算、判断、执行能力等）中至少3项受损。老年期痴呆主要包括阿尔茨海默病（AD，老年性痴呆）、血管性痴呆（VD）、混合性痴呆及其他类型痴呆，如帕金森病、酒精依赖、外伤等引起的痴呆。其中以AD和VD为主，占全部痴呆的70%～80%。65岁以上的老年人中AD的患病率为6～8%。该病的患病率在60岁以后每5年增加1倍。据估计，85岁以上老年人的患病率超过30%。

老年期痴呆是继心血管病、脑血管病和癌症之后，影响老年人健康的"第4大杀手"。据统计，全世界老年性痴呆发病患者数高达3600万，我国现有痴呆的老年患者超过600万，并将随着老龄化进程而成倍增加，严重地影响了老年人的生活质量，也给家庭、社会带来沉重的负担。

看一看

预防老年期痴呆的方法

1. 情绪调节　注重调养七情之气，保持乐观情绪。

2. 智力和体能训练　勤于动脑，多活动手指等关节。进行感兴趣的、力所能及的体育运动，如慢跑、游泳、爬山等活动。

3. 预防动脉硬化　常吃健脾补肾类食品如山药、大枣、薏米等。

4. 饮食健康　强调做到"三定、三高、三低和两戒"，即定时、定量、定质；高蛋白、高不饱和脂肪酸、高维生素；低脂、低热量、低盐；戒烟、戒酒。多吃鱼类食品，适当补充体内维生素E。

1. 临床表现 📱 微课1

（1）老年性痴呆：以记忆障碍为突出表现，伴有精神、行为和人格异常。起病隐匿，缓慢进展。根据病情演变，一般分为3期：①第1期，遗忘期，早期。常以记忆下降为首发症状，表现为记忆新事物能力受损，回忆远期事物轻微受损。表现为命名障碍，找词困难；空间定向不良，在熟悉环境中容易迷路；判断力差，对问题推理困难；人格改变，情感淡漠、孤僻、自私、敏感多疑。病程可持续1~3年。②第2期，混乱期，中期。记忆力障碍逐渐加重，近、远期记忆严重受损，患者完全不能学习和回忆新信息；注意力不集中；空间定向障碍加重，常在出门后不能回家；可出现失语、失用、失认、失写、失计算等；日常生活能力下降，如洗漱、进食、穿衣及大小便等需别人协助；人格进一步改变，如兴趣更加狭窄，对人冷漠，言语粗俗，甚至无故打骂家人，行为不顾社会规范，争吃抢喝类似孩童，随地大小便，当众裸体，甚至发生违法行为；行为紊乱，如精神恍惚，无目的性翻箱倒柜，无目的的徘徊、出现攻击行为等，也有动作日渐减少、端坐一隅、呆若木鸡者。本期是本病护理照管中最困难的时期，该期多在起病后的2~10年。③第3期，极度痴呆期，晚期。老人生活完全不能自理，两便失禁；智能趋于丧失；渐渐本能活动丧失，卧床不起，出现椎体外系僵直、肢瘫、大小便失禁。常因呼吸道感染、压疮、泌尿系感染等并发症而死亡。该期多在发病后的8~12年。

（2）血管性痴呆：VD是指由各种脑血管病导致脑循环障碍后引发的脑功能降低所致的痴呆。VD大都在70岁以后发病，在男性、高血压和（或）糖尿病患者、吸烟过度者中较为多见。临床表现特点为突然起病，呈阶梯式恶化，可有明显的局灶性症状和体征，如失语症和运动系统体征。临床表现与病损部位、大小及发作次数关系密切。

2. 护理措施 📱 微课2

（1）饮食护理：饮食应清淡、软滑、温度适中，易咀嚼、易消化。多食新鲜水果、蔬菜。注意补锌，多食富含卵磷脂的食物。鼓励其自己进食，最好与其家人一起定时进餐。进餐时不必太介意礼仪，允许患者用手拿取食物，少责备。对吞咽有困难者应缓慢进食，以防噎食及呛咳。如患者无法经口进食，应留置胃管鼻饲。

（2）安全护理：①环境护理。为老年人提供相对固定、安全的生活环境，尽可能避免经常搬家或改变房间的布置。当不得不变换环境（搬家或入住养老机构）的时候，要注意尽量与以前的环境相似。房间门锁设计成隐蔽式、双门锁，防止患者自行外出走失。②外出安全护理。尽量避免让患者单独外出。如需外出时，最好有人陪同或佩戴写有患者姓名和电话的卡片或手环。③意外情况护理。对具有安全隐患的药品、刀剪、绳线、火柴等物品应放置在老年人不能拿取的地方。不能让患者独自做家务，煤气和电源等开关应设安全装置。贵重物品要帮助妥善保管。洗澡、喝水时水温不能太高，以防烫伤。如患者出现暴力行为，要保持冷静，找出导致暴力表现的原因，针对原因采取措施，防止再次发生。如果暴力发生频繁，应在医生指导下给予药物控制。

（3）用药护理：照料患者服药时应注意应按服用时间给药，并协助或督促其服药，避免错服、漏服。对伴有抑郁症、幻觉和自杀倾向的老年患者，要妥善管理药品。对拒绝服药者，护理人员应耐心劝说、解释，服药后让患者张嘴检查是否咽下。吞咽困难的患者可将药物研碎后溶于水中服用。不能经口进食的患者应由胃管注入药物。照护者要细心观察患者用药后反应，发现异常及时停药并报告医生。

（4）康复护理：①日常生活能力训练。对于轻、中度痴呆患者，应尽可能让其自我照顾，并进行生活技能训练，如练习穿脱衣服、洗漱、用餐、如厕等。对动手困难的老年患者，应鼓励并赞扬其尽量自理的行为。②记忆训练。鼓励老年人回忆过去的生活经历，帮助其认识目前生活中的人和事，以恢复记忆并减少错误判断，如将患者家人和朋友的照片贴在患者经常看得到的地方，以加深记忆。鼓励其参加一些力所能及的社交活动，通过动作、语言、声音、图像等信息刺激，提高记忆力。对于记忆障碍严重者，通过日常生活活动安排表、挂放日历等帮助记忆。③智能训练。根据患者兴趣、文化程度进行拼图游戏、下棋、认纸牌、计算能力训练等。注意由简单到复杂反复进行训练。

（5）心理护理：维护老年人的自尊，要关心、爱护老年人，切勿讥讽。多鼓励、多赞赏老人在自理和适应方面的成绩。鼓励家人、朋友多陪伴其参加力所能及的社会、家庭活动，以感受到家庭的温暖。教会照顾者和家属照护患者的技能，学会观察患者的病情变化及不良反应。组织有痴呆患者的家庭进行相互交流、相互联系与支持。

❤ 护爱生命

随着我国人口老龄化逐渐严重，老年痴呆症患病率逐年上升。据预测，2030 年老年痴呆症患病率可达 4.7%。目前临床对该疾病尚无根治方法，只能延缓其进展。患者出院后，家属需长期承担主要的照顾责任，由此给照顾者生活及精神等方面带来沉重负担，影响对患者照护质量。

因此，缓解照顾者负担对提高患者照护质量非常重要。护理人员在护理患者的同时，还要多考虑照顾者的感受，为照顾者提供一定的心理支持及护理，必要时要帮助寻找社会支持，共同为提高老年痴呆患者生命质量而努力。

3. 健康指导

（1）重视痴呆前期的早发现，鼓励有记忆减退主诉的老年人及早就医，做到真正的早诊断和早干预。

（2）老年期痴呆的预防从中年开始做起，培养广泛的兴趣爱好，积极用脑，脑力活动多样化。劳逸结合，保证充足睡眠。培养良好的生活方式，戒烟限酒。多吃富含锌、锰、硒的健脑食物，如海产品、贝壳类、鱼类、乳类、豆类、坚果类等，尽量不用铝制炊具。不随意使用镇静剂、抗抑郁剂、抗精神病药物。

（3）在全社会开展科普宣传，普及有关老年期痴呆的预防知识和痴呆早期症状，鼓励民众参与防治痴呆活动。

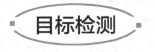

答案解析

一、选择题

（一）A1 型题

1. 关于短暂性脑缺血发作的临床特征不恰当的是

    A. 突然起病   B. 常反复发作   C. 症状持续时间长

    D. 不留后遗症   E. 出现局限性神经功能障碍

2. 关于老年痴呆症患者的饮食指导，正确的是

    A. 高热量饮食   B. 高糖饮食   C. 高盐饮食   D. 低脂饮食   E. 限制水分摄入

3. 患者，男，68 岁。吸烟25 年，每日1 包，脑出血入院。出院指导错误的是

    A. 低盐、低胆固醇饮食   B. 戒烟   C. 保持充足睡眠

    D. 避免情绪激动   E. 绝对卧床休息

4. 患者，女，72 岁。患帕金森症7 年，因走路时不慎摔倒入院。下列护理措施错误的是

    A. 鼓励患者克服悲观心理

B. 行走步伐协调训练

C. 表情肌协调训练

D. 患者语言功能减弱，让患者尽量少讲话

E. 病室地面清洁干燥，防止患者滑到

（二）A2 型题

5. 患者男，68 岁。患高血压病 10 年，昨日与人争吵后突然倒地昏迷，伴左侧肢体瘫痪，口斜眼歪。应考虑诊断为

A. 脑出血　　　　　　　　B. 癫痫发作　　　　　　　　C. 脑血栓形成

D. 急性心肌梗死　　　　　E. 蛛网膜下隙出血

6. 患者女，73 岁。脑动脉硬化 10 年。在打牌的过程中突然出现眩晕、枕后痛、呕吐，伴共济失调和眼球震颤，CT 显示高密度影。考虑脑出血部位可能为

A. 内囊　　　　B. 脑桥　　　　C. 小脑　　　　D. 脑干　　　　E. 蛛网膜下隙

7. 老年女性，82 岁，日常生活不能自理，记忆力下降，不知道自己住在哪里；不认识自己的儿女，经常骂别人。该老年人的诊断是

A. 老年痴呆第 1 期　　　　B. 老年痴呆第 2 期　　　　C. 老年痴呆第 3 期

D. 老年痴呆第 4 期　　　　E. 老年抑郁期

8. 患者男，73 岁。急诊以"脑栓塞"收入院。入院后护士经评估判断该患者能够经口进食，但存在吞咽困难。为防止因进食所致的误吸或窒息，护士采取的护理措施不妥的是

A. 进食前注意休息，避免疲劳　　　　　B. 营造安静、舒适的进餐环境

C. 嘱患者进餐时不要说话　　　　　　　D. 嘱患者使用吸管喝汤

E. 进餐后保持坐位半小时以上

9. 患者男，66 岁。因上肢震颤和动作不灵活入院，查体发现慌张步态，手指形成搓丸样动作，拟诊为帕金森病。下列护理措施中错误的是

A. 鼓励患者自我护理　　　　　　　　　B. 及早使用多巴胺替代药物

C. 进行运动锻炼　　　　　　　　　　　D. 辅以行为治疗

E. 行走时尽量加快速度

（三）A3 型题

（10 ~ 11 题共用题干）

患者，男，66 岁。原发性高血压史 10 年。患者与人吵架争执后突发昏迷，并呕出咖啡样液体，急送入院。查体：体温 39℃，一侧肢体瘫痪、偏身感觉障碍，同向偏盲，初步断为脑出血。

10. 考虑其出血部位在

A. 内囊　　　　　　　　　　B. 小脑　　　　　　　　　　C. 脑干

D. 丘脑　　　　　　　　　　E. 蛛网膜下腔

11. 下列护理措施错误的是

A. 注意密切观察病情变化　　　　B. 定期翻身预防压疮　　　　C. 保持大小便通畅

D. 保持皮肤清洁卫生　　　　　　E. 监测生命体征

二、综合问答题

1. 帕金森病常见症状有哪些？

2. 简述老年期痴呆的饮食护理要点。

三、实例解析题

患者，李某，女性，71 岁。1 年前与儿女一起居住，情绪变得易激惹，性格变得挑剔、自私。近期出现重复购买相同的物品，做饭忘记关火，多次丢失贵重物品等，1 周前自行外出，找不到回家的路。

问题：（1）该患者考虑可能诊断为？

（2）应从哪些方面进行健康指导？

书网融合……

重点回顾　　微课1　　微课2　　习题

模块九　老年人的临终关怀与护理

学习目标

知识目标：
1. **掌握**　临终关怀的概念和理念，临终老年人的心理反应及护理措施。
2. **熟悉**　临终关怀的内容和意义。
3. **了解**　临终关怀的组织形式。

技能目标：

能做好尸体护理，临终患者及家属的关怀护理。

素质目标：

具有崇高的职业道德，维护患者的尊严和权力，理解临终患者及家属的心理变化及需求。

📖 导学情景

情景描述：李某，男，82岁。因食欲不振、进行性吞咽困难近3个月，在家属陪同下到医院就诊，经过全面的检查，确诊为"食道癌晚期伴转移"。抗癌的痛苦治疗及治疗效果不佳，使老人饱受煎熬，拒绝继续治疗，甚至产生了自杀念头。儿女开始要求竭尽全力治疗，由衷地期盼奇迹出现，但最终无奈地接受老人无好转的事实，转入临终关怀。

情景分析：李某，因"食道癌晚期伴转移"治疗效果不佳，需要临床关怀。护士需要为李某提供心理护理、舒适护理，对症护理等临终关怀内容，同时，也需要都其家属进行关怀。

讨论：（1）李某得知病情后，会出现哪些心理反应？

　　　　（2）作为护理人员，应如何为李某实施临终关怀？

学前导语：临终是人生必然经历的阶段，如何帮助临终老年人舒适、安详、有尊严、无遗憾地度过人生最后时期，同时给予丧偶老年人提供关怀支持，是医护人员共同关注的问题。

项目一　概　述

目前我国已进入快速老龄化阶段，家家有老人，人人都要老。当老年人走到人生的终点，死亡成为不可逆转的发展结果时，需要护理人员为其提供良好的护理服务，缓解生理的痛苦和心理的恐惧，以提高生命质量，并维护家属的身心健康，让老年人坦然、安详、有尊严地离去。因此，高龄老年人的专业护理特别是临终关怀护理，已成为一个广为关注、亟待解决的社会问题。

临终关怀是一种特殊的卫生保健服务，是指社会各层人员组成的团队向临终患者及其家属提供全面性的支持和照顾，包括生理、心理、精神、社会等各方面的照顾。

一、老年人临终关怀的意义 📱微课

临终关怀是随着人类社会物质文明和精神文明的提高应运而生的。它始终贯穿了热爱生命、尊重

科学、顺应人情、善解人意、精心护理、崇尚圆满的宗旨，是一项符合人类利益的崇高事业。

1. 对临终患者的意义　通过对临终老年患者实施全面照护，为其提供心理上的关怀与安慰，帮助临终者减少和解除躯体上的痛苦，缓解心理上的恐惧，维护尊严、提高生命质量，使临终患者平静、安宁、舒适地走完人生的最后旅程，是满足老年人"老能善终"的最好举措。

2. 对患者家属的意义　对临终老年人的照顾，不仅是老年人自身的需要，也是其家属和子女的需要。临终关怀可以让临终老人走得安详，减轻患者家属的精神痛苦，帮助他们接受亲人死亡的现实，顺利渡过居丧期，尽快适应亲人去世的生活，缩短悲伤过程。也可使家属的权力和尊严得到保护，获得情感支持，保持身心健康。

3. 对医学的意义　临终关怀是以提高人的生命质量为服务宗旨的医学人道主义精神和生物、心理、社会医学模式的具体体现，是对现行医疗服务体系的良好补充。

4. 对社会的意义　完整的生命过程包括死亡过程，从优生到优死，是人类文明的重要标志。临终关怀需要社会支付较多的服务费用，但对于身患不治之症的患者来说，接受临终关怀服务可以减少大量的医疗费用，使有限的医疗资源得到充分而有效的利用。同时，临终关怀能反映人类文化的时代水平，它是非物质文化中的信仰、价值观、伦理道德、宗教、风俗习惯、社会风气等的集中表现。

二、老年人临终关怀的理念

临终关怀是针对各种疾病晚期、治疗不再生效、生命即将终结者进行的照护。其理念体现在以下 5 方面。

1. 以治愈为主转变为以对症为主的照料　老年人临终关怀一般在死亡前 3~6 个月实施。是通过对其全面的身心照料，提供临终前适度的姑息性治疗，控制症状，减轻痛苦，消除焦虑、恐惧，获得心理、社会支持，使其得到最后的安宁。对临终关怀患者一般对症处理和护理照顾为主，主要包括以下内容：①为患者提供全天 24 小时服务。②尽可能满足患者生理、心理和社会各方面的需求。③妥善做好尸体料理，为患者家庭提供居丧服务。④给予患者亲属帮助和关心。

2. 以延长患者的生存时间转变为提高患者的生命质量　老年人临终关怀不以延长临终生存时间为目的，而以提高临终阶段的生存质量为宗旨。对濒死老年人生命质量的照料是临终关怀的重要环节，为他们提供安适、有意义、有希望的生活环境，让其在有限的生命时间和空间里，享受生命所赋予他们的幸福与快乐。

3. 维护临终老年人尊严和权利　实行人道主义，使临终老人在人生的最后历程同样得到热情的照顾和关怀，体现生命的价值、生存的意义和尊严。医护人员应注意维护和保持老年人的价值、尊严和权利，在临终照料中应允许老人保留原有的生活方式，尽量满足其合理要求，维护其个人隐私和权利，鼓励其参与医护方案的制定等。尊重生命的尊严及尊重濒死老年人的权利，充分体现临终关怀的宗旨。

4. 注重心理护理　临终关怀强调把健康教育和死亡教育结合起来，从正确理解生命的完整与本质入手，帮助临终老年人树立正确的生死观，缓解其心理压力和心理上的痛苦，减轻、消除其失落感或自我丧失的恐怖，增强健康意识，教育他们把生命的有效价值和生命的高质量两者真正统一起来，善始善终，以健全的身心走完人生的旅途。

5. 取得全社会支持　临终关怀是一个社会化的系统工程，需要全社会的共同参与。应大力开展临终关怀知识宣传教育，让全社会了解、支持临终关怀事业，对全民进行死亡教育，树立正确的生死观，以科学的态度正确坦然地对待死亡。特别是医护人员，应和临终患者一起共同面对死亡，进行恰当的移情，站在患者的角度去设想和处理一些事情。

✎ 练一练

老年人临终关怀的理念不包括

A. 对症为主的照料　　　　　　　　　B. 延长患者的生存时间

C. 维护临终老年人尊严和权利　　　　D. 注重心理护理

E. 取得全社会支持

答案解析

三、临终关怀的组织形式

临终关怀的机构和服务形式呈现多样化、本土化的特点。美国的临终关怀服务以家庭临终关怀服务为主，即开展社区服务。英国则以住院照料方式为主，即注重临终关怀院的发展。我国目前正在探索符合当前国情的临终关怀服务方式，组织形式主要有以下 3 种，其中以综合医院的临终关怀病房的形式较为普遍。

1. 独立的临终关怀医院　指不隶属于任何医疗、护理或其他医疗保健服务机构的临终关怀服务机构。独立的临终关怀院具有医疗、护理设备，一定的娱乐设施，家庭化的危重病房设置，提供适合临终关怀的陪护制度，并配备一定数量和质量的专业人员，为临终患者提供临终服务，如北京松堂关怀院、上海南汇护理院、香港的白普里宁养中心等。临终关怀医院主要是照顾及关怀日益衰竭的临终患者。对临终患者进行姑息治疗，以减轻疼痛，控制症状，缓解心理上的痛苦。

2. 临终关怀病房　指在医院、护理院、养老院、社区保健站等机构中设置的"临终关怀病区""临终关怀病房"或"附属临终关怀院"等。主要为临终患者提供医疗、护理及生活照料，如中国医学科学院肿瘤医院的"温馨病房"、北京市朝阳门医院的老年临终关怀病区等。临终关怀病房与其他综合医院的病房在服务宗旨和原则上有显著差别，在实施过程中后者更为注重对躯体疾病的治疗，而忽视舒适护理。

3. 家庭临终关怀病床　一般是以社区为基础、以家庭为单位开展临终关怀服务。医护人员根据临终患者的病情每日或每周进行数次访视，并提供临终照料。在医护人员的指导下，由患者家属做基本的日常照料，使他们能感受到亲人的关心和体贴，从而减轻心理上和生理上的痛苦，最后安宁舒适地离开。近几年来，社区护理的开展与家庭病床的迅速发展，为家庭的临终关怀提供了良好的条件。

四、临终关怀中的护士角色

1. 心理支持者　临终老年人往往表现为情绪消沉、抑郁，有时还会乱发脾气。护士应主动深入病房，与患者交谈，鼓励、安慰患者，态度和蔼、热心。要允许临终患者表达悲伤，尽力安抚和帮助他们，允许家属陪伴，多给予心理支持。

2. 生命守护者　对临终老年人的点滴病情变化给予高度的重视，给予积极的治疗以解除患者的焦虑和不安全感。同时采取有效的措施，预防并发症的发生，如维持舒适的体位、按时翻身拍背、便后清洁局部皮肤，保持床褥干净平整等。

3. 死亡教育者　对临终老年人进行死亡教育，其目的在于帮助濒死患者克服对死亡的恐惧，准备死亡、面对死亡、接受死亡；对家属进行死亡教育的目的，在于帮助他们适应患者病情的变化和死亡，帮助他们缩短悲痛过程，减轻悲痛程度。

4. 善后处理者　护士在老年人去世后，还要进行尸体料理、患者遗物的整理和对患者家属的"丧亲抚慰"等大量事宜。

5. 患者隐私维护者　许多临终老年人将护士作为最贴心的听众，将自己内心的秘密倾诉给护士。

护士应信守承诺，切实保护他们的隐私。

6. 疼痛治疗者 解决疼痛问题对于晚期癌症老年人的生活质量及临终前的关怀治疗影响很大。护士可根据疼痛程度，合理采取"三阶梯"止痛法，也可以给予音乐疗法或教会患者深呼吸放松法等减轻疼痛。

💗护爱生命 ——————————————————————————————

临终关怀

临终关怀（Hospice）运动始于英国的圣克里斯多费医院，由英国护士桑德斯于1967年她创办，使垂危患者在人生旅途的最后一段过程得到需要的满足和舒适的照顾，"点燃了临终关怀运动的灯塔"，并引发了世界上许多国家和地区开展临终关怀服务实践和理论研究。20世纪80年代后期，临终关怀传入中国。目前，中国临终关怀临床实践服务已进入一个全面发展阶段，有100多家临终关怀机构，相关医学院校亦开设了临终关怀课程。更多的护理人员将充分发挥爱心与技能投入并从事到这一新的护理领域中来，切实做好临终老人的关怀护理，帮助临终老年人舒适、安详、有尊严、无遗憾地度过人生的最后时期。

项目二　老年人临终关怀的研究对象及内容

护理人员要做好老年人的临终护理，首先要明确老年人临终关怀的研究对象和研究内容。

一、老年人临终关怀的研究对象

老年临终关怀的研究对象是指处于临终期的老年人，具体指诊断明确且病情不断恶化、西医学不能治愈、丧失自理能力、估计生命期在3~6个月或遭到溺水、触电、车祸等意外事故而进入临终阶段的老年患者。

二、老年人临终关怀的研究内容

老年人临终关怀主要探讨和研究临终老年人及其家属的需求，以及如何为他们提供全面护理的实践规律。

1. 临终老年人的全面照护 包括老年人医疗、生活、心理护理，尤其应注意控制临终老年人的疼痛。临终关怀的核心是控制疼痛及其他主要的不适，如恶心、呕吐、便秘、食欲下降、焦虑、抑郁、意识障碍等。

2. 临终老年人家属的照护 主要是为其提供情感支持，包括尽可能满足家属照顾临终老年人的需要并指导家属参与日常照顾。多与家属沟通，建立良好的关系，为其提供殡葬服务等。

3. 死亡教育 是运用与死亡有关的医学、护理学、心理学、伦理学等知识，帮助人们树立正确的生死观、生命价值观、生命伦理观。对临终老年人进行死亡教育的目的是帮助临终老人解决对死亡的焦虑、恐惧和各种思想负担，使其能坦然面对可能的死亡，同时使老人家属有准备地接受丧亲之痛。

4. 临终关怀模式 随着世界临终关怀运动的开展，现代"临终关怀模式"逐渐形成和发展为"多学科－整体性－姑息照护模式"。由于东西方文化差异导致患者对死亡的态度存在着很大差异，决定了中国的临终关怀项目应具有中国特色。

5. 临终关怀的组织管理 包括老年临终关怀机构的管理体制，临终关怀工作人员的培训以及与其他学科的关系等等。

6. 临终关怀病房的特点 探讨建立老年家庭化病房、制定适合老年临终关怀的陪伴制度，以及建立重危病室等。

项目三 老年人的临终护理

临终是人生旅途的最后一站，与童年的幸福、青年的浪漫、中年的充实、老年的安逸相比，临终患者要经历难以承受的躯体和精神折磨。因此，积极地开展老年临终护理，尽最大努力、最大限度地减轻其痛苦，缓和其面对死亡的恐惧与不安，维护其尊严，提高生命质量，让他们在亲切、温馨的环境中离开世界，坦然面对死亡、达到优死的目的。临终护理是临终关怀的重要组成部分。

一、临终老年人的心理特征及心理护理

（一）老年人对待死亡的心理类型

不同的老年人对待死亡的态度不相同，心理反应也不同。

1. 理智对待型 该类型的老年人意识到死亡将要来临时能从容地面对，并在临终前开始着手安排自己的工作、家庭事务及后事，能比较镇定自如地面对死亡。这类老年人一般文化程度和心理成熟度比较高，是应该提倡的对待死亡的心理类型。

2. 积极应对型 此类型老年人有强烈的生存欲望，他们能意识到死亡首先取决于生物学因素，但也能意识到心理因素的积极作用，能保持顽强的意志与病魔做斗争。一般来说，这类老年人还不属高龄老年人，能积极配合医生治疗。

3. 勉强接受型 该类型老年人并不是愉快地接受死亡，而是无可奈何地接受。有些地方，老年人一到 60 岁就开始准备后事，其实并非其主观意愿而是传统。

4. 充满恐惧型 该类型老年人十分留恋生活，非常害怕死亡。他们一般都有较高的社会地位、较好的经济条件，以及良好的家庭关系。希望健康长寿甚至长命百岁，充分享受生活带给他们的无穷乐趣。

5. 以此解脱型 该类型老年人大多有严重的生理、心理问题，有的经济上衣食不保，有的儿女不孝，有的丧偶，有的自己身患绝症或病魔缠身极度痛苦。因此对生活失去兴趣，深感死亡是一种解脱。

6. 无所谓型 该类型老年人不理会死亡，对死亡抱有无所谓的态度，能坦然面对，认为生死由命，既不回避也不积极着手准备，一切听天由命。

（二）临终老年人的心理特征

美国精神病学家伊丽莎白·库勒·罗斯博士提出，临终患者的心理反应可分为 5 期，即否认期、愤怒期、协议期、忧郁期、接受期。这 5 期心理反应期因人而异，可能重合、提前或推后，甚至可能始终停留在某个阶段。除上述心理体验外，还具有以下 2 种独特的心理特征。

1. 心理障碍加重 临终老年人可表现为性情暴躁、爱发脾气、孤僻抑郁、依赖性增强、控制能力差等。心情好时愿意与人交谈，心情不好时则沉默寡言，遇到不顺心的事情就大发脾气。其心理特点以忧郁、绝望为主，甚至出现自杀倾向。

2. 思虑后事，留恋亲友 大多数老年人较多思虑个人的死亡问题，比较关心死后的遗体处理、丧葬方式，还会考虑家庭安排如财产分配等，担心配偶的生活、子女儿孙的工作、学业等。

（三）临终老年人的心理护理

做好临终老年人的心理护理要因人、因病而别。同时，还需要医生、护士、家属等多方面的默契

配合，才能对临终老年人实施行之有效的心理护理。

1. 触摸 触摸是人与人之间表达情感和传递信息的一种行为语言，触摸式护理是大部分临终患者十分愿意接受的方法。在护理过程中，可以根据不同的情况选择。如护士坐在患者床旁，轻轻抚摸临终老人的手、胳膊、额头及肩膀等部位，动作轻柔，手部温度适宜。

2. 倾听和交谈 护理人员与老年人交谈时最好坐下来，让他们充分表达和倾诉内心的感受。对虚弱无力或无法进行语言交流的临终老年人，可以通过眼神、表情、手势等肢体语言来表达对老人的理解和爱。通过诚恳地交谈，及时了解老年人的真实想法和临终前心愿，尽量满足他们的要求，使其没有遗憾地离开人世。

3. 鼓励家属参与临终护理 临终老年人最难割舍的是与家人的亲情联系，最害怕的是孤独地离开亲人。医护人员要积极鼓励家属多陪伴临终老人，多说积极的、高兴的事以减轻其心理负担，同时多鼓励家属参与临终护理。通过有效的情感交流和心理支持，使老年人获得慰藉。

4. 帮助老年人保持社会联系 鼓励老年人的亲朋好友、单位同事等社会成员多探视老年人，尽可能地多陪老年人聊天、散步等，让其感受到生存价值，心理得到安慰，减少孤独和悲哀。

5. 适当宣传优死意义 尊重老年人的民族习惯和宗教信仰，满足其精神及自尊的需求。根据老年人的具体情况，适时、谨慎地与老年人及其家属共同讨论生与死的意义，帮助他们正确面对死亡，有针对性地进行精神安慰和心理疏导，从对死亡的恐惧与不安中解脱出来，平静地面对死亡。

6. 重视与弥留之际老年人的心灵沟通 美国学者卡顿堡顿对临终老年患者精神生活的研究结果表明，接近死亡的人，其精神和智力状态并不都是混乱的。49%的老年人直到死亡前其心智一直是清醒的，仅有3%的老年人处于混乱状态。因此，应不断与临终或昏迷老人讲话，表达明确、积极、温馨的关怀，直到他们离去。

二、临终老年人的舒适和症状护理

老年患者临终的情况各不相同，有的是突然死亡，有的是各器官功能逐渐衰竭直至死亡。但是，患者并非同时出现所有的濒死症状，也不是所有死亡症状都会出现。因此，护士应对老年人的临终需求进行个体化的评估，并给予针对性的整体护理。

（一）舒适护理

1. 提供舒适的临终环境

（1）临终处所的选择：根据家庭的居住条件、经济承受能力、临终老年人症状的轻重程度和家属的观念来进行选择。如临终处所选在家中，社区的医护人员或临终关怀团队应在家中为他们提供良好的护理和支持。

（2）居住环境：要为临终老年人提供良好的居住生活环境，居室应安静、温暖、舒适，保持空气流通。室内色调最好以浅绿色为主，室内摆放鲜花或者绿色植物，使周围充满勃勃生机，让他们在舒适典雅的环境中心平气静，减少对死亡的恐惧。

2. 做好清洁卫生的维护

（1）口腔护理：护士应每天仔细检查口腔黏膜情况，晨起、餐后和睡前协助老人漱口、刷牙，不能自理或昏迷者每天给予口腔护理，做好义齿的护理。

（2）皮肤护理：每天为老年人清洁面部，经常擦拭身体。眼内有分泌物时，可用清洁的温湿毛巾或温湿棉签进行清洁，眼睑不能闭合者可涂金霉素、红霉素软膏或予以湿纱布覆盖，以保护角膜。对于大小便失禁者，注意会阴、肛门周围的皮肤护理，必要时留置导尿管。保持床单位的清洁、干燥、维持良好、舒适的体位，定时翻身，避免局部皮肤长期受压，防止压疮发生。

3. 良好的饮食护理 临终老年人因肠蠕动减慢常感觉恶心，护理人员应向老人及家属解释原因，以减轻其焦虑心理。根据他们的饮食习惯调整饮食，尽量创造条件增加其食欲。对于意识清醒者，可提供软质或流质饮食，少量多餐，富含热量、维生素和适量蛋白质的饮食，并鼓励老人多吃新鲜的蔬菜和水果。

4. 安排好休息与活动

（1）睡眠：保持环境安静、温湿度适宜、被褥柔软舒适，各项处置时间相对集中。睡前帮助老人热水擦身、按摩，对恐惧及孤独感强烈的老年人，可通过触摸等肢体语言让他们感到宁静、温暖。必要时，给予适量的安眠药或镇静剂。

（2）活动：对于尚有活动能力的临终老人，应扶助其下床做一些床边活动或者到室外散步等。对不能下床活动的老人，护理人员或家属要定时为他们翻身、按摩，帮助他们进行被动性的肢体锻炼。鼓励他们与亲友通过电话、信件保持联系，给他们购置喜爱的衣物，和老人一同看电视、欣赏音乐、聊天等。

（二）对症护理

1. 疼痛 帮助临终老年人减轻疼痛，是临终护理的主要内容之一。

（1）疼痛评估：鼓励老年人说出自己的痛苦，及时准确地了解疼痛的性质、部位、程度、诱发因素、疼痛分级。

（2）非药物缓解疼痛：临床上常选用音乐疗法、按摩、放松术、针灸疗法、外周神经阻断术等。护理人员应多与临终老年人进行沟通交流，并适当引导使其转移注意力，从而减轻疼痛。

（3）药物缓解疼痛：遵医嘱给予镇痛剂，WHO 建议癌痛选用镇痛剂必须遵循从弱到强三阶梯进行。观察用药后的反应，把握好用药的阶段，以达到控制疼痛的目的。

? 想一想

如何帮助临终老年人减轻疼痛？

答案解析

2. 呼吸困难 痰液堵塞、呼吸困难是临终老年人出现的常见症状，临终老年人床旁应备好吸引器。神志清醒者可采用半坐卧位；昏迷者可采用仰卧位，头偏向一侧或侧卧位，防止呼吸道分泌物误入气管，引起窒息或肺部并发症。保持呼吸道通畅，可给予拍背协助排痰，应用雾化吸入，必要时使用电动吸痰。根据呼吸困难程度给予氧气吸入，纠正缺氧状态。定时通风换气。

3. 谵妄 部分临终老年人在死亡前出现谵妄等神志变化，需考虑代谢性脑病变、代谢紊乱、感染、营养不良等因素。谵妄常呈波动性症状，朝轻暮重，夜间护理他们时灯光应柔和，尽量减少人员流动，减少噪音，确保患者充足睡眠，以促进大脑功能恢复。患者躁动不安时，需密切观察，注意安全。

4. 大出血 严重患者出现呕血、便血甚至休克。应严密监测生命体征，维持静脉通路通畅，及时补充血容量，正确应用止血、镇静、抗休克药，配合医生做好紧急抢救准备。同时，让家属做好心理和物质准备，安排善后事宜。胃肠道出血应禁食 24～48 小时，胃区冷敷。呕血患者采取易呕出的体位，防止误吸。便血频繁者及时擦拭，保持肛周清洁。

三、对丧偶老年人的关怀

丧偶是老年人最为紧张、影响最大的生活事件。一旦遭遇配偶死亡，对老年人的打击是极其沉重的。据有关资料报道，在近期内失去配偶的老年人因心理失衡而导致死亡的人数是一般老年人死亡人数的 7 倍。

（一）丧偶老年人的心理变化

心理学家对老年人丧偶后心理活动的一般规律进行了研究，认为丧偶老年人的心理变化大致经历以下四个阶段。

1. 麻木 这是很多老年人配偶亡故后的最初反应，常常表现为麻木不仁，对一切都好像无所谓，对任何事情都不感兴趣。这是情感休克的表现，此阶段可能持续几小时至 1 周。

2. 内疚 在接受了配偶亡故的消息后，很多老年人会出现内疚、自责的现象，总觉得对不起逝者。内疚在所有丧偶老年人中或多或少都存在，只要不太强烈，这一阶段都会度过。

3. 怀念 在经历了最初的麻木和悲哀之后，丧偶老年人又会产生对死者的深深怀念。沉浸在回忆中，反复出现配偶的身影，时常感到孤独和不适应。这种状态可能持续几周甚至几年。

4. 恢复 经历过丧偶的最初日子，丧偶老年人逐渐认识并认同生老病死是无法抗拒的自然规律，保重身体，适应并开始新的生活方式，身心逐渐恢复常态。

👁 **看一看**

安格尔（Engel）理论

1964 年，安格尔提出了悲伤过程的 6 个阶段：①冲击与怀疑期：此期特点是拒绝接受丧亲的事实，让自己有充分的时间进行调整。②逐渐承认期：已意识到亲人确已死亡，出现空虚、抑郁、自责和哭泣等痛苦表现，此期典型特征是哭泣。③恢复常态期：面对需要处理的后事，已能够在悲痛中着手处理。④克服失落感期：此期是设法克服痛苦的空虚感，但仍然不能以新人代替失去的、可依赖支持的人，常常回忆过去。⑤理想化期：此期死者家属产生想象，认为失去的人是完美的。⑥恢复期：此阶段机体的大部分功能恢复，但悲哀的感觉不会简单的消失，常常回忆起死者，更多地把怀念藏在心里。

（二）对丧偶老年人关怀的措施

1. 安慰与支持 丧偶老年人出现情感休克时，应陪伴在他们的身旁，如轻轻握住他（她）的手或搂搂他（她）。如遭到拒绝，应坚持安慰，可以使他们感到并非独自面对不幸、增强战胜孤独的信心。此外，应及时帮助老年人料理家务、处理后事，提醒其饮食起居，保证充分的休息。

2. 诱导发泄 允许并鼓励居丧的老年人痛哭、诉说和回忆，或鼓励用写日记的形式寄托自己的哀思。有些老人强忍悲伤，从不失声痛哭，只能更加压抑或消沉。哭泣是一种很好的疏解内心忧伤情绪的方法，要诱导他们宣泄悲哀。同时，鼓励其说出自己的内疚感和引起内疚感的想法、事件等，并帮助他（她）分析，避免自责。

3. 转移注意力 老年人易睹物思人，可让他们把老伴的遗物暂时收藏起来。建议老人多参与外界交往，多与子孙交谈，或到亲戚朋友家小住一段时间，或到外面走一走。转移注意力，悲哀的情绪也会随之减轻。鼓励他们培养一些业余爱好，如书法、绘画、垂钓等，或做一些有利于他人的力所能及的事。

4. 重建生活方式 老伴去世后，老年人原有的生活方式和生活规律几乎全部被打乱。此时，护理人员应帮助老年人调整生活方式，使之与子女、亲友重新建立和谐的依恋关系，使他们感受到虽然失去了一个亲人，但家庭成员间的温暖与关怀依旧，感到生活的连续性和安全感，从而使他们尽快走出丧偶的阴影，投入新的生活。

5. 关于丧偶老人再婚 心理学研究表明，老年人最怕的就是孤独。丧偶后，老人需要在家庭生活中寻找一种新的依恋关系以补偿其心理失落感。因此，再婚是一个比较好的方法。对于丧偶的老人，应该让其子女懂得更多地关心老人的生活，支持老人的适当要求和需要。

我国人口老龄化日趋严重，对于养老护理工作和服务提出了新的挑战。做好临终重关怀，需要医护人员、家属以及各方面的共同配合和支持，这是人道主义精神的体现，也是社会文明进步的共同追求。

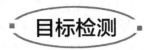

答案解析

一、选择题

（一）A1 型题

1. 下列哪项不是老年人临终关怀的理念
 A. 治愈为主　　　　　　　　　　　B. 提高患者的生命质量
 C. 维护临终老年人尊严　　　　　　D. 注重心理护理
 E. 取得全社会支持

2. 下列哪项不是临终关怀中的护士角色
 A. 心理支持者　　　　B. 死亡教育者　　　　　　　C. 疼痛治疗者
 D. 生命守护者　　　　E. 患者代言人

3. 下列哪项不是老年人临终关怀的研究内容
 A. 临终老年人的全面照护　　　　　B. 临终老年人家属的照护
 C. 死亡教育　　　　　　　　　　　D. 临终关怀模式
 E. 疾病的治疗

4. 对丧偶老年人的关怀下列哪项不妥
 A. 安慰与支持
 B. 鼓励居丧老年人痛哭、诉说与回忆
 C. 经常看已故亲人的遗物寄托哀思
 D. 支持老年人再婚
 E. 帮助老年人调整生活方式

（二）A2 型题

5. 孙某，男，教师，胃癌晚期，治疗后效果较差，意识到死亡将要来临，其开始着手安排自己的工作、家庭事务及后事。此老年人临终的心态为
 A. 理智对待型　　B. 积极应对型　　C. 勉强接受型　　D. 以此解脱型　　E. 无所谓型

6. 李某，70 岁，肺癌晚期，呼吸极度困难，老年人希望能早点结束痛苦的生活，希望通过死亡得以解脱
 A. 理智对待型　　B. 积极应对型　　C. 勉强接受型　　D. 以此解脱型　　E. 无所谓型

（三）A3 型题

（7~8 题共用题干）

张某，男，72 岁。直肠癌晚期全身转移，治疗效果不佳。现有便血，排便费力，呼吸困难，脉搏细速，腹部疼痛剧烈等症状。患者感到十分痛苦，产生强烈的失落感。

7. 该老年人的心理特征处于哪一阶段
 A. 否认期　　　　B. 愤怒期　　　　C. 协议期　　　　D. 忧郁期　　　　E. 接受期

8. 对该患者的心理护理，不正确的是

    A. 触摸   B. 倾听和交谈

    C. 鼓励家属参与临终护理   D. 帮助老年人保持社会联系

    E. 避免谈论死亡

（9～10题共用题干）

王某，女，69岁。退休工人，性格内向。一周前老伴因车祸身亡后，一直闷闷不乐，经常哭泣，不愿说话，不愿活动，有时心烦易怒摔东西。她和老伴非常恩爱，如今人去屋空，使她失去了继续生活下去的信心。她原有多种慢性疾病，以前总积极治疗，现在却期盼病情急剧恶化，早日与老伴团聚。

9. 该老年人有什么心理变化

    A. 内疚   B. 麻木   C. 怀念   D. 恢复   E. 释然

10. 对王某的关怀措施不包括

    A. 安慰与支持   B 不鼓励居丧老年人痛哭

    C. 建议老人多参与外界交往   D. 支持老年人再婚

    E. 帮助老年人调整生活方式

二、综合问答题

1. 临终关怀的组织形式有哪些？

2. 老年人临终关怀的研究内容有哪些？

三、实例解析题

王某，女性，65岁，老伴因胃癌去世。在老伴去世的时间里，王某不知道自己要做什么，也不想做任何事情，觉得自己没有照顾好老伴，常常会想起老伴。

问题：（1）王某目前存在哪些心理变化？

        （2）如何对王某进行心理关怀？

书网融合……

    重点回顾   微课   习题

附录 见习指导

见习一 老年人的生活护理

【见习目的】

1. 对老年人日常生活能力及日常生活功能的评估。

2. 学会老年人生活质量评估的方法。

3. 学会老年人家居环境的评估。

4. 熟悉老年人日常生活的需求。

5. 学会恰当运用与老年人沟通与交流的技巧。

【见习地点】

养老院、老年公寓、老年护理中心、社区。

【见习前准备】

1. 熟悉"模块三 老年人健康评估"中"老年人躯体健康的一般状态评估",见表3-1。

2. 熟悉"模块三 老年人健康评估"中"日常生活能力表",见表3-3;"日常生活功能指数评价表",见表3-4;"功能活动调查表(FAQ)",见表3-5。

3. 熟悉"模块三 老年人健康评估"中"生活满意指数A(简称LSI)",见表3-6;"老年人生活质量评价标准",见表3-7。

4. 熟悉"模块三 老年人健康评估"中,"Smilksteinde的家庭功能量表",见表3-15;"Procidano和Heller的家庭支持量表",见表3-16。

5. 熟悉"模块三 老年人健康评估"中,"老年人居家环境安全评估要素",见表3-18。

6. 复习"模块四 老年人的生活护理"。

【见习过程与方法】

1. 4~6人一组进行见习。对养老院、老年公寓、老年护理中心、社区及家庭环境进行评估。细心、耐心与老人交流,认真填写评估量表,并进行正确的评定。

2. 通过评估,对老年人的休息、睡眠、活动、饮食和营养等日常生活给予正确的指导。

3. 见习后以小组为单位汇报见习结果。

4. 教师给予点评和总结。

见习二 老年人的心理护理

【见习目的】

1. 学会老年人心理健康的评估方法。

2. 实施老年人心理问题的护理措施。

3. 分析老年人常见心理问题产生的原因。

【见习前准备】

1. 熟悉"模块三 老年人健康评估"中"简易智力状态检查表（MMSE）结构"，见表 3-8"。

2. 熟悉"汉密顿焦虑量表（HAMA）"，见表 3-9；"状态-特质焦虑问卷（STAI）"，见表 3-10"。

3. 熟悉"抑郁筛查表（GDS）"，见表 3-11；"抑郁自评量表（SDS"），见表 3-12；"汉密顿抑郁量表（HAMD）"，见表 3-13 等。

4. 复习"模块五 老年人心理护理"。

【见习地点】

养老院、老年公寓、老年护理中心、社区。

【见习过程与方法】

1. 4~6 人一组进行见习。通过细心、耐心与老人交流，对养老院、老年公寓、老年护理中心、社区的老年人通过认真填写评估量表，科学评定老年人的认知能力、焦虑、抑郁等。

2. 通过评估，对"如何保持和提高老年人的认知能力""如何排解焦虑、抑郁"能进行合理的指导。

3. 见习后以小组为单位汇报见习结果。

4. 教师给予点评和总结。

见习三 老年人常见的健康问题——跌倒的预防

【见习目的】

1. 熟悉跌倒的危险因素。

2. 为老人演示跌倒后正确起身的方法。

3. 指导老人如何预防跌倒。

【见习地点】

养老院、老年公寓、老年护理中心、社区。

【见习前准备】

1. 复习"模块四 项目一 老年人日常生活护理"中"跌倒的预防与护理"。

2. 分析跌倒的危险因素和预防。

3. 熟悉跌倒的护理。

【见习过程与方法】

1. 4~6 人一组进行见习。选择有跌倒史或有跌倒危险的老人进行交流，讨论如何预防跌倒。

2. 先由教师示范，针对有跌倒史的老人进行危险因素评估。

3. 对有跌倒史或有跌倒危险的老年人进行健康指导。

4. 对有跌倒史或有跌倒危险的老年人，讲解跌倒后应采取的措施。

5. 见习后以小组为单位汇报见习结果。

6. 教师给予点评和总结。

见习四　老年人常见疾病——阿尔茨海默病

【见习目的】

1. 熟悉阿尔茨海默病各期的表现及护理措施。

2. 学会运用"简易智力状态检查量表（MMSE）"；"长谷川痴呆量表（HDS）"等对老年人进行认知评估。

3. 见习中体现对老年人的尊重和关爱，展现护士良好的人文素养和专业能力。

【见习地点】

养老院、老年公寓、老年护理中心、社区。

【见习前准备】

1. 复习"模块八　项目八　老年期神经系统的变化及护理"中的"老年痴呆患者的护理"。

2. 教师讲解"简易智力状态检查量表（MMSE）"，见表3-8；"长谷川痴呆量表（HDS）"等的使用方法及注意事项。

【见习过程与方法】

1. 教师示范如何与阿尔茨海默病患者进行交流、沟通、询问和提问。

2. 学生4~6人一组进行见习。针对有痴呆表现的老年人，通过交谈等中方法搜集资料，运用常用量表进行评估。给予阿尔茨海默病患者的照料者给予支持和指导。

3. 见习后以小组为单位汇报所见阿尔茨海默病的表现、分期及护理措施。

4. 教师给予点评和总结。

参考文献

[1] 王艳梅. 老年护理学［M］. 北京：人民卫生出版社，2013.

[2] 范荣兰，何利. 老年护理学［M］. 北京：第四军医大学出版社，2010.

[3] 邸淑珍. 老年护理［M］. 北京：中国中医药出版社，2016.

[4] 孙建萍. 老年护理学［M］.3 版. 北京：人民卫生出版社，2014.

[5] 刘晓红，朱鸣雷. 老年医学诊疗常规［M］. 北京：人民卫生出版社，2012.

[6] 张静芬. 老年护理学［M］. 北京：科学出版社，2014.

[7] 陶莉，董翠红. 老年护理学［M］. 北京：中国医药科技出版社，2009.

[8] 董翠红. 老年护理学［M］. 北京：科学技术文献出版社，2015.

[9] 蔡聚雨. 养老康复护理与管理［M］. 上海：第二军医大学出版社，2012.

[10] 蔡林海. 老化预防、老年康复与居家养老：日本社会养老服务体系的成功经验与启示［M］. 上海：上海科技教育出版社，2012.

[11] 陈长香，余昌妹. 老年护理学［M］.2 版. 北京：清华大学出版社，2013.

[12] 宋继兰，王艳，高裕慧. 实用康复护理［M］. 北京：军事医学科学出版社，2010.

[13] 林成杰. 物理治疗技术［M］. 北京：人民卫生出版社，2010.

[14] 王叙德. 康复护理技术［M］. 南京：东南大学出版社，2015.

[15] 燕铁斌. 康复护理学［M］.3 版. 北京：人民卫生出版社，2012.

[16] 李宝库. 爱心护理养老院护理员手册［M］. 北京：北京大学医学出版社，2013.

[17] 章冬瑛，陈雪萍. 老年慢性病康复护理［M］. 杭州：浙江大学出版社，2009.

[18] 陈雪萍，姚蕴伍，杜丽萍. 养老机构老年护理服务规范和评价标准［M］. 杭州：浙江大学出版社，2011.

[19] 张波，桂莉. 急危重症护理学［M］. 北京：人民卫生出版社，2012.

[20] 叶文琴. 急救护理［M］. 北京：人民卫生出版社，2012.

[21] 袁伟，王友明. 不同心肺复苏程序对院前急救心脏骤停的影响［J］. 中国老年学杂志，2013，（11）：2635 - 2636.

[22] 杨琳. 影响急诊老年患者心肺复苏成功的相关因素［J］. 中国老年学杂志，2012，（22）：4883 - 4885.

[23] 丁福. 国内外急救护理研究［J］. 护理研究，2011，（13）：1135 - 1136.

[24] 张艾灵，李源.6 例老年病人噎食窒息的急救及护理［J］. 全科护理，2012，（10）：916.

[25] 中华医学会风湿病学分会. 骨关节炎诊断及治疗指南［J］. 中华风湿病学杂志，2010，6：416 - 419.